◆中国居民科学膳食指南◆

科学营养配餐

编著　刘方成　刘方华

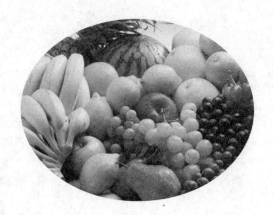

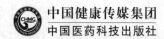
中国健康传媒集团
中国医药科技出版社

内容提要

食物是维持生命和保持健康的物质基础，本书从营养与健康的角度出发，把营养学的基本理论与健康膳食有机地结合起来，分膳食营养与食物丰度、食物脂肪酸及科学营养配餐三部分，阐述了蛋白质、脂类、碳水化合物、维生素、矿物质等营养物质在人体中的作用、食物来源及每天推荐摄入量，更提出了食物丰度理念并制作大量食物丰度表，以明白详实的科学数据为依据，力求为广大营养师、厨师、膳食经营管理者和家庭饮食制作者提供日常选餐、配餐的参考标准，使大家吃得健康、吃得营养！

图书在版编目(CIP)数

科学营养配餐/刘方成，刘方华编著.—北京：中国医药科技出版社，2019.5（2024.11重印）
（中国居民科学膳食指南）
ISBN 978-7-5214-1089-1

Ⅰ.①科…　Ⅱ.①刘…　②刘…　Ⅲ.①膳食营养—基本知识　Ⅳ.①R151.3

中国版本图书馆CIP数据核字（2019）第066049号

美术编辑　陈君杞
版式设计　友全图文

出版　**中国健康传媒集团** | 中国医药科技出版社
地址　北京市海淀区文慧园北路甲22号
邮编　100082
电话　发行：010-62227427　邮购：010-62236938
网址　www.cmstp.com
规格　889×1194mm $\frac{1}{24}$
印张　11 $\frac{1}{4}$
字数　232千字
版次　2019年5月第1版
印次　2024年11月第3次印刷
印刷　北京京华铭诚工贸有限公司
经销　全国各地新华书店
书号　ISBN 978-7-5214-1089-1
定价　39.00元

获取新书信息、投稿、为图书纠错，请扫码联系我们。

编委会

　　食品成分测定者孜孜不倦的工作，编制出多版本的中国食物成分表。其主题部分是食物一般营养成分，包括宏量元素、常量元素、微量元素、维生素、矿物质，该表提供了每一种食物的 27 项营养成分数值。

　　我的健康我做主，我的膳食我掌控，了解食物的主要营养价值是就餐者和营养配餐工作者的需求。《科学营养配餐》一书，提出了食物丰度理念和食物丰度表。在每人每天合理膳食结构和食物原理分类的基础上，提出五大类 11 分类的食物划分。每一分类食物按食物丰度值的高低排列有序。每一食物丰度中包括 10 项丰度基因，即蛋白质、脂肪、碳水化合物、维生素 A、维生素 B_1、维生素 B_2、维生素 C 及矿物质钙、铁、锌。

　　为了读者更快、更方便掌握使用食物丰度表进而编写了食物丰度表使用、丰度表与营养计算。由此延展出每人每天合理膳食结构、膳食按能量估算出各类食物重量、膳食营养素推荐量，概括了人类的营养配餐标准。《科学营养配餐》是选餐者、配餐者的常备手册。

　　本书在长期的编写过程中得到了餐饮、烹饪、营养、医务界的领导、专家、学者、好友的大力支持和悉心指导，在此深表诚挚的谢意！书中若存在不足之处，恳请各位读者、专家提供宝贵意见。

刘方成

2019 年 2 月

CONTENTS **目 录**

第一部分　膳食营养与食物丰度

第一章　膳食与人体需要的营养素……… 1

　一、我国居民饮食结构特点与不足… 1

　二、人体需要的营养素……………… 2

第二章　食物分类及营养特点………… 19

　一、食物分类………………………… 19

　二、各类食物的营养特点…………… 21

第三章　食物丰度…………………………… 34

　一、食物丰度与应用………………… 34

　二、什么时候查阅食物丰度表……… 35

第四章　食物丰度表…………………………… 40

第二部分　食物脂肪酸

第一章　脂　　类……………………… 111

　一、脂类的组成和分类……………… 111

　二、脂肪酸和必需脂肪酸…………… 111

　三、脂类的生理功能………………… 112

　四、脂肪营养价值的评估…………… 113

　五、脂类摄入不足与过剩…………… 115

　六、膳食脂肪的来源及供给量……… 115

　七、脂肪代谢、血中之脂…………… 116

第二章　脂肪酸……………………………… 121

　一、脂肪酸的分类和标识…………… 121

　二、不饱和脂肪酸…………………… 124

　三、饱和脂肪酸……………………… 128

　四、反式脂肪酸……………………… 129

第三章　食物脂肪酸加权排序…………… 134

　一、不同年龄段人群每天膳食中脂肪

　参考摄入量…………………………… 134

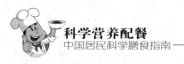

二、食物脂肪酸加权排序…………… 135

第四章　加权排序的食物脂肪酸含量表… 137

第五章　食谱脂肪酸计算……………… 168

第三部分　科学营养配餐

第一章　配餐基础……………………… 193

一、膳食重量的合理组成…………… 193

二、膳食的重量与膳食营养素……… 198

三、营养配餐……………………… 202

四、换算配餐……………………… 205

第二章　合理膳食………………… 210

一、早餐吃饱……………………… 210

二、午餐吃好……………………… 221

三、晚餐适量……………………… 226

四、加餐及时……………………… 231

五、全天配餐……………………… 234

六、外出就餐……………………… 246

第一部分　膳食营养与食物丰度

第一章　膳食与人体需要的营养素

一、我国居民饮食结构特点与不足

1. 我国的传统膳食有哪些特点

我国的传统膳食习惯是比较合理的。有如下几个特点：

（1）高碳水化合物　南方以大米为主食，北方以小麦粉为主食，谷类食物的产能比例大。

（2）高膳食纤维　谷类、蔬菜中膳食纤维丰富，这是我国传统膳食具备的优势之一。

（3）低动物脂肪　动物性食物的摄入量很少，动物脂肪的供能比例一般在 10% 以下。

2. 目前我国居民的膳食结构有哪些变化

（1）当前城乡居民仍以植物性食物为主，动物性食物为辅。但随着社会经济发展，膳食结构开始向"富裕型"转变。

（2）膳食质量明显提高，城乡居民能量及蛋白质摄入基本满足。肉、禽、蛋等动物性食物消费量明显增加，优质蛋白比例上升。农村居民膳食结构趋向合理。

（3）膳食结构中的不合理之处：畜肉类及油脂消费过多；谷类消费偏低；奶类、豆类制品摄入不够；铁、维生素 A 等微量营养素摄入不足。

3. 我国居民膳食结构存在的主要问题是什么

（1）大多数城市脂肪产能比例已超过 30%，而且来自动物性食物中的脂肪所占的比例偏高，疾病模式已从急性传染病和寄生虫病为主转为以肿瘤和心血管疾病为主。有研究表明，谷类的消

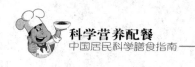

费量与癌症和心血管疾病死亡率呈明显负相关，而动物性食物和油脂的消费量与这些疾病的死亡率呈明显正相关。

（2）城市居民应减少动物性食物和油脂过量消费；农村已趋合理，但动物性食物、蔬菜和水果摄入量偏低。

（3）奶类食物摄入量偏低。

（4）钙、锌、维生素 B_1、维生素 B_2 等营养素摄入不足是主要缺陷，要重点改善。

（5）应保持以植物性食物为主的传统膳食结构，增加蔬菜、水果、奶类和大豆及其制品的消费。贫困地区应提高肉禽蛋的消费。

（6）食盐摄入量偏高，保持每人每天食盐量 / 膳食量 =0.4% 是合理的，一般每人每天应少于 6g。

（7）对特定人群，如老年人、孕妇、儿童和特殊职业人群要进行营养教育和分类指导。

4. 什么是合理的膳食结构

合理的膳食结构首先是指摄取的食物是多品种的、多成分的，以及他们在数量上合理搭配；其次是避开减寿食物。

人体是一个极其复杂的有机整体，除需要蛋白质以外，还需要其他营养素。因此，除了水外，每天应由食物供给至少 40 种以上的营养素。后面还要详细谈及。

概括起来，合理的膳食结构要记住五句话：

食物要多样，粮薯为主，粗细搭配；

多吃蔬菜和水果；

每天吃奶类，大豆或豆制品；

常吃适量的鱼、禽、蛋和瘦肉；

减少烹调用油量，吃清淡少盐饮食。

与此相配合的就是，要天天运动，每天足量饮水，戒烟限酒，注意食品安全卫生。

二、人体需要的营养素

营养素是人体为了维持生存、生长发育、体力活动和健康，以膳食的形式摄入人体所需的营养物质。人体所需的营养素有碳水化合物、脂类、蛋白质、矿物质、维生素共五大类，也有专家将膳食纤维和水也列入营养素范畴。这些营养素中的一部分不能在体内合成，必须从食物中获得，称为"必需营养素"；另一部分营养素可以在体内由其他食物成分转换生成，不是必须由食物中直接获得，称为"非必需营养素"。

（一）蛋白质

蛋白质是人体的必需营养素，是化学结构复杂的一类有机化合物。生命的产生、存在和消亡都与蛋白质有关，所以被称为生命的物质基础，没有蛋白质就没有生命。

1. 蛋白质的功能

（1）构成身体组织

蛋白质是构成人体组织、器官的重要成分。人体的细胞中除水分外，蛋白质约占细胞内物质的80%。身体的生长发育可视为蛋白质的不断积累过程，对生长发育期的儿童及青少年尤为重要。人体内各种组织细胞的蛋白质始终在不断更新，只有摄入足够的蛋白质才能维持组织的更新。身体损伤后也需要蛋白质作为修复材料。

（2）调节生理功能

蛋白质在体内是构成多种具有重要生理活性物质的成分，参与调节生理功能，保证机体生命活动有条不紊地进行。

（3）供给能量

供给能量是蛋白质的次要功能。蛋白质在体内被分解，同时释放能量，是人体的能量来源之一。但是，蛋白质的这种功能可以由碳水化合物、脂肪所代替。

2. 蛋白质的组成

氨基酸是组成蛋白质的基本单位，组成人体蛋白质的氨基酸有20多种，但绝大多数的蛋白质是由20种不同的氨基酸组成。在营养学上根据人体对氨基酸的必需性分为必需氨基酸、非必需氨基酸和条件必需氨基酸。

必需氨基酸是指不能在人体内合成或合成速度不够快，必须由食物供给的氨基酸；非必需氨基是指人体内可自己合成而不必须由食物供给的氨基酸；半胱氨酸和酪氨酸在体内可分别由蛋氨酸和苯丙氨酸转变而成，如果膳食中能直接提供半胱氨酸和酪氨酸，则人体对蛋氨酸和苯丙氨酸的需要量可分别减少。所以半胱氨酸和酪氨酸被称为条件必需氨基酸或半必需氨基酸。在计算食物必需氨基酸组成时，常将蛋氨酸和半胱氨酸、苯丙氨酸和酪氨酸合并计算。

已知人体的必需氨基酸有9种：异亮氨酸、亮氨酸、赖氨酸、蛋氨酸、苯丙氨酸、苏氨酸、色氨酸、缬氨酸和组氨酸。

3. 蛋白质的食物来源

蛋白质的食物来源可分为植物性蛋白质和动物性蛋白质两大类。植物性蛋白质中，谷类含蛋

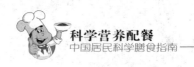

白质 10% 左右，蛋白质含量虽然不算高，但由于是人们的主食，所以粮薯类仍然是膳食蛋白质的主要来源。豆类含有丰富的蛋白质，特别是大豆（黄豆）含蛋白质高达 35%~40%，构成大豆蛋白的氨基酸组成也比较合理，在体内的利用率较高，是非常好的植物性蛋白质来源。

动物性蛋白质中，蛋类含蛋白质 11%~14%，是优质蛋白质的重要来源；奶类（牛奶）一般含蛋白质 3.0%~3.5%，是婴幼儿除母乳外蛋白质的最佳来源；新鲜肉类（禽、畜和鱼的肌肉）含蛋白质 15%~22%，肉类蛋白质营养价值优于植物性蛋白质，是人体蛋白质的重要来源。

为改善膳食蛋白质质量，在膳食中应保证有一定数量的优质蛋白质。一般要求动物性蛋白质和大豆蛋白质应占膳食蛋白质总量的 30%~50%。

（二）脂类

脂类是脂肪和类脂的总称。正常人体内，按体重计算，脂类约占 14%~19%；肥胖者达 30% 以上。

1. 脂类的功能

（1）脂肪的功能

供给能量：每克脂肪在体内被氧化后可供给人体 9 kcal 能量。

促进脂溶性维生素吸收：脂肪是脂溶性维生素的溶媒，可促进脂溶性维生素的吸收。另外，有些食物的脂肪中本身就含有脂溶性维生素，如鱼肝油、奶油中含有丰富的维生素 A 和维生素 D。

维持体温和保护脏器：脂肪是热的不良导体，在皮肤下可阻止体热散失，有助于御寒，所以一般胖人比瘦人耐寒。在器官周围的脂肪，有缓冲外界机械冲击的作用，可固定和保护器官。

增加饱腹感：脂肪在胃内停留时间较长，使人不容易感到饥饿。

提高和改善膳食的感官性状，使一日三餐增味添香。

（2）类脂的功能

类脂包括磷脂和胆固醇等，构成身体组织，并作为人体重要的生理活性物质。

磷脂与蛋白质结合形成的脂蛋白是细胞膜的重要成分，可维持细胞膜的通透性；鞘磷脂是神经鞘的重要成分，可保持神经鞘的绝缘性；脑磷脂主要存在于大脑的脑白质中，参与神经冲动的传导。

胆固醇是所有体细胞的构成成分，并大量存

在于神经组织；胆固醇还是体内众多生理活性物质和激素的前体物，如胆汁中的胆酸、皮肤中的7-脱氢胆固醇（在紫外线的作用下可转变成维生素D₃）、性激素、黄体酮、前列腺素、肾上腺皮质激素等。胆固醇是机体不可缺少的营养物质，不能因为担心血脂增高，而拒绝摄入含胆固醇的食物。

2. 各种脂肪的组成

天然食品中的油脂，其脂肪酸结构多为顺式脂肪酸。人造黄油是植物油经氢化处理后而制成的，在处理过程中，植物油的双键与氢结合变成饱和键，并使其形态由液态变为固态，同时其结构也由顺式变为反式。研究表明，反式脂肪酸可以使血清低密度脂蛋白胆固醇（LDL-C）升高，而使高密度脂蛋白胆固醇（HDL-C）降低，因此有增加心血管疾病的危险性，所以不主张多食用人造黄油。

3. 脂肪的食物来源

脂肪的食物来源主要是植物油、各类壳果和种子及动物性食物。必需脂肪酸的最好食物来源是植物油类，在膳食脂肪的供应中，要求植物性来源的脂肪不低于总脂肪量的50%。胆固醇只存在于动物性食物中，畜肉中胆固醇含量大致相近，肥肉比瘦肉高，内脏又比肥肉高，脑中含量最高，一般鱼类的胆固醇和瘦肉相近。

胆固醇除来自食物外，还可由人体组织自行合成。人体组织合成胆固醇的主要部位是肝脏和小肠。肝脏是胆固醇代谢的中心，合成胆固醇的能力很强，同时还有使胆固醇转化为胆汁酸的特殊作用，而且血浆胆固醇和各种脂蛋白所含胆固醇的代谢都与肝脏有密切的关系。人体每天约可合成胆固醇1~1.2 g，肝脏占全部合成量的80%。近期对食物胆固醇摄入量已不作限制，但也不宜食用过多。

（三）碳水化合物

碳水化合物是一大类有机化合物，主要由主食提供。

1. 碳水化合物的功能

（1）储存和提供能量

维持人体健康所需要的能量中，60% 左右由碳水化合物提供。碳水化合物在肌肉和肝脏中以糖原的形式储存，肝脏中约储存机体内 1/3 的糖原。一旦机体需要，肝脏中的糖原即分解提供能量。碳水化合物在体内释放能量较快，供能也快，是神经系统和心肌的主要能源，也是肌肉活动时

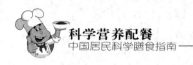
的主要燃料，对维持神经系统和心脏的正常供能，增强耐力，提高工作、学习效率都有重要意义。

（2）构成人体组织及重要生命物质

碳水化合物是构成人体组织的重要物质，并参与细胞的组成和多种活动。每个细胞中都含有碳水化合物，其含量约为 2%~10%，此外还广泛存在于各组织中。

（3）节约蛋白质作用

当一日三餐中碳水化合物供应不足时，人体为了满足自身对葡萄糖的需要，将通过糖原异生作用将蛋白质转化为葡萄糖供给能量；而摄入足够量的碳水化合物则能预防体内或膳食中的蛋白质消耗，不需要动用蛋白质来供能，所以说碳水化合物具有节约蛋白质作用。碳水化合物供应充足，体内有足够的 ATP 产生，有利于蛋白质分解后氨基酸的主动转运。

（4）抗生酮和解毒作用

脂肪在人体内的分解代谢，需要葡萄糖的协同作用。当膳食中碳水化合物供应不足时，体内脂肪或食物脂肪被动员并加速分解为脂肪酸来供应能量。在这一过程中，由于脂肪酸不能被彻底

氧化，将在体内产生过多的酮体，以致产生酮体血症和酮体尿症。膳食中如果有充足的碳水化合物可以防止上述现象的发生，因此称为碳水化合物的抗生酮作用。

碳水化合物在体内消化时可以产生一种重要的解毒剂，在肝脏中能与许多有害物质如细菌毒素、酒精、有害元素砷等结合，以消除或减轻这些物质的毒性或生物活性，从而起到解毒作用。

（5）增强肠道功能

碳水化合物中的非淀粉多糖类，如纤维素、果胶等，不能在小肠内消化吸收，直接到达大肠，刺激肠道蠕动，增加结肠的发酵，增强肠道的排泄功能。某些不消化的碳水化合物在结肠发酵时，有选择性地刺激肠道菌的生长，特别是某些益生菌群的增殖，如乳酸杆菌、双歧杆菌等。这些益生菌可提高人体消化系统功能，尤其是肠道功能。不被消化的碳水化合物常被称为"益生元"，代表性成分有低聚果糖、菊酚、非淀粉多糖、抗性淀粉等。

2. 碳水化合物的食物来源

膳食中淀粉的主要来源是粮谷类，杂豆类和薯

芋类食物。粮谷类食物一般含碳水化合物 60%~80%，薯芋类含量为 15%~29%，杂豆类为 40%~60%。

单糖和双糖的来源主要是蔗糖、糖果、甜食、糕点、甜味水果、含糖饮料和蜂蜜等。

（四）维生素

维生素是维持身体健康所必需的一类有机化合物。这类物质在体内既不是构成身体组织的原料，也不是能量的来源，而是一类调节物质，就像做菜少不了的作料一样，在我们生命中起重要作用。维生素不能在体内合成或合成量不足，所以虽然需要量很少（每天仅以 mg 或 μg 计算），但必须经常由食物供给。

1. 维生素的分类和功能

维生素的种类很多，化学结构差异极大，通常按溶解性质将其分为脂溶性和水溶性两大类（表 1-1-1）。

表 1-1-1　维生素的分类和功能

脂溶性维生素（4 种）		水溶性维生素（10 种）	
维生素A	维持正常视觉功能、皮肤健康及免疫功能，促进生产与生殖	B族维生素（维生素B$_1$、维生素B$_2$、烟酸、维生素B$_6$、泛酸、生物素、叶酸、胆碱和维生素B$_{12}$）	主要以辅酶形式参与体内多种合成和分解代谢过程，与能量释放和血细胞形成有密切的关系
维生素D	对于骨骼和牙齿的形成不可缺少		
维生素E	作为抗氧化剂在机体抗氧化方面起重要作用，维持机体的生殖健康	维生素C	作为较强的还原剂，在体内具有特殊的代谢作用，并促进铁等矿物质的吸收
维生素K	是凝血过程中必需的维生素，与骨骼矿化有关		
脂溶性维生素摄入过量将会危害机体健康		缺乏任何一种水溶性维生素，抗体均会出现相应症状	

2. 简介维生素 A、维生素 D、维生素 K、维生素 E 和维生素 B$_1$、维生素 B$_2$、维生素 C 等。

维生素 A：维生素 A 是第一个被发现的维生素，故命名为维生素 A。植物体内存在的黄、红色素多为类胡萝卜素，其中最重要的是 β – 胡萝卜素，它常与叶绿素并存，能在体内分解成为维生素 A。凡能分解形成维生素 A 的类胡萝卜素称为维生素 A 原。

维生素 A 和胡萝卜素溶于脂肪，不溶于水，对热、酸和碱稳定，一般烹调和罐头加工不会被

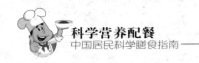
破坏，但易被氧化破坏，在高温条件下更甚，紫外线可促进其被氧化破坏。维生素 A 过量摄入，可引起中毒。

人体对维生素 A 的需要量取决于人体的体重与生理状况。儿童处于生长发育时期，哺乳期妇女具有特殊的生理状况，维生素 A 的需要量相对较高。

我国居民每人每天平均维生素 A 摄入量：成年人为 800 μg RE。

维生素 D：维生素 D 因具有抗佝偻病的作用，所以又叫抗佝偻病维生素。以 D_3（胆钙化醇）和 D_2（麦角钙化醇）两种形式最为常见。

人体内维生素 D_3 的来源是皮肤表皮和真皮内的 7- 脱氢胆固醇经紫外线照射转变而来，从动物性食物中摄入者甚少。成年人只要经常接触阳光，在一般膳食条件下是不会引起维生素 D_3 缺乏的。维生素 D_2 活性只有维生素 D_3 的 1/3。通常的烹调方法一般不会损失维生素 D，光照及酸可促进其异构化，脂肪酸败也可引起维生素 D 被破坏。

维生素 D 缺乏，在婴幼儿可引起佝偻病，以钙、磷代谢障碍和骨组织钙化障碍为特征；在成年人阶段成熟骨钙化不全，表现为骨质软化症。

我国居民每人每天平均维生素 D 摄入量：成年人为 10 μg。

维生素 E：维生素 E 又名生育酚，食物中的维生素 E 在一般烹调过程中损失不大，但在高温中，如油炸可使维生素 E 的活性明显降低。

不同生理时期对维生素 E 的需要量不同。妊娠期间维生素 E 需要量增加，以满足胎儿生长发育的需要。婴儿出生时体内维生素 E 的储存量有限，为了防止发生红细胞溶血，早产婴儿在出生后的前 3 个月，应补充维生素 E。从人体衰老与氧自由基损伤的角度考虑，老年人需增加维生素 E 的摄入量。我国居民每人每天平均维生素 E 摄入量：成年人为 14 mg。

维生素 K：维生素 K 溶于脂肪及脂溶剂，不溶于水，对光和碱敏感，但对热和氧化剂相对稳定。维生素 K 来源丰富，正常成年人肠道微生物能合成维生素 K，所以很少发生维生素 K 缺乏。导致维生素 K 缺乏的主要疾病是"新生儿出血症"，这是由于维生素 K 的胎盘转移运输很少，出生时维生素 K 的储存量有限，肠道菌群尚未建立，合成维生素 K 的能力较弱所致，其后果将产生内脏出血和中枢神经系统损伤，并有高死亡率。

我国居民每人每天平均维生素 K 摄入量：成年人为 80 μg。

维生素 C：维生素 C 又称抗坏血酸，易溶于水，不溶于脂肪溶剂，在酸性环境中稳定，但在有氧、热、光和碱性环境下不稳定，特别是有氧化酶及痕量铜、铁等金属离子存在时，可促进其被氧化破坏。氧化酶一般在蔬菜中含量较多，特别是黄瓜和叶菜类，但在柑桔类含量较少，所以蔬菜在储存过程中维生素C会不同程度损失。枣、刺梨等水果因含有生物类黄酮，能保护食物中维生素C的稳定性。

维生素C缺乏时可引起坏血病。坏血病起病缓慢，自机体缺乏维生素C至发展成坏血病，一般历时4~7个月。患者多有体重减轻、四肢无力、衰弱、肌肉关节疼痛、牙龈松肿、牙龈炎、间或有感染发炎等症状。婴儿常有激动、软弱、倦怠、食欲减退、四肢动痛、肋软骨接头处扩大、四肢长骨端肿胀以及有出血倾向等症状。全身任何部位可出现大小不等和程度不同的出血、血肿或瘀斑。维生素C缺乏还可引起胶原合成障碍，可致骨骼中有机质形成不良而导致骨质疏松。坏血病患者若得不到及时治疗，发展到晚期可因发热、水肿、麻痹或肠坏疽而死亡。

我国居民每人每天平均维生素C摄入量：成年人为100 mg。

维生素 B$_1$：维生素 B$_1$ 又称硫胺素，极易溶于水，不溶于其他有机溶剂。维生素 B$_1$ 固态形式较稳定，在 100℃ 时也不易被破坏；对氧和光较稳定；碱性环境中易被氧化失活，不耐热；在 pH>7 的情况下煮沸，可使其大部分或全部成分被破坏；在室温下储存时，亦可逐渐破坏。

我国居民每人每天平均维生素 B$_1$ 摄入量：成年男子为 1.4 mg，成年女子为 1.2 mg。

维生素 B$_2$：维生素 B$_2$ 又名核黄素，对热较稳定，在中性或酸性溶液中，短期加热不易被破坏，但在碱性溶液中加热易被破坏。游离型核黄素对光敏感（特别是紫外线），如将牛奶（奶中核黄素 40%~80% 为游离型）放入瓶中在日光下照射，两小时内核黄素可被破坏一半以上，其中游离型核黄素均被紫外线破坏。食物中核黄素主要是结合型，对光较稳定。

我国居民每人每天平均维生素 B$_2$ 摄入量：成年男子为 1.4 mg，成年女子为 1.2 mg。

维生素 B$_6$：维生素 B$_6$ 易溶于水，对酸相当稳定，在碱性溶液中易被破坏，在中性溶液中易被光破坏，对氧较稳定。在食品加工、储存过程中稳定性较好。

我国居民每人每天平均维生素 B$_6$ 摄入量成年人为 1.4 mg。

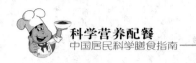

维生素 B_{12}：维生素 B_{12} 又称钴胺素，可溶于水，在 pH 4.5~5.0 的弱酸条件下最稳定，在强酸（pH<2）或碱性溶液中则分解，遇热可有部分被破坏，但快速高温消毒损失较小。遇强光或紫外线易被破坏。

我国居民每人每天维生素 B_{12} 平均摄入量：成年人为 2.4 μg。

烟酸：烟酸又名尼克酸、维生素 PP、抗癞皮病因子、维生素 B_5 等，一般加工烹调损失很小，但会随水流失。

烟酸缺乏可引起癞皮病。此病起病缓慢，常有前驱症状，如体重减轻，疲劳乏力，记忆力差、失眠等。如不及时治疗，则可出现皮炎、腹泻和痴呆。由于此三系统症状英文名词的开头字母均为"D"字，故又称为癞皮病"3D"症状。玉米的烟酸含量高于小麦粉，但以玉米为主食的人群容易发生癞皮病。其原因是玉米中的烟酸为结合型，不能被人体吸收利用；玉米中的色氨酸含量也低。如果用碱处理玉米，可将结合型的烟酸水解成为游离型的烟酸，而易被机体吸收利用。我国新疆地区曾用碳酸氢钠（小苏打）处理玉米以预防癞皮病，收到了良好的效果。

我国居民每人每天平均烟酸摄入量：成年男子为 15 mg，成年女子为 12 mg。

叶酸：叶酸又称蝶酰谷氨酸、抗贫血因子、维生素 U 等。食物中的叶酸烹调加工后损失率可达 50%~90%。

孕妇摄入叶酸不足时，胎儿易发生先天性神经管畸形。叶酸缺乏也是血浆同型半胱氨酸升高的原因之一，后者是冠心病的致病因素，可引起巨幼红细胞贫血和高同型半胱氨酸血症。

我国居民每人每天平均叶酸摄入量：成年人 400 μg DFE。

3. 维生素的食物来源（表 1-1-2）

表 1-1-2　维生素的主要食物来源

维生素名称	食物来源
维生素A	最好的食物来源是各种动物的肝脏、鱼肝油、全脂奶、蛋黄等。植物性食物只含 β-胡萝卜素，最好的来源为深色蔬菜，如菠菜、胡萝卜、韭菜、雪里蕻等，柑橘类以及杏、柿子等橘黄色水果
维生素D	天然食物来源的维生素D不多，脂肪含量高的海鱼、动物肝脏、蛋黄、奶油和干酪中相对较多。鱼肝油中的天然浓缩维生素D含量很高

续表

维生素名称	食物来源
维生素E	维生素E只能在植物中合成。绿色植物中的维生素E含量高于黄色植物，如麦胚、葵花籽及其油、玉米和大豆都富含维生素E。蛋类、鸡鸭的肫、绿叶蔬菜中有一定含量；动物性食品、水果及其他蔬菜含量很少
维生素K	绿色蔬菜含量丰富，动物肝脏、鱼类也较高，而水果和谷物含量较少，肉类和乳制品含量中等。蒜苗、韭菜、芹菜叶、菠菜、辣椒、芥菜、莴苣叶、西蓝花等绿色蔬菜中含量较高
维生素C	主要来源于新鲜蔬菜与水果。辣椒、茼蒿、苦瓜、白菜、豆角、菠菜、土豆、韭菜等蔬菜中含量丰富；酸枣、红枣、草莓、柑桔、柠檬等水果中含量最多；动物的内脏也含有少量的维生素C
维生素B_1	广泛存在于天然食物中，含量随食物种类而异，受收获、贮存、烹调、加工等条件影响。最为丰富的来源是葵花子仁、花生、大豆、瘦猪肉；其次为小麦粉、小米、玉米、大米等谷类食物；鱼类、蔬菜和水果中含量较少。建议食用碾磨度不太精细的谷物，可防止维生素B_1缺乏
维生素B_2	广泛存在于天然食物中。以动物内脏如肝、肾、心等含量最高；其次是蛋类、奶类；大豆和各种绿叶蔬菜也含有一定数量，其他植物性食物含量较低
维生素B_6	广泛存在于动植物食物中，其中豆类、畜肉及肝脏、鱼类等食物中含量较丰富，其次为蛋类、水果和蔬菜，乳类、油脂等食物中含量较低
维生素B_{12}	主要食物来源为肉类、动物内脏、鱼、禽、贝壳类及蛋类，乳及乳制品中含量较少。植物性食物基本不含维生素B_{12}
烟酸	植物性食物中存在的主要是烟酸；动物性食物中以烟酰胺为主。烟酸和烟酰胺在肝、肾、瘦畜肉、鱼以及坚果类中含量丰富；乳、蛋中的含量虽然不高，但色氨酸较多，可转化为烟酸。谷类中的烟酸80%~90%存在于种皮中，故受加工影响较大
叶酸	富含叶酸的食物为动物肝、肾、鸡蛋、豆类、酵母、绿叶蔬菜、水果及坚果类

（五）矿物质

人体内的元素除碳、氢、氧、氮以有机的形式存在外，其余的统称为矿物质。矿物质分为常量元素和微量元素，共有20多种。其中体内含量较多（>0.01%体重），每天膳食需要量在100 mg以上者，称为常量元素，有钙（Ca）、镁（Mg）、钾（K）、钠（Na）、磷（P）、氯（Cl）和硫（S）7种。微量元素是指体内含量小于体重的0.01%，每人每天膳食需要量为微克至毫克的矿物质。人体必需的微量元素包括铁（Fe）、碘（I）、锌（Zn）、硒（Se）、铜（Cu）、钼（Mo）、铬（Cr）、钴（Co）共8种。此外，氟（F）属于可能必需的微量元素。

1. 简介常量元素钙、镁、钾

钙：钙约占体重的2%。成年人体内含钙总量约

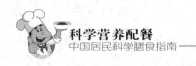

为 1200 g，其中约 99% 集中在骨骼和牙齿；剩下约 1% 存在于软组织、细胞外液及血液中，统称为混溶钙池。

钙的生理功能主要包括：

①形成和维持骨骼和牙齿的结构：钙是骨骼和牙齿的重要成分。

②维持肌肉和神经的正常活动。

③参与血凝过程：激活凝血酶元使之变成凝血酶。

④参与体内调节或激活多种酶的活性作用，如 ATP 酶、脂肪酶、蛋白质分解酶、钙调蛋白等。钙对细胞的吞噬、激素的分泌等也有影响。

钙摄入量过低可导致钙缺乏症，主要表现为骨骼的病变，即儿童时期的佝偻病和成年人的骨质疏松症。

长期钙摄入过量也可对机体产生不利影响，有可能增加肾结石的危险，还可导致奶碱综合征，典型症候群包括高血钙症、碱中毒和肾功能障碍，其严重程度决定于钙和碱摄入量和持续时间。急性发作呈现为高血钙和碱中毒。过量摄入钙可干扰其他矿物质的吸收和利用，可明显抑制铁的吸收；高钙膳食会降低锌的生物利用率；钙／镁大于5，可致镁缺乏。

膳食中的钙主要在 pH 值较低的小肠上段吸收。需有活性维生素 D $[1, 25-(OH)_2-D_3]$ 参与。适量维生素 D、某些氨基酸(赖氨酸、精氨酸、色氨酸)、乳糖和适当的钙、磷比例，均有利于钙吸收。

膳食中不利于钙吸收的因素有，谷物中的植酸，某些蔬菜(如菠菜、苋菜、竹笋等)中的草酸，过多的膳食纤维、碱性磷酸盐、脂肪等。蛋白质摄入过高，增加肾小球滤过率，降低肾小管对钙的再吸收，使钙排出增加。

我国居民每人每天推荐钙平均摄入量为 800 mg。

奶和奶制品是钙的最好食物来源，含量丰富，且吸收率高。大豆及其制品、坚果类、绿色蔬菜、各种瓜子也是钙的较好来源。少数食物如虾皮、海带、发菜、芝麻酱等含钙量特别高。

镁：正常成年人身体总镁含量约 25 g，其中 60%~65% 存在于骨骼和牙齿中。镁主要分布于细胞内，细胞外液的镁含量不超过 1%。血清中镁浓度相对恒定，不能反映体内镁的充足与否，即使机体缺镁，血清镁亦不降低。

镁的生理功能包括：

①激活多种酶的活性：作为多种酶的激活剂，参与 300 余种酶促反应。

②抑制钾、钙通道：可封闭不同的钾通道，阻止钾外流。镁也有抑制钙通过膜通道内流。

③维护骨骼生长和神经肌肉的兴奋性。

④维护胃肠道的功能：碱性镁盐可中和胃酸。镁离子在肠道中吸收缓慢，促使水分滞留，具有导泻作用。低浓度镁可减少肠壁张力和蠕动，有解痉作用，并有对抗毒扁豆碱的作用。

镁摄入不足、吸收障碍、丢失过多等可使机体镁缺乏。镁缺乏可致神经肌肉兴奋性亢进；低镁血症患者可有房室性早搏、房颤以及室速与室颤，半数有血压升高。镁缺乏也可导致胰岛素抵抗和骨质疏松。

在正常情况下，肠、肾及甲状旁腺等能调节镁代谢，一般不易发生镁中毒。

我国居民每人每天镁推荐平均摄入量：成年人为 330 mg。

镁普遍存在于各种食物中。由于叶绿素是镁卟啉的螯合物，所以绿叶蔬菜富含镁。粗粮、坚果也含有丰富的镁，而肉类、淀粉类食物及牛奶中的镁含量属中等，精制食品的镁含量一般很低。镁摄入量常常取决于能量摄入量，所以青年人和成年男子镁的摄入量常高于妇女和老年人。除了食物外，从饮水中也可以获得少量镁，水中镁的含量差异很大，故摄入量常难以估计，如硬水中含有较高的镁盐，软水中含量相对较低。

钾：钾为人体的重要阳离子之一。体内钾主要存在于细胞内，约占总量的 98%，其他存在于细胞外。

钾的生理功能主要包括：

①维持糖、蛋白质的正常代谢。

②维持细胞内正常渗透压。

③维持神经肌肉的应激性和正常功能。

④维持心肌的正常功能：钾缺乏、钾过高时均可引起心律失常。

⑤维持细胞内外正常的酸碱平衡。

⑥降低血压。

人体内钾总量减少可引起钾缺乏症，可在神经肌肉、消化、心血管、泌尿、中枢神经等系统发生功能性或病理性改变。如肌肉无力、瘫痪、心律失常、横纹肌肉裂解症及肾功能障碍等。消化道疾患时可使钾损失，如频繁的呕吐、腹泻、胃肠引流、长期服用缓泻剂或轻泻剂等；各种以肾小管功能障碍为主的肾脏疾病，可使钾从尿中大量丢失；高温作业或重体力劳动，大量出汗而使钾大量丢失等。

要维持正常体内钾的贮备、血浆及间质中的

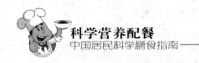
正常浓度，每天至少需摄入 1600 mg 钾。我国居民每人每天钾的推荐摄入量成年人为 2000 mg。

大部分食物都含有钾，但蔬菜和水果是钾最好的来源。每 100 g 谷类中含钾 100~200 mg；豆类中 600~800 mg；蔬菜和水果中 200~500 mg；肉类中含量约为 150~300 mg；鱼类中 200~300 mg。每 100 g 食物钾含量高于 800 mg 以上的食物有紫菜、黄豆、冬菇等。

2. 简介微量元素铁、锌、硒

铁：人体内铁总量约为 4~5 g，正常男性的贮铁量约为 1000 mg，女性仅为 300~400 mg。

铁可提高机体免疫力，增加中性粒细胞和吞噬细胞的功能。但当感染时，过量摄入铁往往促进细菌的生长，对抵御细菌不利。铁还有催化 β-胡萝卜素转化为维生素 A、参与嘌呤与胶原的合成、参与抗体的产生、参与脂类在血液中的转运以及药物在肝脏的解毒等作用。

铁缺乏是常见的营养缺乏病，特别是在婴幼儿、孕妇、哺乳期妇女中更易发生。铁与红细胞形成和成熟有关，缺铁时，新生的红细胞中血红蛋白量不足，甚至影响 DNA 的合成及幼红细胞的分裂增殖，还可使红细胞寿命缩短、自身溶血增加。当人体血红蛋白含量降低，会出现面色苍白，

口唇粘膜和眼结膜苍白，有疲劳乏力、头晕、心悸、指甲脆薄、反甲等症状，儿童少年身体发育受阻，出现体力下降、注意力与记忆力调节过程障碍、学习能力降低等现象。

婴幼儿与孕妇贫血需特别注意。流行病学研究表明，早产、低出生体重儿及胎儿死亡与孕早期贫血有关。铁缺乏尚可损害儿童的认知能力，且在以后补充铁后，也难以恢复。铁缺乏也可引起心理活动和智力发育的损害及行为改变。

铁过量可致中毒，急性中毒常见于误服过量铁剂，多见于儿童，主要症状为消化道出血，且死亡率很高。慢性铁中毒可发生于消化道吸收的铁过多和肠道外输入过多的铁。多种疾病如心脏病、肝脏疾病、糖尿病及某些肿瘤等与体内铁的储存过多也有关。

铁在食物中主要以三价铁形式存在，少数为还原铁（亚铁或二价铁）。肉类等食物中的铁 40% 左右是血红素铁，其他为非血红素铁。

非血红素铁的吸收明显受膳食因素影响，在吸收前，必须与结合的有机物分离，而且必须在转化为亚铁后方可被吸收。粮谷和蔬菜中的植酸盐、草酸盐以及茶叶和咖啡中的多酚类物质均可影响铁的吸收。胃酸缺乏或服用过多的抗酸药物，

均不利于铁离子的释出，也阻碍铁吸收。维生素C、某些单糖、有机酸以及动物蛋白有促进非血红素铁吸收的作用。肉类食物中的血红素铁在体内吸收时不受膳食中植酸、磷酸等的影响。但与非血红素铁一样都受体内铁需要量与贮存量的影响。当铁贮存量多时，吸收率降低；贮存量减少时，需要量增加，吸收率亦增加。胃肠吸收不良综合征也影响铁的吸收，缺铁性贫血时铁吸收率增高。

我国居民每人每天铁的推荐量为：成年男子12 mg，女子 20 mg。

一般动物性食物铁的含量和吸收率均较高，因此膳食中铁的良好来源，主要为动物肝脏、动物全血、畜禽肉类、鱼类等。牛奶是贫铁食物，且吸收率不高。

锌：成年人体内锌含量约为 2.0~2.5 g，以肝、肾、肌肉、视网膜、前列腺为高。血液中75%~85% 的锌分布在红细胞，3%~5% 分布于白细胞，其余在血浆中。锌对生长发育、免疫功能、物质代谢和生殖功能等均有重要作用。

锌的生理功能包括：

①催化功能：有近百种酶依赖锌参与催化。

②结构功能：锌在酶中也有结构方面的作用。

③调节功能：锌对蛋白质的合成和代谢的调节作用表现在对机体免疫功能的调节，生理水平的锌可控制免疫调节因子的分泌和产生。

人类锌缺乏体征是一种或多种锌的生物学功能降低的结果，严重的先天性锌吸收不良在人类证明为肠病性肢端性皮炎。这种严重缺锌引起的皮肤损害和免疫功能损伤，目前并不常见。人类锌缺乏的常见体征是生长缓慢、皮肤伤口愈合不良、味觉障碍、胃肠道疾患、免疫功能减退等。

成年人一次性摄入 2 g 以上的锌会发生锌中毒，其主要特征是锌对胃肠道的直接作用，导致上腹疼痛、腹泻、恶心、呕吐。在长期补充非常大量锌（100 mg/d）时可发生贫血、免疫功能下降、高密度脂蛋白（HDL）胆固醇降低等。

植物性食物中含有的植酸、鞣酸和纤维素等成分均不利于锌的吸收，而动物性食物中的锌生物利用率较高，维生素 D 可促进锌的吸收。我国居民的膳食以植物性食物为主，含植酸和纤维素较多，锌的生物利用率一般为 15%~20%。

我国居民每人每天推荐锌平均摄入量为成年男子 12.5 mg，成年女子 7.5 mg。

锌的来源广泛，但食物中的锌含量差别很大，吸收利用率也有很大差异。贝壳类海产品、红色肉类、动物内脏都是锌的极好来源。植物性食物含锌较低，精细的粮食加工过程可导致大量的锌

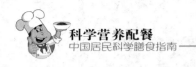

丢失。如小麦加工成精面粉大约损失 80% 锌；豆类制成罐头比新鲜大豆锌含量损失 60% 左右。

硒：硒是人体必需的微量元素，这是 20 世纪后半叶营养学上最重要的发现之一。成年人体内硒总量 3~20 mg，广泛分布于人体各组织器官和体液中，肾中硒浓度最高，肝脏次之，血液中相对低些，脂肪组织中含量最低。

硒的生理功能主要是：

①抗氧化作用：研究发现许多疾病的发病过程都与活性氧自由基有关。硒是许多抗氧化酶的必需组分，它通过消除脂质过氧化物，阻断活性氧和自由基的致病作用，起到延缓衰老乃至预防某些慢性病发生的功能。

②对甲状腺激素的调节作用。

③维持正常免疫功能：适宜硒水平对于保持细胞免疫和体液免疫是必须的。

④抗肿瘤作用：补硒可使肝癌、肺癌、前列腺癌和结直肠癌的发生率及总癌发生率和死亡率明显降低，且原先硒水平越低的个体，补硒效果越好。

⑤抗艾滋病作用。

⑥维持正常生育功能：许多动物实验表明硒缺乏可导致动物不育、不孕。

硒缺乏已被证实是发生克山病的重要原因。克山病在我国最初发生于黑龙江省克山地区，临床上主要症状为心脏扩大、心功能失代偿、心力衰竭等。克山病的病因虽然未能完全解释清楚，但人体硒缺乏状态是克山病发病的主要和基本因素，这已经是学术界共识。此外，缺硒也与大骨节病的发生有关，补硒可以缓解一些症状，对病人骨骺端改变有促进修复、防止恶化的较好效果。

硒摄入过多也可致中毒。20 世纪 60 年代，我国湖北恩施地区和陕西紫阳县发生过吃高硒玉米而引起急性中毒病例。病人 3~4 天内头发全部脱落，中毒体征主要是头发脱落和指甲变形，严重者可致死亡。

我国居民每人每天平均硒的推荐摄入量成年人为 60 μg。

硒的良好来源是海洋食物和动物的肝、肾及肉类。谷类和其他种子的硒含量依赖于生长土壤的硒含量，因环境的不同而差异较大。蔬菜和水果的含硒量甚微。

（六）膳食纤维

膳食纤维代表一大类不被消化的碳水化合物，可分为可溶性膳食纤维与非可溶性膳食纤维。前者包括部分寡糖、果胶等，后者包括纤维素、木质素、半纤维素等。

膳食纤维有很强的吸水能力或与水结合的能力。此作用可使肠道中粪便的体积增大，加快其转运速度，减少其中有害物质接触肠壁的时间。一些膳食纤维具有强的黏滞性，能形成黏液性溶液，包括果胶、树胶、海藻多糖等。膳食纤维具有结合胆酸和胆固醇的作用。

膳食纤维在肠道易被细菌酵解，其中可溶性膳食纤维可完全被细菌所酵解，而不溶性膳食纤维则不易被酵解。酵解后产生的短链脂肪酸如乙酯酸、丙酯酸和丁酯酸均可作为肠道细胞和细菌的能量来源。

1. 膳食纤维的功能

（1）有利于食物的消化过程

膳食纤维能增加食物在口腔咀嚼的时间，可促进肠道消化酶分泌，同时加速肠道内容物的排泄，有利于食物的消化吸收。

（2）降低血清胆固醇，预防冠心病

膳食纤维可结合胆酸，故有降血脂作用，可溶性纤维如树胶、果胶、豆胶的降脂作用较明显，不溶性膳食纤维无此作用。

（3）预防胆石形成

大部分胆石是由于胆汁内胆固醇过度饱和所致，当胆汁酸与胆固醇失去平衡时，就会析出小的胆固醇结晶而形成胆石。膳食纤维可降低胆汁和胆固醇的浓度，使胆固醇饱和度降低，而减少胆石症的发生。

（4）促进结肠功能，预防结肠癌

肠道厌氧菌大量繁殖可能产生致癌的代谢产物。膳食纤维可抑制厌氧菌，促使嗜氧菌的生长，使具有致癌性的代谢物减少；膳食纤维还可凭其吸水性，扩大粪便体积，缩短粪便在肠道的停留时间，防止致癌物质与易感的肠黏膜之间的长时间接触，从而减少产生癌变的可能性。

（5）防止能量过剩和肥胖

膳食纤维有很强的吸水能力或结合水的能力，可增加胃内容物容积而增加饱腹感，从而减少摄入的食物和能量，有利于控制体重，防止肥胖。

（6）维持血糖正常平衡，防治糖尿病

可溶性膳食纤维可降低餐后血糖升高的幅度，降低血胰岛素水平或提高机体胰岛素的敏感性。膳食纤维还有防止习惯性便秘，预防食道裂孔疝、痔疮等作用。

2. 参考摄入量

成年人以每天摄入 25~30 g 膳食纤维为宜。过

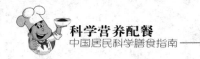
多摄入对机体无益，还可影响微量营养素的吸收利用，这是因为膳食纤维可与钙、铁、锌等结合，从而影响这些元素的吸收利用。

3. 膳食纤维的食物来源

主要来源是植物性食物，如谷类、豆类、蔬菜、水果和种子。主要谷类有小麦、小米、大米、燕麦、小黑麦和高粱等，整谷粒由外壳、麸皮层、糊粉层、胚乳和胚芽组成。整谷粒含有大量的膳食纤维，包括抗性淀粉和不可消化性低聚糖，同时还富含营养成分和一些植物化学物质（如多酚化合物、植物雌激素和植物甾醇等）。麸皮和糠中含有大量纤维素、半纤维素和木质素；柑桔、苹果、香蕉、柠檬等水果和白菜、甜菜、苜蓿、豌豆、蚕豆等蔬菜含有较多的果胶。除了天然食物所含自然状态的膳食纤维外，近些年来，从天然食物中提取了多种粉末状、单晶体等形式的膳食纤维，是膳食纤维的新产品。

第二章　食物分类及营养特点

一、食物分类

从营养学角度来看，一般将食物分为五类：第一类是谷类及薯类（本书简称粮薯类）；第二类是蔬菜水果类（本书简称蔬果类）；第三类是肉类、蛋类（本书简称肉蛋类）；第四类是豆类及其制品，奶类（本书简称豆奶类）；第五类是纯能调味类。每类食物为机体提供的营养是不同的，只食用单一品种的食物对于营养素的摄取是不利的，长此以往，会造成机体某类营养物质的缺乏，导致营养不良，从而影响生长发育和身体健康。本书将食物分为五类，下分若干小类和子类，分类情况见图1-2-1。更详细情况见第四章食物丰度表。

粮薯 ┬ 粮谷——粮谷、杂豆、小吃糕点、方便食品
　　 └ 薯芋——薯芋、淀粉

蔬果 ┬ 蔬菜——叶、茎、蕾花、野生蔬菜、鲜豆、瓜茄、
　　 │　　　　根类蔬菜、葱、姜、蒜、菇、菌、藻
　　 └ 果品——仁果、核果、浆果、柑橘、热带果、鲜瓜

肉蛋 ┬ 肉——畜、禽、脏器
　　 ├ 水产——鱼、虾蟹、贝软体
　　 └ 蛋——蛋

豆奶 ┬ 豆——大豆、壳果、种子
　　 └ 奶——奶类、婴幼食品

纯能调味 ┬ 纯能——油脂、糖蜜饯、茶饮料、酒
　　　　 └ 调味——酱、醋、盐、腐乳、干菜、咸菜、药食

图 1-2-1　食物的分类

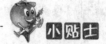

小贴士

食物酸碱性分类：

众所周知，食物可分为碱性食物和酸性食物两大类，每天摄入的酸碱食物必须搭配合理才能维持体内血液酸碱度（即 pH 值）的平衡。所谓酸性和碱性食物，并非由口感或味觉来辨别，主要是看食物被机体吸收氧化后所得到的化学元素来作为鉴别的依据。大凡含氮、硫、磷等非金属元素较多的则为酸性食品，而含钠、钾、钙、镁等金属元素较多的是碱性食品。并非味道酸的就是酸性食品，比如醋是酸的，柑、梅、杏等水果也是酸的，但它们非但不是酸性食品，恰恰相反，却是典型的碱性食品。又如粮食、糖果、糕点、鱼、猪肉及其他动物肉类等，则不是碱性食品，全都属于酸性食品。

19

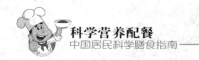

小贴士

食物寒热性分类

1. 水果类

寒凉性：西瓜、杨桃、柿子、奇异果、香瓜、柚子、李子、梨子、草莓、桑椹、葡萄柚、蕃茄、凤梨、椰子、柠檬。

平和性：枇杷、梅、香蕉、橄榄、葡萄、苹果、甘蔗、释迦、加州李、菠萝蜜、无花果、枣子、蕃石榴、柳橙、杏仁。

温热性：龙眼、桃子、木瓜、芒果、樱桃、金枣、榴莲。

2. 蔬菜类

寒凉性：芦荟、萝卜、莲藕、茭白荀、海带、紫菜、苦瓜、竹笋、豆腐、丝瓜、莴苣、菠菜、白菜、冬瓜、苋菜、茄子、芥菜、芹菜、芥蓝菜、黄瓜、空心菜、油菜、包心白菜、荸荠、豆薯、甘薯叶、黄豆芽、瓠子、枸杞叶、落葵、绿豆、薏苡仁。

平和性：甘薯、蚕豆、木耳、马铃薯、香菇、菱角、花生、玉米、胡萝卜、甘蓝、洋菇、马铃薯、豌豆、黑豆、黄豆、菜豆、红凤菜、面筋、麦粉、金针菜。

温热性：南瓜、葱、韭菜、生姜、洋葱、糯米、芫荽、茴香、九层塔、大蒜、辣椒、胡椒、芥茉。

3. 药食两用类

寒凉性：菊花、决明子、薄荷、仙草、西洋参、百合、青草茶、苦茶、菊花茶、洛神花茶。

平和性：灵芝、蜂蜜、山药、莲子、白木耳、芝麻、枸杞子、人参须、四神汤、清补凉汤、山楂。

温热性：酒、醋、栗子、核桃、当归、人参、黄芪、四物汤、十全大补汤、乌鸡白凤丸。

4. 动物类

寒凉性：猪肉、鸭肉、野鸡、牛乳、田鸡、螃蟹、鸭蛋、田螺、鳖肉、蛤肉、蚌肉、海蜇。

温热性：牛肉、羊肉、犬肉、鲤鱼、鳗鱼、雀肉、雀蛋、鹅蛋、海虾、鲫鱼、鳝鱼、鲢鱼、草鱼、白带鱼、乌骨鸡。

平和性：鸡肉、鸽肉、鸡蛋、鲈鱼、鲳鱼、泥鳅、鲍鱼、鲫鱼、乌鱼、羊乳、海参。

二、各类食物的营养特点

每类食物为我们的身体提供的营养是不同的。

1. 粮薯类

包括粮谷、薯类、杂豆、小吃糕点、方便食品和薯芋、淀粉。

（1）粮谷类是我国居民的主食，是蛋白质和能量的主要来源，也是一些矿物质和B族维生素的重要来源。我国居民摄入的50%~70%的蛋白质、60%~70%的能量来源于粮谷类。70%的碳水化合物、小米、玉米中还含有胡萝卜素，谷类的胚芽、谷皮中含有维生素E。

蛋白质：稻米谷类蛋白质含量约为8%，小麦约为10%。稻米中的蛋白质含量不多，但质量较好，尤其是谷胚与糊粉层中的蛋白质营养价值较高。谷类蛋白质所含的必需氨基酸中，赖氨酸含量较其它食品低。玉米、高粱米、小米、面粉等谷物，所含必需氨基酸在比例上又有较大缺陷。如面粉含赖氨酸低；玉米含色氨酸明显偏低，但含赖氨酸却稍高；小米含赖氨酸特别低，但色氨酸、蛋氨酸却较高。粮谷类中的赖氨酸、苯丙氨酸和蛋氨酸等必需氨基酸含量较低，不是理想的蛋白质来源。因此各类谷类蛋白质的营养价值较差，其生物价值为50%~60%，故米面与杂粮宜混合食用，可发挥互补作用，以提高蛋白质营养价值。也可采用粮食赖氨酸强化或用控制基因的方法改良品种来弥补谷类蛋白质的缺陷，提高其营养价值。

脂肪：谷类脂肪含量很少，约占总重量的2%，主要是甘油三酯和少量的植物固醇和卵磷脂。玉米和小麦胚芽所提取的脂肪，80%为不饱和脂肪酸，其中60%是人体必需的亚油酸。近几年，国内外利用胚芽在防治脂肪肝、动脉粥样硬化、降低血清胆固醇等方面取得了一定效果。

碳水化合物：粮谷碳水化合物主要为淀粉，平均含量约为70%左右，此外为糊精、戊聚糖、葡萄糖和果糖等。谷类淀粉利用率在90%以上，是供给能量最经济的来源。

矿物质：粮谷类矿物质含量为1.5%~3.0%，主要在谷皮及糊粉层中，其中50%~60%为磷，且多以钙镁盐的形式存在。谷类中钙含量不多，为400~800 mg/kg，铁更少，为15~30 mg/kg，此外还含有一些微量元素。

维生素：粮谷主要含有B族维生素，如维生素B_1、维生素B_2、泛酸和吡哆醇等。

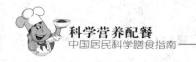

 小贴士

青少年不应多吃粮谷类食品，这一说法正确吗？

儿童的少年时期是由儿童发育到成年人的过渡时期，可分为 6~12 岁的学龄期和 13~18 岁的少年期或青春期。这一时期正是他们体格和智力发育的关键时期，体格发育加速内脏功能及大脑的机能、心理发育日益成熟，是人一生中最有活力的时期。这一时期身高、体重快速增加，体重每年增长 4~5 kg，身高可增加 5~7 cm。除此之外，少年期还承担繁重的学习任务，因此需要的能量、蛋白质、脂类、钙、铁、锌等营养素的量相对高于成年人。如能量，少年期的男孩每天约需 2900 kcal，女孩约需 2400 kcal，这一需要量超过从事轻、中等体力活动的成年人的需要量。蛋白质需要量增加尤为突出，男孩约需 85 g，女孩约需 80 g，也分别高于轻体力劳动的成年人（男性为 75 g，女性为 60 g）。

矿物质是人体不可缺少的营养素，是构成身体的主要原料，如钙、磷是骨骼和牙齿的重要成分；是维持身体某些功能的重要组成部分，如血红蛋白中的铁、如某些酶类中的锌。根据中国居民膳食营养素参考摄入量，每天膳食中应供给青少年组的钙为 1000 mg，磷为 1000 mg，铁为女孩 20 mg，男孩 15.5 mg。由于青少年代谢旺盛，对维生素的需要量增加，其中 B 族维生素需要量增加显著，维生素 A、维生素 C、叶酸等也必须充足。

青少年生长发育快，学习、活动量大，所需的能量及各种营养素的量相对比成年人高，为保证从食物中充分获得蛋白质、脂类、钙、锌、铁等营养素，要特别重视膳食安排。首先，供给充足的能量，必须多吃谷类，每天约需谷类 400~500 g，粗细粮搭配，以保证碳水化合物的供给；其次，保证鱼、肉、蛋、豆类、蔬菜摄入充足，以供给蛋白质每天达 80~85 g 为标准，其中优质蛋白含量占一半，为此膳食中要有动物性及大豆类食物，以满足生长及智力发育的需要；最后，在食物安排上应多选富含钙、磷的食物，如豆类、海产品和乳类，最好每天都要食用，因为我国青少年缺铁性贫血比较普遍，为纠正此类贫血除了多食用含铁多的瘦肉、动物血、大豆、黑木耳外，还要增加食用含碘多的紫菜、海鱼、虾等。

因此，青少年不应该多吃谷类食品的说法，是没有科学根据的，最重要的还是保持膳食营养均衡。

（2）薯芋类包括红薯、木薯、土豆、山药、凉薯等，薯类中的维生素 C、β – 胡萝卜素、钾、膳食纤维的含量都比较丰富，蛋白质质量较大部分蔬菜高。但作为蔬菜，薯类最与众不同的营养特点是含有较多淀粉，其含量在 10%~25%。正因为这一点，薯类也一度成为中国居民的"救荒"食物——在粮食不足的时代，用薯类代替粮食，提供能量。换言之，薯类兼具蔬菜类和粮食类食物的特点，既是粮食，又是蔬菜。《中国居民膳食指南》建议，适当增加薯类的摄入，每周吃 5 次左右，每次 50~100 g，这相当于每周 250~500 g。《美国居民膳食指南 2005》则建议每周吃 3 杯薯类食物（约合 680 g）。

不过，薯类因含大量淀粉，其能量远超过普通蔬菜，为避免能量过剩和肥胖，多建议把薯类当主食吃，即吃薯类的同时要减少粮食（谷类）的摄入量，或用薯类取代部分粮食。需要注意的是，就淀粉含量而言，薯类可以代替粮食，而且维生素、矿物质等含量还高过普通粮食，但是《中国居民膳食指南》指出，部分薯类的蛋白质含量低于粮食，在没有足够的动物性食品的情况下，儿童长期以薯类为主食，对其生长发育不利。

（3）杂豆类包括各豆科植物种子，分为大豆和杂豆。杂豆包括红豆、绿豆、豌豆、蚕豆、扁豆等。豆类与谷类种子结构不同，其营养成分主要在子粒内部的子叶中，因此在加工中除去种皮不影响营养价值。

大豆因蛋白质和脂肪含量高，不同于粮薯类食物，在食物分类中，大豆划分在豆奶类中。杂豆的淀粉含量达 55%~60%，而脂肪含量低于 2%，所以被并入粮薯类中。它们的脂肪含量低而淀粉含量高，被称为淀粉类干豆。

小贴士

薯类的吃法也很重要。当今社会，薯类经常被炸制成薯条、薯片等零食，这些零食不但破坏了薯类原有的营养素，还含有大量的油脂（包括反式脂肪酸）和盐。据测定，一只中等大小的不放油的"烤土豆"仅含约 90 kcal 热量，而同一个土豆被炸制成薯条后所含的热量达 200 kcal 以上，增加的能量全部来自吸收的油脂。近些年还确认，炸薯条、炸薯片中含有较多的致癌物质——丙烯酰胺，如此一来，"薯类"就变成了高能量、高脂肪、低维生素的致癌食品。

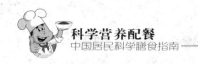

所以，薯类最好采用蒸、煮、烤的方式，尽量少用油炸的方式。一般来说，马铃薯最宜蒸、烤或煮后做主食，或者改刀后炒、炖，或做土豆泥；红薯最宜整个蒸食、烤食或切碎煮粥。

杂豆也具有较高的营养价值，它们的蛋白质含量一般都在 20% 以上，其蛋白质的质量较好，富含赖氨酸。杂豆还含有丰富的维生素 B_1、维生素 B_2 和钙、铁、锌。但是杂豆所含蛋氨酸不足，因此粮豆混食比分别单独食用可使营养价值被充分利用。

每人每天平均食用主食数量：粮谷（包括杂豆）260~360 g，薯芋 50~100 g，占总食量约 30%。

2. 蔬果类

（1）蔬菜类可分为：嫩叶、茎、薹花、野生蔬菜、鲜豆、瓜茄、根类蔬菜、葱、姜、蒜、菇、菌、藻等。蔬菜的类别不同，所含的营养成分差异明显。

◇ 嫩叶、嫩茎类：它们一般含有丰富的维生素和矿物质，特别是胡萝卜素和维生素 C 的含量，在众多蔬菜中名列榜首。从提供维生素的品种和数量来看，绿叶菜是属于营养价值最高的一类，能提供丰富的维生素 C 和胡萝卜素，也是维生素 B_2 的重要来源之一。含钙量也比较多，一般绿叶菜的钙的利用也较好，但也有些绿叶菜，由于含有草酸而利用率不高。此外，绿叶菜含铁丰富，而且吸收率也较高。

◇ 薹花类：薹花是植物生长抽薹开花的部位，其营养素含量一般低于叶菜而高于菜用瓜和根类蔬菜。

◇ 茄果类：有辣椒、西红柿、茄子等。茄果类虽维生素和矿物质含量齐全，但其丰富程度不及嫩叶、嫩茎。这一类蔬菜的营养价值比较低，大部分是夏秋季上市的，在绿叶菜少的的季节，是提供无机盐与维生素的主要来源之一。

辣椒：维生素 C 含量居蔬菜之首，还含有较丰富的胡萝卜素及磷。

西红柿：性味甘、酸、微寒。有生津止渴，健胃消食，凉血平肝，清热解毒，降血压功效。

茄子：性味甘、寒、无毒，起到散血、止痛、祛瘀、利尿、消肿、宽肠之功。茄子含皂草甙，起到降胆固醇的作用。

◇ 菜用瓜：相对以上几种蔬菜来说，菜用瓜水分含量都较高，各种营养素的含量都较低，除南瓜含有丰富的胡萝卜素之外。瓜类包括黄瓜、南瓜、冬瓜、丝瓜、苦瓜和瓠瓜等葫芦科草本植物，为春末至秋季的主要蔬菜之一。瓜类蔬菜种类品种繁多、品味各异，富含糖类、维生素、蛋白质、脂肪及矿物质等多种营养物质，既可直接生食，又可经加工处理后食用。

南瓜：又名麦瓜、番瓜、倭瓜、金冬瓜，为葫芦科植物。嫩瓜可作蔬菜，味甘适口，是夏秋季的瓜菜之一；老瓜可作饲料或杂粮，故不少地方又称之为"饭瓜"。

南瓜中含有丰富的果胶，果胶有极好的吸附性能，吸附后能有效地消除体内的细菌毒性和重金属及放射性元素的影响，有抗环境毒物之功效，对消化道溃疡病患者亦有显著疗效；南瓜中含有的钴，能活跃人体的新陈代谢，促进造血功能，并参与人体内维生素 B_{12} 的合成，是人体胰岛细胞所必需的微量元素，对防治糖尿病，降低血糖有特殊的疗效；南瓜能消除致癌物质亚硝胺的突变作用，有防癌功效，并能帮助肝、肾功能的恢复，增强肝、肾细胞的再生能力。

冬瓜如枕，又名枕瓜，主要产于夏季。为什么夏季所产生的瓜，却取名为冬瓜呢？这是因为瓜熟之际，表面上有一层白色粉状物，就好像是冬天所结的白霜，因此，取名冬瓜，也称白瓜。

冬瓜含维生素 C 较多，钾盐含量高，钠盐含量较低，高血压、肾脏病和水肿病等患者食之，可达到消肿而不伤正气的作用；冬瓜中所含的丙醇二酸，能有效地抑制糖类转化为脂肪，加之冬瓜本身不含脂肪，能量不高，对于防止人体发胖具有重要意义，还可以有助于体形健美。

丝瓜又称吊瓜，原产于南洋，明代引种到我国，成为人们常吃的蔬菜。丝瓜具有较高的药用价值，全身都可入药，在瓜类食物中所含各类营养素均较高。

丝瓜中维生素 C 含量较高，每 100 g 中就含 8 mg，可用于抗坏血病及预防各种维生素 C 缺乏症；丝瓜中维生素 B_1 等含量亦高，有利于小儿大脑发育及中老年人保持大脑健康；丝瓜中的苦味质、黏液质、木胶、瓜氨酸、木聚糖和干扰素等都具有一定的保健作用；丝瓜藤茎的汁液具有保持皮肤弹性的特殊功能，能美容去皱。丝瓜提取物对乙型脑炎病毒有明显预防作用。

黄瓜是一种好吃又有营养的蔬菜。口感上，黄瓜肉质脆嫩、汁多味甘、芳香可口；营养上，含有蛋白质、脂肪、糖类、维生素、纤维素以及钙、磷、铁、钾、钠、镁等矿物质。

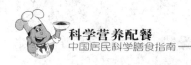

黄瓜中含有的葫芦素 C 具有提高人体免疫功能的作用，达到抗肿瘤目的；黄瓜中含有丰富的维生素 E，可起到延年益寿，抗衰老的作用；黄瓜中所含的黄瓜酶，有很强的生物活性，能有效地促进机体的新陈代谢；黄瓜中所含的丙氨酸、精氨酸和谷胺酰胺对肝脏病患者，特别是对酒精性肝硬化患者有一定辅助治疗作用，可防治酒精中毒；黄瓜中所含的葡萄糖甙、果糖等不参与日常的糖代谢，故糖尿病患者以黄瓜代替淀粉类食物充饥，血糖非但不会升高，甚至会降低；黄瓜中所含的丙醇二酸，可抑制糖类物质转变为脂肪；黄瓜含有的维生素 B_1，对改善大脑和神经系统功能有利，能安神定志，辅助治疗失眠症。

苦瓜也被称为凉瓜，是葫芦科一年生草本植物。苦瓜是夏季用来清暑去热的蔬菜，它以瓜瓤、瓜肉味苦而得名，与其他食物一起煮、炒，苦味不入其中，故有"君子菜"的美名。

苦瓜中的苦瓜甙和苦味素能增进食欲，健脾开胃；苦瓜中所含的生物碱类物质奎宁，有利尿活血、消炎退热、清心明目的功效；苦瓜中的蛋白质成分及大量维生素 C 能提高机体的免疫功能，使免疫细胞具有杀灭癌细胞的作用；苦瓜汁含有某种蛋白成分，能加强巨噬细胞吞噬功能，临床上对淋巴肉瘤和白血病有效；从苦瓜子中提炼出的胰蛋白酶抑制剂，可以抑制癌细胞所分泌出来的蛋白酶，阻止恶性肿瘤生长；苦瓜的新鲜汁液，含有苦瓜甙和类似胰岛素的物质，具有良好的降血糖作用，是糖尿病患者的理想食品。

西葫芦又名美洲南瓜、茭瓜，是南瓜的变种，它的果实呈圆筒形，果形较小，果面平滑，一般以嫩果供人类食用。

西葫芦具有清热利尿、除烦止渴、润肺止咳、消肿散结的功能，可用于辅助治疗水肿腹胀、烦渴、疮毒以及肾炎、肝硬化腹水等症；西葫芦含有一种干扰素的诱生剂，可刺激机体产生干扰素，提高免疫力，发挥抗病毒和抗肿瘤的作用；西葫芦富含水分，有润泽肌肤的作用。

◇ 野生蔬菜：人类的祖先，生活在洪荒原野，茹毛饮血，采鲜果、摘野菜、进山洞、睡地铺、体格健壮有力，在与野兽的格斗中屡屡获胜。目前看来，人类体内所需的维生素、矿物质以及具有抵抗疾病、保健功能的植物化学物质大多来源于野菜、鲜果。野生蔬菜类与其他蔬果相比，各种营养物质的丰度值都很高，野生蔬菜的品种也很多，我们应该提倡种植野菜，食用野菜。

荠菜：又被称为"鸡心菜"，初春的嫩苗最适合人类食用。所含蛋白质、维生素、胡萝卜素等均高于一般蔬菜。

千宝菜：外形有些类似于芥蓝，味道介于菜心和芥蓝之间，既有芥蓝的甜味，又有小白菜的口感，是北方特有的一种野菜。嫩芽纤维少，营养价值很高。

珍珠菜：别名白花蒿，含有丰富的维生素和矿物质以及多种氨基酸，还含有特殊的芳香物质。味道微苦，性寒，有凉血解毒、明目的功效，还可治疗皮肤热毒之症。

薇菜：多年生草本植物，鲜嫩味美，营养丰富，是一般蔬菜营养价值的4~5倍，含大量微量元素及多种氨基酸、鞣酸等，可增强人体免疫力，是被专家称"食疗同源"的佳品。

婆婆丁：又名蒲公英，除富含丰富的胡萝卜素、维生素C外，还含有糖、蛋白质、钙、铁、核黄素等营养物质，具有很高的药用价值。

荚果：包括扁豆、豇豆、四季豆、刀豆等。这类蔬菜大多蛋白质含量较高，维生素 B_1、烟酸和锌的含量比一般蔬菜多。还含有丰富的胡萝卜素、维生素C、蛋白质和糖。其营养价值介于干豆类和绿叶类之间，既具有蔬菜的品味和优点，又具有鲜豆类的特长。

◇ 根类蔬菜：它们是植物的地下贮藏部位，含碳水化合物（淀粉）较多，维生素和矿物质的含量一般，唯有胡萝卜含有丰富的胡萝卜素。冬天适量地吃些应季根茎蔬菜有益健康，胡萝卜、百合、山芋、藕、生姜、土豆、山药等都是根类蔬菜。人们常说："春吃花、夏吃叶、秋吃果、冬吃根。"每100 g 根茎类蔬菜可提供79~100 kcal 的热量，而一般的蔬菜只能提供10~41 kcal 热量。所以，在寒冷的冬季，吃些根茎类蔬菜能够帮助人体增强御寒能力。

◇ 菇、菌类：菇、菌类含有多量的优质蛋白质，其中的游离氨基酸、核苷酸是鲜味物质。菇、菌类食物含有较多的核酸，有增强体质和防止衰老的功效，铁和锌含量也甚高。菇、菌类所含多糖有降低血糖和胆固醇的效果。

蛋白质：菇、菌类的蛋白质含量大大超过其他普通蔬菜，同时避免了食用动物性食品产生的高脂肪、高胆固醇危险。据测定，菌类所含蛋白质约占干重的30%~45%，是大白菜、白萝卜、番茄等普通蔬菜的3~6倍。菌类不仅蛋白质总量高，而且组成蛋白质的氨基酸种类也十分齐全，约有十七八种。尤其是人类必需的八种氨基酸，几乎

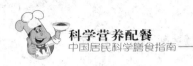
都可以在菌类中找到。丰富的蛋白质提供鲜味，这也是菌类口味鲜美的奥妙所在。

维生素：食用菌的营养价值之所以高，还在于它含有多种维生素，尤其是水溶性的维生素 B 和维生素 C，另外，脂溶性的维生素 D 含量也较高。

微量元素和矿物质：菌类中的铁、锌、铜、硒、铬含量较多，经常食用既可补充微量元素的不足，又克服了盲目滥用某些微量元素强化食品而引起的微量元素流失。

◇ 海藻类：常见的有海带、紫菜、裙带菜、石花菜。海藻中含有大量的褐藻胶、钙、铁、锌、碘，有降血脂、降胆固醇、预防血栓形成的保健作用。在海藻内含有许多陆生蔬菜中不可能有的植物化合物。以海带和紫菜为例，每 100 g 含蛋白质分别是 8.2 g 和 28.1 g、脂肪 0.1 g 和 0.2 g、碳水化合物 56.2 g 和 48.5 g、纤维素 9.8 g 和 4.8 g 以及多种矿物质及维生素，是人体所需矿物质和维生素的良好供给源。

一般每人每天蔬菜供给量 300~500 g，约占总食量 25%。应轮换吃多种蔬菜，忌单一。

（2）果品类中的大部分是鲜果、鲜瓜，其次是经晾制后的干果。

◇ 水果中的鲜果、鲜瓜色泽亮丽，含有较高的糖分和芳香气味，吃起来香甜味美。水果中的葡萄糖、果糖，不必消化分解就可直接被吸收利用。鲜果、鲜瓜能诱发食欲，促进消化，帮助排除胆固醇。鲜果、鲜瓜与蔬菜的营养成分相比，以维生素、矿物质计算，鲜果、鲜瓜低于嫩叶嫩茎、薹花，鲜果与茄果相当，鲜瓜与菜用瓜相当。鲜果、鲜瓜生吃，维生素 C 没有损失，蔬菜大多是熟食，维生素 C 损失严重，因此，鲜果、鲜瓜是蔬菜的最佳补充和替代品，深受人们的青睐。

◇ 干果（如葡萄干、杏干、梅干、蜜枣等）是经晾制而成的干品，维生素 C 和胡萝卜素几乎丧失殆尽，其他营养素高度浓缩，如维生素 B_1、维生素 B_2、矿物质(钙、铁、锌)的含量十分丰富。干果中的糖汁经浓缩后口感蜜甜，常作为零食受到人们喜爱。在配膳中，果品多制作成甜品或冷菜中的配料，虽用量有限，却可以有效地提升膳食中某些营养素含量。在日常膳食中每人每天供给量，果品 180~280 g，约占总食量 15%。

3. 肉蛋类

◇ 肉类泛指畜类、禽类、脏器类、水产动物类。畜肉是优质蛋白质、脂溶性维生素和矿物质的良好来源。动物蛋白质的氨基酸组成更适合人体需要，且赖氨酸含量较高，有利于补充植物性蛋白质中缺乏的赖氨酸。肉类中铁的利用较高，鱼类特别是海产鱼所含不饱和脂肪酸有降低血脂和防止血栓形成的作用，动物肝脏含维生素 A 极为丰富，还含有维生素 B_{12}、叶酸等。但有些脏器如脑、肝、肾等所含胆固醇相当高，对预防心血管系统疾病不利。目前我国相当一部分城市和大多数农村居民平均摄入动物性食物过多，摄入谷类和蔬菜不足，对健康不利。肥肉和荤油为高能量和高脂肪食物，且多为饱和脂肪酸，摄入过多往往会引起肥胖，是引发心脑血管疾病和代谢性疾病的危险因素，提倡少吃这些食物。猪瘦肉、鸡、鱼、兔、牛肉等动物性食物含蛋白质较高，脂肪较低，提倡多吃这些食物。一般每人每天平均供给量：畜禽肉 40~75 g，占总食量的 4%；水产动物 40~75 g，占总食量的 4%。

◇ 蛋类：蛋类不管是哪一种，其结构组成和营养成分含量基本相似，由蛋壳、蛋清、蛋黄组成，蛋壳重量约占全蛋的 11%，蛋中的蛋白质含量为 13%~15%，几乎能被人体完全吸收。它不但含有人体所需要的各种氨基酸，而且其氨基酸组成模式与人体蛋白质的氨基酸组成模式十分相近。因此，蛋类中的蛋白质是人类最理想的优质蛋白质。蛋中的脂肪都集中在蛋黄中，含量约为 11%，这种脂肪呈乳化颗粒状态，有利于人体的消化和吸收，而且卵磷脂、胆固醇和卵黄素占一半以上，对神经系统及身体发育成长有较大好处，是婴幼儿和青少年成长特别需要的物质。蛋黄中含有丰富的维生素（维生素 A、维生素 D、维生素 B_1、维生素 B_2）、矿物质（主要为铁、钙、磷），美中不足的是蛋黄中的胆固醇含量偏高，每 100 g 蛋液中含 585 mg。老年人不可多食。一般每人每天平均供给量：蛋类 40~50 g，占总食量的 3%。

4. 豆奶类

（1）豆类：本书的豆类指大豆及其制品，以及壳果、种子。不包括杂豆、鲜豆。

◇ 大豆类包括黄豆、青豆、黑豆，所含蛋白质的特点是量大质优，可与瘦肉、蛋类媲美。大豆中含有丰富的不饱和脂肪酸、磷脂、豆固醇、大豆低聚糖、大豆异黄酮等营养保健因子，对降低血脂和胆固醇，预防冠心病、骨质疏松、更年期综合征，抑制肿瘤具有重要的营养保健作用。大豆中还含有丰富的维生素 B_1、维生素 B_2、烟酸和钙。

黄大豆的蛋白质含量达 35%~45%，且大豆蛋白质的赖氨酸含量是谷物蛋白质的 2 倍以上，如

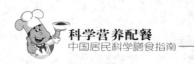

果与缺乏赖氨酸的谷类配合食用，则能够实现蛋白质的互补作用，使混合后的蛋白质生物价值达到肉类蛋白质的水平。这一特点，对于因各种原因不能摄入足够量动物性食品的人群具有重要意义。因此，在以谷类为主食的地区应大力提倡食用豆类。

大豆的脂肪含量为 15%~20%，可用来生产豆油。大豆油中的不饱和脂肪酸含量高达 85%，亚油酸含量达 50% 以上，油酸达 30% 以上，维生素 E 含量也很高，是一种优良的食用油脂。大豆油中的亚麻酸含量因品种不同而有所差异，多在 2%~10%。低亚麻酸、高油酸和亚油酸的品种受到欢迎，因为高亚麻酸的豆油容易发生油脂氧化，不利于加工和储藏。大豆含有较多磷脂，占脂肪含量的 2%~3%。在豆油的精制中，磷脂大部分被分离，成为食品加工中磷脂的主要来源。

大豆含 25%~30% 的碳水化合物，其中 50% 左右是人体所不能消化的棉子糖和水苏糖，此外还有由阿拉伯糖和半乳糖所构成的多糖，它们在大肠中能被微生物发酵产生气体，引起腹胀，但同时也是肠内双歧杆菌的生长促进因子，因而无碍健康。在豆制品的加工过程中，这些糖类溶于水而基本上被除去，因此食用豆制品不会引起严重的腹胀。

大豆中各种 B 族维生素含量都比较高，例如维生素 B_1、维生素 B_2 的含量是面粉的 2 倍以上。黄大豆含有少量胡萝卜素。但是，干大豆中不含维生素 C 和维生素 D。

大豆中含有丰富的矿物质，总含量为 4.5%~5.0%。其中钙的含量高于普通谷类食品，铁、锰、锌、铜、硒等微量元素的含量也较高。此外，豆类是一类高钾、高镁、低钠的碱性食品，有利于维持体液的酸碱平衡。需要注意的是，大豆中的矿物质生物利用率较低，如铁的生物利用率仅有 3% 左右。

除营养物质之外，大豆还含有多种有益健康的物质，如大豆皂苷、大豆黄酮、大豆固醇、大豆低聚糖等。

◇ 大豆制品　利用大豆的再制性强的特点，可以把大豆制成豆浆、豆汁、豆腐、豆腐脑、豆腐干、豆腐粉、腐竹、腐乳等多种制品。它们都具有豆类本身的营养特征，经过加工更便于消化、吸收。豆浆代替奶类供人们早餐饮用，效果很好。

◇ 壳果、种子中含有大量的植物油和矿物质，其中的脂肪多数是人体所必需的不饱和脂肪酸，并含有卵磷脂，是神经系统所需的重要物质，所含蛋白质量多而质优。

（2）奶类：有牛奶、羊奶、牦牛奶及奶制品。牛奶的营养全面而均衡，为人体提供大量的钙、维生素 A、维生素 D，其特点是所含蛋白质为优质蛋白质，适宜构成人体组织，促进生长发育。牛奶中的脂肪熔点低、颗粒小且分散，很容易被人体消化吸收。牛奶中所含乳糖在人体内有调节胃酸、促进肠蠕动和帮助消化腺分泌的作用。有些人饮用牛奶后出现腹胀、腹泻症状，而且来势急猛，这是牛奶中所含乳糖造成的，最好改喝酸奶，肠道中的乳酸菌繁殖能有效地分解乳糖。除此之外，晚餐后饮用牛奶，有安神催眠作用。一般每人每天平均供给量：豆奶类约 270 g，占总食量约 17%。

5. 纯能调味类　包括纯能类、调味类。

（1）纯能类包括油脂、糖、蜜饯、茶、饮料、酒。

◇ 油脂是富含能量的营养物质，食用油脂按来源可分为植物油和动物脂肪。植物油来自植物的种子，经加工而成；动物脂肪主要来自动物的体脂、乳脂等。食用油脂中含有不饱和脂肪酸、饱和脂肪酸和类脂。类脂包括磷脂和固醇，植物油中的不饱和脂肪酸含量多，含有较丰富的维生素 E，还含有一定量的磷脂和植物固醇。而动物脂肪中的饱和脂肪酸含量多，并含有胆固醇。

◇ 糖类有：白砂糖、绵白糖、红糖、冰糖、蜂蜜等。糖极易溶于水，其主要成分是碳水化合物。

（2）调味类是指烹饪中能提供或改善食品原味的一类原料。它们含有特殊成分，与原料中的物质发生理化作用，虽用量不多，却能改变原料的色泽、味道。调味料主要分：咸味调料、甜味调料、酸味调料、鲜味调料、辛香调料等。纯能调味类指食用油和糖，虽用量不大，却是每天膳食中不可或缺的，用量很难准确统计。在一般的膳食中，纯能调味品占总食量的 2.5%，约 40 g。

任何一种或一类食物都不能为人体提供所需的全部营养素，它们各有特点，所以我们要学会从营养学角度认识它们的分类，以便于日后合理的搭配日常膳食。

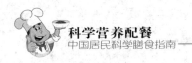
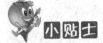

膳食宝塔共分五层，包括我们每天应摄入的主要食物种类。各层位置和面积不同，这在一定程度上反映出各类食物在膳食中的地位和应占的比重。

第一层为谷类、薯类和杂豆，应注意三者合理搭配，每人每天应该食用 250~400 g，其中应包括 50~100 g 的薯类和 50~150 g 的全谷物和杂豆。

第二层为蔬菜和水果，每天应食用新鲜蔬菜 300~500 g 和新鲜水果 200~350 g，且两者各有优势，不能只取其一。

第三层为鱼、禽、肉、蛋等动物性食物，每天应该食用 120~200 g，其中鱼虾类 40~75 g，畜、禽肉 40~75 g，蛋类 40~50 g。动物内脏胆固醇较高，不宜过多食用。

第四层为奶类、大豆类和坚果，每天应食用相当于鲜奶 300 g 的奶类及奶制品，以及相当于干大豆 25~35 g 的大豆及其制品。坚果蛋白质与大豆相似，可食用 5~10 g 坚果替代相应量的大豆。

第五层塔顶为烹调油和食盐，每天烹调油不应超过 25~30 g，食盐不超过 6 g。

膳食宝塔没有建议食糖的摄入量，因为我国居民目前每天平均食糖摄入量还不高，对健康的影响还不明显。膳食宝塔图增加了饮水和身体活动两项，强调足够饮水和加强体育锻炼的重要性。在温和气候条件下的轻体力成年劳动者每天至少饮水 1500~1700 mL（约6~8 杯）。建议成年人每天进行累计相当于步行 6000 步以上的体育锻炼，如果身体条件允许，最好进行 30 min 中等强度运动。

小贴士

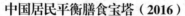

中国居民平衡膳食宝塔（2016）

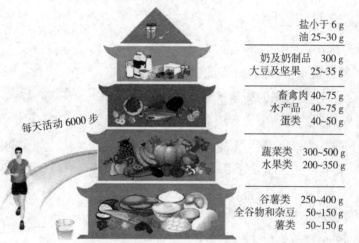

盐小于 6 g
油 25~30 g

奶及奶制品　300 g
大豆及坚果　25~35 g

畜禽肉 40~75 g
水产品　40~75 g
蛋类　40~50 g

蔬菜类　300~500 g
水果类　200~350 g

谷薯类　250~400 g
全谷物和杂豆　50~150 g
薯类　50~150 g

每天活动 6000 步

饮用水　1500~1700 g（旧版 1200 mL）

第三章　食物丰度

一、食物丰度与应用

食物的营养素丰满程度简称食物丰度，他是以就餐者每天所需能量 2400 kcal 及对应的营养素推荐量为基础，建立起来的衡量机制，可以用来衡量食物营养成分、膳食中营养成分以及人体所需营养成分的丰满程度。丰度基因，这是衡量食物丰度的基本特征，丰度基因组成了食物丰度。

1. 食物丰度公式

$$T = \frac{蛋白质 \times 4 \times 100}{90} + \frac{脂肪 \times 9 \times 100}{66.7}$$

$$+ \frac{碳水化合物 \times 4 \times 100}{360} + \frac{维生素 A \times 100}{800}$$

$$+ \frac{维生素 B_1 \times 100}{1.4} + \frac{维生素 B_2 \times 100}{1.4}$$

$$+ \frac{维生素 C \times 100}{100} + \frac{钙 \times 100}{800} + \frac{铁 \times 100}{15} + \frac{锌 \times 100}{12}$$

$$= \frac{12N \times 4 \times 100}{90} + \frac{U \times 9 \times 100}{66.7} + \frac{C \times 4 \times 100}{360}$$

$$+ \frac{VA \times 100}{800} + \frac{VB_1 \times 100}{1.4} + \frac{VB_2 \times 100}{1.4} + \frac{VC \times 100}{100}$$

$$+ \frac{Ca \times 100}{800} + \frac{Fe \times 100}{15} + \frac{Fe \times 100}{12}$$

式中　T——食物丰度；

N——蛋白质（g）；

U——脂肪（g）；

C——碳水化合物；

VA——维生素 A（μg RE）；

VB_1——维生素 B_1（mg）；

VB_2——维生素 B_2（mg）；

VC——维生素 C（mg）；

Ca——钙（mg）；

Fe——铁（mg）；

Zn——锌（mg）。

2. 食物丰度应用

（1）食物丰度表中各类食物按食物丰度值由

高到低进行排序。

每一类食物中的十项丰度基因各有特点。在膳食配餐与营养计算时，如果某项营养素偏低或偏高，应用食物丰度表可以迅速查找到相应的食物进行调整。

（2）食物丰度基因的研发反映在食物丰度基因值上。例如动物性食物，可着重提高肉的品质；维生素 B_1、维生素 B_2 及矿物质植物性食物的研发，可着重提高维生素 A、维生素 C。野生蔬菜的食物丰度值明显高于人工种植的蔬菜。

如果人工种植野生蔬菜，既可大幅度提高食物丰度，也能做到鲜嫩味美、营养丰富，以满足人们膳食的日常需求。

二、什么时候查阅食物丰度表

食物丰度表在日常生活中用处非常多，举例说明如下：

（1）食补。当人们做完体检自己得知体内缺乏某一种或几种营养素时，除了药物治疗外，人们还可以应用食物进行补充。

◇维生素 A

是保持身体内部和外部皮肤健康所必需的营养物质，可以预防感染，是一种抗氧化剂；可以增强免疫，预防多种形式的癌症；且是夜视必需的营养物质。

缺乏的症状：口腔溃疡、夜视能力差、痤疮、易感冒、易感染、皮肤干燥、头屑、口疮、膀胱炎、腹泻等。

通过查阅食物丰度表，选择食用维生素 A 含量高的食物：胡萝卜、豆瓣菜、卷心菜、西葫芦、甘薯、南瓜、芒果、番茄、椰菜、杏、番木瓜、橘子以及芦笋等。

注意：加热、光照、烟酒、咖啡等都会妨碍维生素 A 的吸收。

◇维生素 B_1

是制造能量、参与大脑活动及消化过程所必需的营养物质。能够帮助身体利用蛋白质。

缺乏的症状：肌肉松弛、眼睛疼痛、易怒、注意力不集中、腿部刺痛、记忆力欠佳、胃部疼痛、便秘、手部刺痛、心跳过速等。

通过查阅食物丰度表，选择食用维生素 B_1 含量高的食物：豆瓣菜、西葫芦、小胡瓜、芦笋、蘑菇、豌豆、生菜、辣椒、花椰菜、卷心菜、番茄、球芽甘蓝、蚕豆等。

注意：抗生素、茶、咖啡、避孕药、酒精、碱性制剂如发酵粉、防腐剂及食物精制、加工的过程

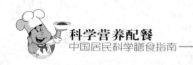

均妨碍维生素 B_1 的吸收。除此之外，过大的精神压力也不益于维生素 B_1 的吸收。

◇ 维生素 B_2

是修复和维护身体内部及外部皮肤健康必需的营养物质。有助于将脂肪、糖类以及蛋白质转化为能量；有助于调节体内的酸碱度。对头发、指甲和眼睛的健康也很重要。

缺乏的症状：眼部灼痛或砂眼、强光过敏、白内障、舌部疼痛、头发干枯或出油、湿疹、皮炎、指甲断裂、唇部干裂等。

通过查阅食物丰度表，选择食用维生素 B_2 含量高的食物：蘑菇、豆瓣菜、卷心菜、芦笋、椰菜、南瓜、豆芽、结鱼、牛奶、竹笋、番茄以及麦胚等。

注意：酒精、避孕药、茶、咖啡、碱性制剂如发酵粉、二氧化硫（防腐剂）、烹制过程以及食物精制、加工的过程均妨碍维生素 B_2 的吸收。

◇ 维生素 C

是一种氧化剂。可增强免疫力，预防感染；可用来制造胶原质并保持骨骼、皮肤及关节的牢固与强健；可化解污染物中的毒素；可预防癌症和心脏病；可有助于抗压力荷尔蒙的分泌；可有助于将食物转化为能量。

缺乏的症状：易感冒、易感染、精力缺乏、出血、牙龈过敏、瘀血、流鼻血、伤口愈合缓慢、皮肤出现红色丘疹等。

通过查阅食物丰度表，选择食用维生素 C 含量高的食物：辣椒、豆瓣菜、卷心菜、椰菜、花椰菜、草莓、柠檬、猕猴桃、豌豆、瓜类、橙子、葡萄柚、酸橙以及番茄等。

注意：吸烟、酒精、污染、煎炸食物及过大精神压力均妨碍维生素 C 的吸收。

◇ 维生素 D

可以保存钙质，有助于保持强壮且健康的骨骼。

缺乏的症状：关节疼痛或僵硬、背部疼痛、龋齿、肌肉痉挛、头发脱落等。

通过查阅食物丰度表，选择食物维生素 D 含量高的食物：鲜鱼、牡蛎、干酪或蛋类（人体的维生素 D 需要自身营养转换而成，日光浴可获得维生素 D）。

注意：缺乏日照及多食煎炸食物均妨碍维生素 D 的吸收。

◇ 钙

可以促进心脏的健康；促进神经健康；促进皮肤、骨骼以及牙齿的健康；减轻肌肉和骨骼的疼痛；维持体内正常的酸碱度；减少痛经以及月经颤搐的频次，且具有止血、收缩肌肉的作用。

缺乏的症状：肌肉痉挛或颤搐、失眠或神经过敏、关节疼痛或关节炎、蛀牙、高血压等。

通过查阅食物丰度表，选择食用钙含量高的食物：干酪、杏仁、啤酒酵母、欧芹、玉米饼、菜蓟、梅脯、南瓜籽、煮熟晾干的蚕豆、卷心菜及冬小麦等。

注意：酒精、咖啡因、茶妨碍维生素 D 吸收；内分泌失调、缺乏锻炼、缺乏盐酸、摄入过量的脂肪和磷也会妨碍吸收。过大的精神压力会导致大量的钙被排出体外。

◇铁

作为血红蛋白的构成成分，铁可以携带氧气进入细胞，同时将二氧化碳携带出细胞。铁还是酶的构成成分，是体内能量制造必不可少的营养物。

缺乏的症状：贫血，如面色苍白、舌部疼痛、疲劳、无精打采、食欲不振、恶心、对寒冷敏感等。

通过查阅食物丰度表，选择食用铁含量高的食物：南瓜籽、杏仁、梅脯、腰果、葡萄干、坚果、胡桃、枣、煮熟晾干的蚕豆、芝麻、西瓜子、芹菜、苋菜、菠菜、韭菜、莴笋、小米、红果、

樱桃及山核桃等。

注意：棘酸（茶）、肌醇六磷酸盐（麦谷）、磷酸盐（苏打软饮料以及食品添加剂）、抗酸剂以及大量摄入锌元素均会妨碍铁的吸收。

◇锌

锌是体内 200 多种酶的构成成分，也是脱氧核糖核酸及核糖核酸的构成成分，是生长必需的营养物质，并且是维持持久能量必不可少的营养物质。可促进神经系统以及大脑的健康，特别是正处于发育阶段的胚胎；有助于骨骼和牙齿的形成、头发的生长；可促进伤口愈合；可控制荷尔蒙传递各个器官，如睾丸以及卵巢发出的信息。

缺乏的症状：味觉或嗅觉欠佳、两个以上手指指甲上有白色斑点、易感染、延展的斑痕、痤疮、皮肤油脂分泌过多、生育能力较低、面色苍白、抑郁倾向、食欲不振等。

通过查阅食物丰度表，选择食用锌含量高的食物：牡蛎、姜、山核桃、干裂的豌豆、青豆、小虾、甘蓝、坚果、蛋黄、全麦谷物、黑麦、燕麦、花生、杏仁、大白菜、白萝卜、紫萝卜、茄子等。

注意：肌醇六磷酸盐（小麦）、草酸盐（大黄以及菠菜）、钙摄入量过高；铜、蛋白质摄入量不足；糖类摄入量过高；过大的精神压力；酒精等都

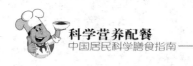
会妨碍锌的吸收。

（2）选购食物。当您购买食物却不知该挑选哪些的时候，食物丰度表可以帮您做出选择。在菜品种类确定的情况下，以蔬菜为例，通过查阅食物丰度表，得知蔬菜类是维生素和矿物质的主要来源，我们便可以根据需要选择相应的蔬菜品种。

以蔬菜中芦笋（70）、油菜（87）和西兰花（244）为例，从表1-4-6可以看出西兰花中的营养成分，不仅含量高，而且十分全面。每100 g新鲜西兰花的花球中，含蛋白质3.5~4.5 g，是菜花的3倍、番茄的4倍。西兰花中矿物质成分比其他蔬菜更全面，比同属于十字花科的白菜花高出很多。而芦笋有鲜美的味道，膳食纤维柔软可口，能增进食欲，帮助消化。在西方，芦笋被誉为"十大名菜之一"，是一种高档而名贵的蔬菜，芦笋营养成分及含量并不如人意，各种营养成分指标不及油菜，但因其有抗癌的功效，所以受到追捧。

在食物丰度表中，同一类别的食物依据丰度值的高低进行排列，目的是便于查找各项营养素的量值，选用所需食物。以下摘出食物丰度表三种食物的数值。在粮谷类丰度表中，比较青稞、大米、小麦的数值，我们可以看出青稞是丰度最高的食物（366），其次是小麦（123），最后是大米（71），这样就排出了主食所含营养价值高低的顺序，也印证了那句话"面比米养人"。既然青稞这么有营养，为什么大家不选择青稞作为主食呢？因为中国的饮食习惯受到历史和地域等因素的影响，在古代，人们只考虑种植方面的因素，比如南方多水，适合水稻生长，人们主要种植水稻，所以便习惯把水稻作为主食食用。这种习惯一直延续至今，便形成了南方人爱吃米，北方人爱吃面食的传统。除此之外，还有口感、味道等多种因素影响人们的饮食习惯。

青稞、小麦、大米的差别主要在矿物质元素的含量。从青稞的数据看，青稞中铁的含量非常高，而我们知道，铁是人体所需的重要元素，和血红蛋白的携氧能力密切相关，青稞作为一种高原作物，其丰富的铁含量，非常适宜在高原缺氧环境下生活的人群食用。所以大自然是公平的，创造了一种恶劣环境，又会以另外一种方式回馈人类，青稞就是大自然馈赠高原人的礼物。

从食物丰度表中还可找出某种维生素或微量元素含量较高的食物，对于营养缺乏病患者有很强的指导意义。由于"脚气病"与维生素B_1缺乏有关，因此脚气病患者除进行正常的治疗外，饮食上可以选择维生素B_1含量高的食物，如蔬菜中的大麦（0.43）、花豌豆（0.68）；种子类中的葵花子仁（1.89）、花生仁（0.72）。另外，干酵母（6.56）可以说是维生素 B_1 之王。

（3）丰富配餐。食物丰度表可以帮助您选择合理的食物搭配，使日常膳食品种丰富多变化。食物丰度表中的每一项食物均具有 100 g 可食部，这 100 g 是可以食用部分的重量。例如香蕉，去皮后才能食用，这 100 g 是指去皮后的部分。不同类别的食物，其丰度值往往相差较大，相对应的营养素值也相差较大。除考虑营养素值外，食物的食用量也是重要的因素，需要综合考虑才能使我们的日常饮食营养均衡。

（4）变换食物。适当调换食物，常换常新，使我们的食谱丰富多样，同时能达到膳食中的营养素供给量与营养素推荐量平衡的目的，可以通过比较营养素的丰度值来选择食物。

（5）调控营养水平。每人每天摄入膳食的丰度统计关系到营养不足、营养平衡、营养过剩。例如，就餐者每天需要能量 2400 kcal，对应的食物丰度标准值是 1000，其中每项半天值是 100，实际供给值尽量别偏离过多，而且 10 项应均衡。

（6）用于拟定食谱与营养计算，见第四章丰度表应用举例。

第四章　食物丰度表

表 1-4-1　常用食物丰度表总编目表

大类	分类	小类表						
粮薯类	粮谷类	粮谷 表 1-4-2	小吃、糕点、 方便食品 表 1-4-3					
	杂豆类 表 1-4-4							
	薯芋类	薯芋、淀粉 表 1-4-5						
蔬果类	蔬菜类	叶、茎、薹花 表 1-4-6	水生、根菜 表 1-4-7	葱、姜、蒜 表 1-4-8	野生蔬菜 表 1-4-9	鲜豆 表 1-4-10	瓜茄 表 1-4-11	菇、菌、藻 表 1-4-12
	果品类	仁果、核果 表 1-4-13	浆果、柑橘 表 1-4-14	热带果、鲜瓜 表 1-4-15				
肉蛋类	肉类	畜肉 表 1-4-16	禽肉 表 1-4-17	脏器 表 1-4-18				
	水产类	鱼 表 1-4-19	虾、蟹 表 1-4-20	贝类、软体 表 1-4-21				
	蛋类	蛋类 表 1-4-22						
豆奶类	大豆类	大豆类及其制品 表 1-4-23						
	壳果、种子 表 1-4-24							
	奶类	奶、婴幼儿 食品 表 1-4-25						
纯能调味类	纯能类	油脂 表 1-4-26	糖、蜜饯 表 1-4-27	茶、饮料 表 1-4-28	酒 表 1-4-29			
	调味及其他	调味品及其他 表 1-4-30	干菜、咸菜 表 1-4-31	药食及其他 表 1-4-32				

表 1-4-2 粮谷类丰度表

食物名称	食部（%）	能量（kcal）	蛋白质（g）	脂肪（g）	碳水化合物（g）	维生素 A（μgRE）	维生素 B₁（mg）	维生素 B₂（mg）	维生素 C（mg）	钙（mg）	铁（mg）	锌（mg）	丰度 T	供能比（%） N/Q	U/Q	C/Q	胆固醇（mg）
							粮谷										
青稞	100	339	8.1	1.5	73.2	—	0.34	0.11	—	113	40.7	2.38	366	10	4	86	—
大麦	100	307	10.2	1.4	63.4	—	0.43	0.14	—	66	6.4	4.36	153	13	4	83	—
荞麦	100	324	9.3	2.3	66.5	—	0.28	0.16	—	47	6.2	3.62	137	12	6	82	—
大黄米	100	349	13.6	2.7	67.6	—	0.3	0.09	—	30	5.7	3.05	129	16	7	77	—
小麦	100	317	11.9	1.3	64.4	—	0.4	0.1	—	34	5.1	2.33	123	15	4	81	—
小米	100	358	9	3.1	73.5	17	0.33	0.1	—	41	5.1	1.87	120	10	8	82	—
高粱米	100	351	10.4	3.1	70.4	—	0.29	0.1	—	22	6.3	1.64	120	12	8	80	—
紫红糯米	100	343	8.3	1.7	73.7	—	0.31	0.12	—	13	3.9	2.16	106	10	4	86	—
黑米（紫米）	100	333	9.4	2.5	68.3	—	0.33	0.13	—	12	1.6	3.8	105	11	7	82	—
薏米	100	357	12.8	3.3	69.1	—	0.22	0.15	—	42	3.6	1.68	105	14	8	78	—
玉米（黄，干）	100	335	8.7	3.8	66.6	17	0.21	0.13	—	14	2.4	1.7	90	10	10	80	—
大米（稻米）	100	346	7.4	0.8	77.2	—	0.11	0.05	—	13	2.3	1.7	71	9	2	89	—

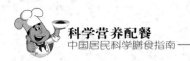
续表

食物名称	食部（%）	能量（kcal）	蛋白质（g）	脂肪（g）	碳水化合物（g）	维生素A（μgRE）	维生素B₁（mg）	维生素B₂（mg）	维生素C（mg）	钙（mg）	铁（mg）	锌（mg）	丰度 T	供能比（%） N/Q	供能比（%） U/Q	供能比（%） C/Q	胆固醇（mg）
粳米（标一）	100	343	7.7	0.6	76.8	—	0.16	0.08	—	11	1.1	1.45	67	9	2	89	—
糯米	100	348	7.3	1	77.5		0.11	0.04		26	1.4	1.54	65	8	3	89	
黄米	100	342	9.7	1.5	72.5		0.09	0.13				2.07	63	11	4	85	
籼米（标准）	100	347	7.9	0.6	77.5		0.09	0.04		12	1.6	1.47	63	9	2	89	
鲜玉米	46	106	4	1.2	19.9		0.16	0.11	16		1.1	0.9	61	15	10	75	
晚籼（特）	100	342	8.1	0.3	76.7		0.09	0.1		6	0.7	1.5	60	9	1	90	
粳米（特）	100	334	7.3	0.4	75.3		0.08	0.04		24	0.9	1.07	55	9	1	90	
香米	100	335	8.4	0.7	73.7		0.03	0.02		3	0.2	1.85	49	10	2	88	
粮谷制品																	
糌粑	100	257	4.1	13.1	3.07		0.05	0.15		71	13.9	9.55	217	6	46	48	
麸皮	100	220	15.8	4	30.1	20	0.3	0.3	—	206	9.9	5.98	211	29	16	55	
莜麦面	100	385	12.2	7.2	67.8	3	0.39	0.04	—	27	13.6	2.21	184	13	17	70	
干面条	100	355	11	0.1	77.5	—	0.28	0.05	—	8	9.6	1.5	133	13	0	87	
荞麦面	100	329	11.3	2.8	64.7	3	0.26	0.1	—	71	7	1.94	130	14	8	78	
全麦粉（小麦）	100	317	11.9	1.3	64.4		0.4	0.1		34	5.1	2.33	123	15	4	81	
油面筋	100	490	26.9	25.1	39.1		0.03	0.05		29	2.5	2.29	119	22	46	32	
苦荞麦粉	100	304	9.7	2.7	60.2	—	0.32	0.21	—	39	4.4	2.02	118	13	8	79	—

续表

食物名称	食部	能量	蛋白质	脂肪	碳水化合物	维生素A	维生素B₁	维生素B₂	维生素C	钙	铁	锌	丰度	供能比（%）			胆固醇
	（%）	（kcal）	（g）	（g）	（g）	（μgRE）	（mg）	（mg）	（mg）	（mg）	（mg）	（mg）	T	N/Q	U/Q	C/Q	（mg）
小米面	100	356	7.2	2.1	77	—	0.13	0.08	—	40	6.1	1.18	101	8	5	87	—
标准粉（小麦）	100	344	11.2	1.5	71.5	—	0.28	0.08	—	31	3.5	1.46	97	13	4	83	—
油饼	100	399	7.9	22.9	40.4	—	0.11	0.05	—	46	2.3	0.97	93	8	52	40	—
玉米面（黄）	100	341	8.1	3.3	69.6	7	0.26	0.09	—	22	3.2	1.42	93	9	9	82	—
水面筋	100	141	23.5	0.1	11.4	—	0.1	0.07	—	76	4.2	1.76	90	67	1	32	—
面条（切面）	100	284	8.3	0.7	61.1	—	0.22	0.07	—	11	3.6	1.43	83	12	2	86	—
挂面（标准粉）	100	344	10.1	0.7	74.4	—	0.19	0.04	—	14	3.5	1.22	83	12	2	86	—
玉米糁（黄）	100	347	7.9	3	72	—	0.21	0.04	—	49	2.4	1.16	81	9	8	82	—
挂面（富强粉）	100	347	9.6	0.6	75.7	—	0.2	0.04	—	21	3.2	0.74	79	11	2	87	—
富强粉	100	350	10.3	1.1	74.6	—	0.17	0.06	—	27	2.7	0.97	78	12	3	85	—
通心面	100	350	11.9	0.1	75.4	—	0.12	0.03	—	14	2.6	1.55	75	14	0	86	—
油条	100	386	6.9	17.6	50.1	—	0.01	0.07	—	6	1	0.75	66	7	41	52	—
河粉	100	356	7.7	1.5	78	—	0.02	0.02	—	51	1	1.57	59	9	4	87	—
米粉	100	346	8	0.1	78.2	—	0.03	—	—	—	1.4	2.27	58	9	0	91	—
窝窝头	100	186	7.2	3.2	32.1	—	0.15	0.07	—	33	2.1	0	55	16	15	69	—
烙饼（标准粉）	100	255	7.5	2.3	51	—	0.02	0.04	—	20	2.4	0.94	55	12	8	80	—
馒头（标准粉）	100	233	7.8	1	48.3	—	0.05	0.07	—	18	1.9	1.01	54	13	4	83	—

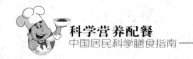

续表

食物名称	食部	能量	蛋白质	脂肪	碳水化合物	维生素A	维生素B₁	维生素B₂	维生素C	钙	铁	锌	丰度	供能比（%）			胆固醇
	（%）	（kcal）	（g）	（g）	（g）	（μgRE）	（mg）	（mg）	（mg）	（mg）	（mg）	（mg）	T	N/Q	U/Q	C/Q	（mg）
烧饼（加糖）	100	302	8	2.1	62.7	—	Tr	0.01	—	51	1.6	0.36	49	11	6	83	—
馒头（富强粉）	100	208	6.2	1.2	43.2	—	0.02	0.02	—	58	1.7	0.4	45	12	5	83	—
米饭（蒸）	100	117	2.6	0.3	26	—	0.02	0.03	—	7	1.3	0.92	30	9	2	89	—
花卷	100	211	6.4	1	44.1	—	Tr	0.02	—	19	0.4	0	27	12	4	84	—
小米粥	100	46	1.4	0.7	8.4	—	0.02	0.07	—	10	1	0.41	22	12	14	74	—
醪糟	100	100	2.6	0.2	21.9	—	0.02	0.02	—	1	0.1	0.39	16	10	2	88	—
粳米粥	100	46	1.1	0.3	9.8	—	…	0.03	—	7	0.1	0.2	9	9	6	85	—

表 1-4-3　小吃、糕点、方便食品丰度表

食物名称	食部	能量	蛋白质	脂肪	碳水化合物	维生素A	维生素B₁	维生素B₂	维生素C	钙	铁	锌	丰度	供能比（%）			胆固醇
	（%）	（kcal）	（g）	（g）	（g）	（μgRE）	（mg）	（mg）	（mg）	（mg）	（mg）	（mg）	T	N/Q	U/Q	C/Q	（mg）
小　吃																	
油炸豆瓣	100	405	25.1	9.8	54	—	0.11	0.2	—	63	1.9	4.01	127	25	22	53	—
香油炒面	100	407	12.4	4.8	78.6	17	0.25	0.09	—	16	2.9	1.38	100	12	11	77	—

续表

食物名称	食部（%）	能量（kcal）	蛋白质（g）	脂肪（g）	碳水化合物（g）	维生素A（μgRE）	维生素B₁（mg）	维生素B₂（mg）	维生素C（mg）	钙（mg）	铁（mg）	锌（mg）	丰度 T	供能比（%）			胆固醇（mg）
														N/Q	U/Q	C/Q	
煎饼	100	336	7.6	0.7	74.7	—	0.1	0.04	—	9	7	1.62	99	9	2	89	—
驴打滚	100	187	8.2	0.2	38	—	0.05	0.07	—	34	8.6	1.05	97	18	1	81	—
豌豆黄	100	133	7.5	0.6	24.5	5	0.04	0.04	—	141	5.1	2.71	93	23	4	73	—
春卷	100	463	6.1	33.7	33.8	…	0.01	0.01	—	10	1.9	0.83	88	5	66	29	—
蜜麻花	97	367	4.8	11	62.3	…	0.01	0.01	—	99	4.5	0.6	87	5	27	68	—
汤包	100	238	8.1	11.6	25.2	—	0.07	0.07	—	18	3.5	0.38	71	14	44	42	—
炒肝	100	96	2.8	8	3.3	150	0.01	0.02	—	22	2.9	0.56	63	11	75	14	—
炸糕	100	280	6.1	12.3	36.1	—	0.03	0.02	—	24	2.4	0.76	63	9	39	52	—
三鲜豆皮	100	240	6	10.2	31	74	0.05	0.08	—	4	1.3	0.58	62	10	38	52	—
灌肠	100	134	0.2	0.3	32.5	—	0.01	0.13	—	11	5.8	0.16	61	1	2	97	—
豆腐脑(带卤)	100	47	2.6	1.8	5.2	—	0.01	0.01	—	301	1.7	0.45	60	22	34	44	—
栗羊羹	100	301	3.7	0.6	70.1	—	0.06	0.12	—	80	0.9	0.88	60	5	2	93	—
热干面	100	152	4.2	2.4	28.5	Tr	—	—	—	67	2.8	…	43	11	14	75	—
过桥米线	100	97	4	3.8	11.8	12	0.12	—	3	13	0.2	0.31	31	16	35	49	—
油茶	100	94	2.4	0.9	19.1	…	0.01	0.06	—	22	1.1	0.42	27	10	9	81	—
凉粉	100	37	0.2	0.3	8.3	—	0.02	0.01	—	9	1.3	0.24	17	2	7	91	—
粉皮	100	64	0.2	0.3	15	—	0.03	0.01	—	5	0.5	0.27	14	1	4	95	—
淀粉（带调料）	100	51	0.3	0.5	11.2	—	…	…	—	9	0.8	0.21	12	2	9	89	—

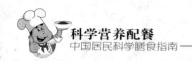

续表

食物名称	食部	能量	蛋白质	脂肪	碳水化合物	维生素 A	维生素 B₁	维生素 B₂	维生素 C	钙	铁	锌	丰度	供能比（%）			胆固醇
	（%）	（kcal）	（g）	（g）	（g）	（µgRE）	（mg）	（mg）	（mg）	（mg）	（mg）	（mg）	T	N/Q	U/Q	C/Q	（mg）
糕　点																	
绿豆糕	100	349	12.8	1	72.2	47	0.23	0.02	—	24	7.3	1.04	118	15	2	83	—
奶油蛋糕	100	378	7.2	13.9	55.9	175	0.13	0.11	—	38	2.3	1.88	117	8	33	59	—
核桃薄脆	100	480	9.8	24.6	54.9	10	0.12	0.03	—	54	4.4	0.84	117	8	46	46	—
麻花	100	524	8.3	31.5	51.9	…	0.05	0.01	—	26	0	3.06	100	6	54	40	—
硬皮糕点	100	463	8.4	20.1	62.2	40	0.23	0.05	—	42	1.1	0.69	99	7	39	54	—
米花糖	100	384	3.1	3.3	85.5	—	0.05	0.09	—	144	5.4	0	96	3	8	89	—
桃酥	100	481	7.1	21.8	64	—	0.02	0.05	—	48	3.1	0.69	95	6	41	53	—
月饼（枣泥）	100	424	7.1	15.7	63.5	8	0.11	0.05	—	66	2.8	0.81	94	7	33	60	—
月饼（豆沙）	100	405	8.2	13.6	62.5	7	0.05	0.05	—	64	3.1	0.64	88	8	30	62	—
蛋糕	100	347	8.6	5.1	66.7	86	0.09	0.09	—	39	2.5	1.01	88	10	13	77	—
江米条	100	439	5.7	11.7	77.7	…	0.18	0.03	—	33	2.5	0.84	87	5	24	71	—
月饼（五仁）	100	416	8	16	60.1	7	—	0.08	—	54	2.8	0.61	86	8	34	58	—
麻烘糕	100	397	3.8	3.8	86.9	—	0.01	—	—	59	6	0	82	4	9	87	—

食物名称	食部 (%)	能量 (kcal)	蛋白质 (g)	脂肪 (g)	碳水化合物 (g)	维生素A (µgRE)	维生素B₁ (mg)	维生素B₂ (mg)	维生素C (mg)	钙 (mg)	铁 (mg)	锌 (mg)	丰度 T	供能比（%）			胆固醇 (mg)
														N/Q	U/Q	C/Q	
方便食品																	
燕麦片	100	367	15	6.7	61.6	—	0.3	0.13	—	186	7	2.59	162	16	17	67	—
香酥兰花豆	100	416	12.8	13.6	60.5	—	0.26	0.17	—	59	2.3	2.43	122	12	30	58	—
钙奶饼干	100	444	8.4	13.2	73	—	0.06	0.03	3	115	3.5	3.3	120	7	27	66	—
维夫饼干	100	528	5.4	35.2	47.5	—	0.15	0.22	—	—	2.4	0.54	118	4	60	36	—
VC饼干	100	572	10.8	39.7	42.9	—	0.08	0.04	5	…	1.9	0.73	114	8	62	30	—
方便面	100	472	9.5	21.1	60.9	—	0.12	0.06	—	25	4.1	1.06	110	8	40	52	—
饼干（强化锌）	100	444	11	13.3	70.1	13	0.08	0.04	—	144	2.2	1.52	105	10	27	63	—
曲奇饼	100	546	6.5	31.6	58.9	…	0.06	0.06	—	45	1.9	0.31	100	4	52	43	—
饼干（x）	100	433	9	12.7	70.6	37	0.08	0.04	3	73	1.9	0.91	93	8	27	65	—
果料面包	100	278	8.5	2.1	56.2	—	0.07	0.07	—	124	2	0.58	71	12	7	81	—
咸面包	100	274	9.2	3.9	50.5	—	0.02	0.01	—	89	2.8	0.81	67	13	13	74	—
面包（x）	100	312	8.3	5.1	58.1	—	0.03	0.06	—	49	2	0.75	64	11	15	74	—
黄油面包	100	329	7.9	8.7	54.7	—	0.03	0.02	—	35	1.5	0.5	58	10	24	66	—
苏打饼干	100	408	8.4	7.7	76.2	…	0.03	0.01	—	…	1.6	0.35	58	8	17	75	—
麦胚面包	100	246	8.5	1	50.8	—	0.03	0.01	—	75	1.5	0.49	50	14	4	82	—

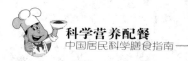

表 1-4-4 杂豆类丰度表

食物名称	食部（%）	能量（kcal）	蛋白质（g）	脂肪（g）	碳水化合物（g）	维生素A（μgRE）	维生素B₁（mg）	维生素B₂（mg）	维生素C（mg）	钙（mg）	铁（mg）	锌（mg）	丰度 T	供能比（%）			胆固醇（mg）
														N/Q	U/Q	C/Q	
扁豆	100	326	25.3	0.4	55.4	5	0.26	0.45	—	137	19.2	1.9	253	31	1	68	—
木豆	100	340	19.8	4.5	55.1	—	0.66	—	0	231	12.5	0	202	23	12	65	—
绿豆面	100	330	20.8	0.7	60	15	0.45	0.12	—	134	8.1	2.68	172	25	2	73	—
荆豆	100	396	43.6	14.3	23.3	42	—	0.25	0	207	7.3	0	171	44	32	24	—
花豌豆	100	322	21.6	1	56.7	40	0.68	0.22	—	106	4.4	2.47	170	27	3	70	—
豌豆	100	313	20.3	1.1	55.4	42	0.49	0.14	—	97	4.9	2.35	150	26	3	71	—
紫花豆	97	315	17.2	1.4	58.4	47	0.14	—	—	221	5.9	3.4	144	22	4	74	—
蚕豆	100	335	21.6	1	59.8	—	0.09	0.13	—	31	8.2	3.42	142	26	3	71	—
眉豆（饭豇豆）	100	320	18.6	1.1	59	—	0.15	0.18	—	60	5.5	4.7	139	23	3	74	—
绿豆	100	316	21.6	0.8	55.6	22	0.25	0.11	—	81	6.5	2.18	137	27	2	71	—
红芸豆	100	314	21.4	1.3	54.2	30	0.18	0.09	—	176	5.4	2.07	135	27	4	69	—
红小豆	100	309	20.2	0.6	55.7	13	0.16	0.11	—	74	7.4	2.2	133	26	2	72	—

续表

食物名称	食部	能量	蛋白质	脂肪	碳水化合物	维生素A	维生素B₁	维生素B₂	维生素C	钙	铁	锌	丰度	供能比（%）			胆固醇
														N/Q	U/Q	C/Q	
	（%）	（kcal）	（g）	（g）	（g）	（μgRE）	（mg）	（mg）	（mg）	（mg）	（mg）	（mg）	T				（mg）
紫豇豆	100	315	18.9	0.4	58.9	3	0.22	0.09	—	67	7.9	1.61	132	24	1	75	—
花豇豆	93	322	19.3	1.2	58.5	10	0.16	0.08	—	40	7.1	3.04	131	24	3	73	—
蚕豆（带皮）	100	304	24.6	1.1	49	8	0.13	0.23	—	49	2.9	4.76	127	32	3	65	—
虎皮芸豆	100	334	22.5	0.9	59	—	0.37	0.28	—	156	1.7	1.2	127	27	2	71	—
蚕豆（去皮）	100	342	25.4	1.6	56.4	50	0.2	0.2	—	54	2.5	3.32	127	30	4	66	—
白扁豆	100	257	19	1.3	42.2	—	0.33	0.11	—	68	4	1.93	114	30	4	66	—
红花豆	100	317	19.1	1.3	57.2	72	0.25	—	—	38	0.3	1.27	81	24	4	72	—
白芸豆	100	296	23.4	1.4	47.4		0.18	0.26	—	—	—	—	71	32	4	64	—
杂豆制品																	
烤蚕豆	100	372	27	2	61.6	18	0.22	0.12	—	229	5.3	3.04	161	29	5	66	—
炸蚕豆（开花豆）	100	446	26.7	20	39.9	—	0.16	0.12	—	207	3.6	2.83	159	24	40	36	—
豆沙	100	243	5.5	1.9	51	—	0.03	0.05	—	42	8	0.32	90	9	7	84	—
红豆馅	100	240	4.8	3.6	47.2		0.04	0.05	—	2	1	0.89	43	8	13	79	—
绿豆饼（饼折）	100	122	15.2	1.2	12.7		0.07	0.02	—	18	1	0.42	40	50	9	41	—
小豆粥	100	61	1.2	0.4	13.1		—	—	—	13	0.6	0.33	14	8	6	86	—

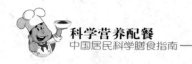
表 1-4-5　薯芋、淀粉丰度表

食物名称	食部（%）	能量（kcal）	蛋白质（g）	脂肪（g）	碳水化合物（g）	维生素A（μgRE）	维生素B₁（mg）	维生素B₂（mg）	维生素C（mg）	钙（mg）	铁（mg）	锌（mg）	丰度T	供能比（%）N/Q	供能比（%）U/Q	供能比（%）C/Q	胆固醇（mg）
薯芋类																	
干薯片（白薯片）	100	340	4.7	0.8	78.5	25	0.15	0.11	9	112	3.7	0.35	100	6	2	92	—
木薯	99	116	2.1	0.3	26.2	—	0.21	0.09	35	88	2.5	—	94	7	2	91	—
山药（干）	100	324	9.4	1	69.4	—	0.25	0.28	0	62	0.4	0.95	86	11	3	86	—
甘薯（红心）	90	99	1.1	0.2	23.1	125	0.04	0.04	26	23	0.5	0.15	63	4	2	94	—
甘薯（白心）	86	104	1.4	0.2	24.2	37	0.07	0.04	24	24	0.8	0.22	55	5	2	93	—
葛薯	90	145	2.2	0.2	33.7		0.09	0.05	24		1.3	—	55	6	1	93	—
马铃薯（土豆）	94	76	2	0.2	16.5	5	0.08	0.04	27	8	0.8	0.37	52	11	2	87	—
芋头	84	79	2.2	0.2	17.1	27	0.06	0.05	6	36	1	0.49	39	11	2	87	—
槟榔芋	87	87	3	0.1	18.6	—	0.03	0.04	6	45	1.4	—	34	14	1	85	—
凉薯（地瓜）	91	55	0.9	0.1	12.6	—	0.03	0.03	13	21	0.6	0.23	30	6	2	92	—
大薯（参薯）	74	105	2.1	0.2	23.8		0.05			10		0.38	22	8	2	90	—
山药	83	56	1.9	0.2	11.6	3	0.05	0.02	5	16	0.3	0.27	22	14	3	83	—
淀粉类																	
藕粉	100	372	0.2	…	92.9	—	—	0.01		8	17.9	0.15	149	0	0	100	—

续表

食物名称	食部	能量	蛋白质	脂肪	碳水化合物	维生素A	维生素B₁	维生素B₂	维生素C	钙	铁	锌	丰度	供能比（%）			胆固醇
	（%）	（kcal）	（g）	（g）	（g）	（μgRE）	（mg）	（mg）	（mg）	（mg）	（mg）	（mg）	T	N/Q	U/Q	C/Q	（mg）
马铃薯粉	100	337	7.2	0.5	76	20	0.08	0.06	…	171	10.7	1.22	144	9	1	90	—
甘薯粉	100	336	2.7	0.2	80.8	3	0.03	0.05	…	33	10	0.29	105	3	1	96	—
粉丝	100	335	0.8	0.2	82.6		0.03	0.02		31	6.4	0.27	76	1	1	98	—
粉条	100	337	0.5	0.1	83.6	—	0.01	—		35	5.2	0.83	70	1	0	99	—
玉米淀粉	100	346	1.2	0.1	85	—	0.03	0.04	—	18	4	0.09	60	2	1	98	—
西米（木薯粉制品）	100	348	0.4	0.1	86.3			0.01		56	3.8	0	58	1	0	99	—
团粉（芡粉）	100	346	1.5	—	85		0.01			34	3.6	0.18	56	2	0	98	—
蚕豆淀粉	100	341	0.5	—	84.8		0.04			36	2.3	0.05	47	1	0	99	—
魔芋粉	100	37	4.6	0.1	4.4			0.1		45	1.6	2.05	44	50	2	48	—
豌豆淀粉	100	341	0.6	—	84.7		0.01	—		4	1.7	0.22	39	1	0	99	—

表1-4-6 叶、茎、薹花丰度表

食物名称	食部	能量	蛋白质	脂肪	碳水化合物	维生素A	维生素B₁	维生素B₂	维生素C	钙	铁	锌	丰度	供能比（%）			胆固醇
	（%）	（kcal）	（g）	（g）	（g）	（μgRE）	（mg）	（mg）	（mg）	（mg）	（mg）	（mg）	T	N/Q	U/Q	C/Q	（mg）
叶茎蔬菜																	
冬苋菜（冬寒菜）	58	30	3.9	0.4	2.7	1158	0.15	0.05	20	82	2.4	1.37	220	52	12	36	—

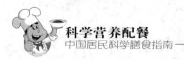
续表

食物名称	食部（%）	能量（kcal）	蛋白质（g）	脂肪（g）	碳水化合物（g）	维生素A（μgRE）	维生素B₁（mg）	维生素B₂（mg）	维生素C（mg）	钙（mg）	铁（mg）	锌（mg）	丰度T	供能比（%）N/Q	U/Q	C/Q	胆固醇（mg）
芥蓝（甘蓝菜、盖角菜）	78	19	2.8	0.4	1	575	0.02	0.09	76	128	2	1.30	198	60	19	21	—
荸荠菜（菱角菜）	88	27	2.9	0.4	3	432	0.04	0.15	43	294	5.4	0.68	193	43	13	44	—
甜菜叶	100	19	1.8	0.1	2.7	610	0.1	0.22	30	117	3.3	0.38	171	38	5	57	—
胡萝卜缨	100	40	1.7	0.4	7.3	162	0.04	—	41	350	8.1	0.67	171	17	9	74	—
绿苋菜	74	25	2.8	0.3	2.8	352	0.03	0.12	47	187	5.4	0.80	171	44	11	45	—
菠菜（赤根菜）	89	24	2.6	0.3	2.8	487	0.04	0.11	32	66	2.9	0.85	141	43	11	46	—
芥菜（盖菜）	71	19	1.8	0.4	2	283	0.02	0.11	72	28	1	0.41	133	38	19	43	—
木耳菜	76	20	1.6	0.3	2.8	337	0.06	0.06	34	166	3.2	0.32	132	32	13	55	—
乌菜（菊花菜、塌棵菜）	89	25	2.6	0.3	2.8	168	0.06	0.11	45	186	3	0.70	130	41	14	45	—
苦菜（拒马菜）	100	35	2.8	0.6	4.6	90	0.09	0.11	19	66	9.4	0.86	127	32	15	53	—
香菜	81	31	1.8	0.4	5	193	0.04	0.14	48	101	2.9	0.45	124	23	12	65	—
茴香菜	86	24	2.5	0.4	2.6	402	0.06	0.09	26	154	1.2	0.73	123	42	15	43	—
红苋菜	73	31	2.8	0.4	4.1	248	0.03	0.1	30	178	2.9	0.70	122	36	11	53	—
芹菜叶	100	31	2.6	0.6	3.7	488	0.08	0.15	22	40	0.6	1.14	121	34	18	48	—

食物名称	食部	能量	蛋白质	脂肪	碳水化合物	维生素A	维生素B₁	维生素B₂	维生素C	钙	铁	锌	丰度	供能比（%）			胆固醇
	（%）	（kcal）	（g）	（g）	（g）	（µgRE）	（mg）	（mg）	（mg）	（mg）	（mg）	（mg）	T	N/Q	U/Q	C/Q	（mg）
小叶芥菜	88	24	2.5	0.4	2.6	242	0.05	0.1	51	80	1.5	0.50	119	42	15	43	—
雪里蕻(雪菜芥菜)	94	24	2	0.4	3.1	52	0.03	0.11	31	230	3.2	0.70	106	33	15	52	—
萝卜缨（小红）	93	20	1.6	0.3	2.7	118	0.03	0.03	51	238	0.2	0.29	106	32	14	54	—
小白菜（青菜）	81	15	1.5	0.3	1.6	280	0.02	0.09	28	90	1.9	0.51	101	40	18	42	—
空心菜（蕹菜）	76	20	2.2	0.3	2.2	253	0.03	0.08	25	99	2.3	0.39	98	43	13	43	—
茼蒿	82	21	1.9	0.3	2.7	252	0.04	0.09	18	73	2.5	0.35	90	36	13	51	—
奶白菜	100	17	2.7	0.2	1	190	0.02	0.1	37	66	1	0.28	90	65	11	24	—
油菜	87	23	1.8	0.5	2.7	103	0.04	0.11	36	108	1.2	0.33	87	32	20	48	—
青萝卜缨	100	32	3.1	0.1	4.7	33	0.07	0.08	41	110	1.4	0.30	86	39	3	58	—
韭菜	90	26	2.4	0.4	3.2	235	0.02	0.09	24	42	1.6	0.43	84	37	14	49	—
鸡毛菜	100	15	2.7	0.2	0.5	138	0.04	0.09	24	78	2.1	0.31	80	74	12	14	—
生菜（叶用莴苣、花叶生菜）	94	13	1.3	0.3	1.3	298	0.03	0.06	13	34	0.9	0.27	71	40	20	40	—
芦笋	90	19	1.4	0.1	3	17	0.04	0.05	45	10	1.4	0.41	70	30	5	65	—
观达菜（牛皮菜）	83	14	1.7	0.3	1.1	63	0.01	0.1	23	70	1	1.35	66	49	19	32	—

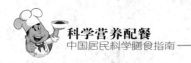

续表

食物名称	食部	能量	蛋白质	脂肪	碳水化合物	维生素A	维生素B₁	维生素B₂	维生素C	钙	铁	锌	丰度	供能比（%）			胆固醇
														N/Q	U/Q	C/Q	
（%）	（%）	（kcal）	（g）	（g）	（g）	（μgRE）	（mg）	（mg）	（mg）	（mg）	（mg）	（mg）	T				（mg）
莴苣叶	89	18	1.4	0.2	2.6	147	0.06	0.1	13	34	1.5	0.51	63	32	10	58	—
飘儿白	79	15	1.7	0.2	1.6	200	…	0.03	10	59	1.8	0.54	63	45	12	43	—
圆白菜（甘蓝）	86	22	1.5	0.2	3.6	12	0.03	0.03	40	49	0.6	0.25	61	27	8	65	—
油麦菜（生菜）	81	15	1.4	0.4	1.5	60	Tr	0.1	20	70	1.2	0.43	57	37	24	39	—
大白菜	87	17	1.5	0.1	2.4	20	0.04	0.05	31	50	0.7	0.38	56	36	6	58	—
鲜百合	82	162	3.2	0.1	37.1	—	0.04	0.07	18	11	1	0.50	51	8	1	91	—
紫圆白菜（结球甘蓝）	86	19	1.2	0.2	3.2	0	0.04	0.03	26	65	0.4	0.16	45	25	9	66	—
玉兰片	100	43	2.6	0.4	7.3	—	0.04	0.07	1	42	3.6	0.23	45	24	8	68	—
冬笋	39	40	4.1	0.1	5.7	13	0.08	0.08	5	8	2.4	0.43	44	41	2	57	—
芹菜茎	67	20	1.2	0.2	3.3	57	0.02	0.06	8	80	1.2	0.24	43	24	9	67	—
芹菜	66	14	0.8	0.1	2.5	10	0.01	0.08	12	48	0.8	0.48	36	23	6	71	—
春笋	66	20	2.4	0.1	2.3	5	0.05	0.04	5	8	2.4	0.43	35	49	4	47	—
娃娃菜	97	8	1.9	0	0.1	8	0.04	0.03	12	78	0.4	0.35	35	95	0	5	—

续表

食物名称	食部（%）	能量（kcal）	蛋白质（g）	脂肪（g）	碳水化合物（g）	维生素A（μgRE）	维生素B$_1$（mg）	维生素B$_2$（mg）	维生素C（mg）	钙（mg）	铁（mg）	锌（mg）	丰度T	供能比（%） N/Q	供能比（%） U/Q	供能比（%） C/Q	胆固醇（mg）
竹笋	63	19	2.6	0.2	1.8	0	0.08	0.08	5	9	0.5	0.33	27	54	9	37	—
酸白菜（酸菜）	100	14	1.1	0.2	1.9	5	0.02	0.02	2	48	1.6	0.36	27	32	13	55	—
茎用芥菜（青头菜）	92	7	1.3	0.2	0	47	—	0.02	7	23	0.7	0.25	25	74	26	0	—
莴苣（莴笋）	62	14	1	0.1	2.2	25	0.02	0.02	4	23	0.9	0.33	23	29	7	64	—
薹花																	
西兰花	83	33	4.1	0.6	2.7	1202	0.09	0.13	51	67	1	0.78	244	50	17	33	
金针菜（黄花菜）	98	199	19.4	1.4	27.2	307	0.05	0.21	10	301	8.1	3.99	217	39	6	55	
油菜薹	82	20	3.2	0.4	1	90	0.08	0.07	65	156	2.8	0.72	134	63	18	19	
白菜薹（菜心）	84	25	2.8	0.5	2.3	160	0.05	0.08	44	96	2.8	0.87	114	45	18	37	
紫菜薹（红菜薹）	52	41	2.9	2.5	1.8	13	0.05	0.04	57	26	2.5	0.90	99	28	55	17	
菜花	82	24	2.1	0.2	3.4	5	0.03	0.08	61	23	1.1	0.38	86	35	8	57	
韭菜薹	85	33	2.2	0.1	5.9	1	0.04	0.07	1	11	4.2	1.34	51	26	3	71	
油菜心	100	11	1.3	0.4	0.5	—	0.02	0.06	—	74	0.6	0.19	22	48	33	19	

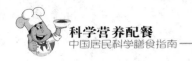
表 1-4-7　水生、根菜丰度表

食物名称	食部（%）	能量（kcal）	蛋白质（g）	脂肪（g）	碳水化合物（g）	维生素A（μgRE）	维生素B₁（mg）	维生素B₂（mg）	维生素C（mg）	钙（mg）	铁（mg）	锌（mg）	丰度T	供能比（%）			胆固醇（mg）
														N/Q	U/Q	C/Q	
水生蔬菜																	
豆瓣菜	73	17	2.9	0.5	0.3	1592	0.01	0.11	52	30	1	0.69	279	67	26	7	—
水芹菜	60	11	1.4	0.2	0.9	63	0.01	0.19	5	38	6.9	0.38	83	51	16	33	—
藕	88	70	1.9	0.2	15.2	3	0.09	0.03	44	39	1.4	0.23	75	11	2	87	—
慈菇	89	94	4.6	0.2	18.5	—	0.14	0.07	4	14	2.2	0.99	53	19	2	79	—
菱角	57w	98	4.5	0.1	19.7	2	0.19	0.06	13	7	0.6	0.62	51	18	1	81	—
莼菜（瓶装）	100	20	1.4	0.1	3.3	55	—	0.01		42	2.4	0.67	36	28	5	67	—
荸荠	78	59	1.2	0.2	13.1	3	0.02	0.02	7	4	0.6	0.34	22	8	3	89	—
蒲菜	12	12	1.1	0.1	1.5	2	0.03	0.04	6	53	0.2	0	21	41	8	51	—
茭笋（茭白）	74	23	1.2	0.2	4	5	0.02	0.03	5	4	0.4	0.33	17	21	8	71	—
西芹（西洋芹菜、美芹）	85	12	0.6	0.1	2.2	5	0.01	0.03	4	36	0.2	0.1	15	20	7	73	—

食物名称	食部	能量	蛋白质	脂肪	碳水化合物	维生素A	维生素B₁	维生素B₂	维生素C	钙	铁	锌	丰度	供能比（%）			胆固醇
														N/Q	U/Q	C/Q	
	（%）	（kcal）	（g）	（g）	（g）	（μgRE）	（mg）	（mg）	（mg）	（mg）	（mg）	（mg）	T				（mg）
根 菜																	
胡萝卜（红）	96	37	1	0.2	7.7	688	0.04	0.03	13	32	1	0.23	120	11	5	84	—
水萝卜（脆萝卜）	93	20	0.8	—	4.1	42	0.03	0.05	45	—	—	0.49	61	16	0	84	—
芥菜头（大头菜）	83	33	1.9	0.2	6	—	0.06	0.02	34	65	0.8	0.39	60	23	5	72	—
苤蓝（玉蔓菁）	78	30	1.3	0.2	5.7	3	0.04	0.02	41	25	0.3	0.17	55	17	6	77	
红心萝卜	94	38	1.2	—	8.4	13	0.02	0.02	20	86	0.9	0.74	50	12	0	88	
变萝卜	94	27	1.2	0.1	5.2	3	0.03	0.04	24	45	0.6	0.29	44	18	3	79	
心里美萝卜	88	21	0.8	0.2	4.1	2	0.02	0.04	23	68	0.5	0.17	43	15	8	77	
青萝卜	95	31	1.3	0.2	6	10	0.04	0.06	14	40	0.8	0.34	39	17	6	77	
小水萝卜	66	19	1.1	0.2	3.2	3	0.02	0.04	22	32	0.4	0.21	37	23	10	67	
白萝卜	95	21	0.9	0.1	4	3	0.02	0.03	21	36	0.5	0.3	37	18	4	78	
甜萝卜（甜菜根）	90	75	1	0.1	17.6	—	0.05	0.04	8	56	0.9	0.31	36	5	1	94	
红萝卜	97	20	1	0.1	3.8	—	0.05	0.02	3	11	2.8	0.69	35	20	4	76	
樱桃萝卜	46	9	0.9	0.1	1	3	0.01	0.03	14	18	0.4	0.18	25	42	11	47	
紫菜头	89	33	1.8	0.2	6.1	—	0.02	0.03	1	16	0.5	0.31	16	22	5	73	—

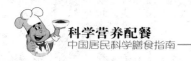
表 1-4-8 葱、姜、蒜丰度表

食物名称	食部（%）	能量（kcal）	蛋白质（g）	脂肪（g）	碳水化合物（g）	维生素A（μgRE）	维生素B₁（mg）	维生素B₂（mg）	维生素C（mg）	钙（mg）	铁（mg）	锌（mg）	丰度 T	供能比（%）			胆固醇（mg）
														N/Q	U/Q	C/Q	
野葱	100	33	2.7	0.2	5.2	500	0.31	—	64	279	4.1	0	215	32	6	62	—
野蒜	82	30	1	0.4	5.5	113	0.03	0.12	28	89	1.2	0.5	79	14	12	74	—
蒜苗	82	37	2.1	0.4	6.2	47	0.11	0.08	35	29	1.4	0.46	75	23	10	67	—
洋姜	100	56	2.4	Tr	11.5	—	0.01	0.1	5	23	7.2	0.34	72	17	0	83	—
小葱	73	24	1.6	0.4	3.5	140	0.05	0.06	21	72	1.3	0.35	70	27	15	58	—
蒜薹	90	61	2	0.1	12.9	80	0.04	0.07	1	19	4.2	1.04	63	13	2	85	—
蒜黄	97	21	2.5	0.2	2.4	47	0.05	0.07	18	24	1.3	0.33	50	47	8	45	—
青蒜	84	30	2.4	0.3	4.5	98	0.06	0.04	16	24	0.8	0.23	50	32	9	59	—
大蒜（蒜头）	85	126	4.5	0.2	26.5	5	0.04	0.06	7	39	1.2	0.88	46	14	2	84	—
大葱	82	30	1.7	0.3	5.2	10	0.03	0.05	17	29	0.7	0.4	39	22	9	69	—
姜	95	41	1.3	0.6	7.6	28	0.02	0.03	4	27	1.4	0.34	31	13	13	74	—
葱头（洋葱）	90	39	1.1	0.2	8.1	3	0.03	0.03	8	24	0.6	0.23	25	11	5	84	—
嫩姜（子姜）	82	19	0.7	0.6	2.8	—	…	0.01	2	9	0.8	0.17	13	14	28	58	—

表1-4-9 野生蔬菜丰度表

食物名称	食部	能量	蛋白质	脂肪	碳水化合物	维生素A	维生素B₁	维生素B₂	维生素C	钙	铁	锌	丰度	供能比（%）			胆固醇
	（%）	（kcal）	（g）	（g）	（g）	（μgRE）	（mg）	（mg）	（mg）	（mg）	（mg）	（mg）	T	N/Q	U/Q	C/Q	（mg）
野苋菜	100	59	5.5	0.6	7.9	1192	0.05	0.36	153	610	—	—	416	37	9	54	—
苜蓿（金花菜）	100	60	3.9	1	8.8	440	0.1	0.73	118	713	9.7	2.01	408	26	15	59	—
小旋花	100	54	—	0.5	12.3	880	0.02	0.59	54	422	10.1	—	332	0	8	92	—
咸蓬（猪毛菜）	100	31	2.8	0.3	4.3	667	0.26	0.28	86	480	8.3	—	328	36	9	55	—
酸溜溜（酸酸草）	100	67	3.1	0.5	12.4	873	0.25	0.31	127	27	5.6	—	324	19	7	74	—
茵陈蒿	100	56	5.6	0.4	7.6	837	0.05	0.35	2	257	21	—	316	40	6	54	—
蒲公英叶	100	49	4.8	1.1	4.9	1225	0.03	0.39	47	216	4	0.35	294	40	20	40	—
扫帚苗（地肤）	100	61	5.2	0.8	8.2	953	0.15	0.31	39	281	6.5	0.52	282	34	12	54	—
沙蒿	100	52	4.3	0.8	6.6	733	0.31	—	8	305	16.4	—	277	33	16	51	—
白薯叶（甘薯叶）	100	58	4.8	0.7	8	995	0.13	0.28	56	174	3.4	0.32	265	33	11	56	—
鸭跖草（竹叶草）	100	32	2.8	0.3	4.5	698	0.03	0.29	87	206	5.4	—	263	35	9	56	—
败酱（胭脂麻）	100	54	1.5	1	9.8	1003	—	0.16	52	235	3.6	1.02	255	11	17	72	—
刺儿花（蓟菜）	100	38	4.5	0.4	4.1	998	0.04	0.33	44	252	2.3	0.24	250	47	10	43	—

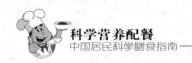
续表

食物名称	食部（%）	能量（kcal）	蛋白质（g）	脂肪（g）	碳水化合物（g）	维生素A（μgRE）	维生素B₁（mg）	维生素B₂（mg）	维生素C（mg）	钙（mg）	铁（mg）	锌（mg）	丰度T	供能比（%） N/Q	供能比（%） U/Q	供能比（%） C/Q	胆固醇（mg）
地笋	100	60	4.3	0.7	9	1055	0.04	0.25	7	297	4.4	0.93	241	29	11	60	—
黄麻叶	88	40	4.7	0.3	4.6	556	0.13	0.55	37	208	4.8	0	220	47	7	46	—
牛蒡叶	100	37	4.7	0.8	2.7	650	0.02	0.29	25	242	7.6	0	216	51	20	29	—
山苦荬叶	100	32	2.2	0.4	4.8	663	0.1	0.27	28	150	5.2	0	195	28	11	61	—
枸杞菜	49	44	5.6	1.1	2.9	592	0.08	0.32	58	36	2.4	0.21	191	51	23	26	—
清明菜	100	45	3.1	0.6	6.8	365	0.03	0.24	28	218	7.4	0	176	28	12	60	—
汤菜	86	22	1.8	0.5	2.6	68	—	0.68	57	131	5.8	0.12	173	33	20	47	—
榆钱	100	36	4.8	0.4	3.3	122	0.04	0.12	11	62	7.9	3.27	128	53	10	37	—
香椿（香椿芽）	76	47	1.7	0.4	9.1	117	0.07	0.12	40	96	3.9	2.25	127	14	8	78	—
野韭菜	35	37	3.7	0.9	3.1	235	0.03	0.11	21	129	5.4	—	119	42	23	35	—
马兰头	100	25	2.4	0.4	3	340	0.06	0.13	26	67	2.4	0.87	117	38	14	48	—
苦苦菜	100	38	2.5	0.9	5	357			62				112	26	21	53	—
爬景天（石头菜）	100	19	0.6	0.7	2.6	105	0.08	0.14	18	260	3.5	—	105	13	33	54	—
马齿苋	100	27	2.3	0.5	3.2	372	0.03	0.11	23	85	1.5	—	104	35	17	48	—
槐花	78	78	3.1	0.7	14.8	67	0.04	0.18	30	83	3.6	—	97	16	8	76	—
朝鲜蓟	100	52	2.7	0.2	9.8	13	0.08	0.06	11	255	1.6	0.44	74	21	3	76	—
鱼腥草（叶）（蕺菜、臭菜）	100	13	2.1	—	1.1		0.03	0.12	16	57	2.3	0.4	55	66	0	34	—
鱼腥菜（根）	86	39	2.1	—	7.7	7	0.09	0.06	3	74	2.3	0.69	48	21	0	79	—

表 1-4-10 鲜豆丰度表

食物名称	食部	能量	蛋白质	脂肪	碳水化合物	维生素A	维生素B₁	维生素B₂	维生素C	钙	铁	锌	丰度	供能比（%）			胆固醇
	（%）	（kcal）	（g）	（g）	（g）	（μgRE）	（mg）	（mg）	（mg）	（mg）	（mg）	（mg）	T	N/Q	U/Q	C/Q	（mg）
豌豆尖	100	223	3.1	0	52.6	452	0.07	0.23	11	17	5.1	0.93	150	6	0	94	—
豌豆苗	86	42	4	0.8	4.6	2.7	0.05	0.11	67	40	4.2	0.77	124	39	17	44	—
毛豆（青豆）	53	123	13.1	5	6.5	22	0.15	0.07	27	135	3.5	1.73	121	42	37	21	—
鲜蚕豆	31	104	8.8	0.4	16.4	52	0.37	0.1	16	16	3.5	1.37	106	34	3	63	—
发芽豆	83	128	12.4	0.7	18.1	—	0.3	0.17	4	41	5	0.72	100	39	5	56	—
豌豆（带荚）	42	105	7.4	0.3	18.2	37	0.43	0.09	14	21	1.7	1.29	92	28	3	69	—
龙牙豆（玉豆）	93	17	2.6	0.2	1.1	87	0.01	0.54	12	30	0.8	0.47	78	63	11	26	—
刀豆	92	36	3.1	0.3	5.3	37	0.05	0.07	15	49	4.6	0.84	76	34	8	58	—
鲜芸豆	96	25	0.8	0.1	5.3	40	0.33	0.06	9	88	1	1.04	69	13	3	84	—
龙豆	98	32	3.7	0.5	3.1	87	0.04	0.06	11	147	1.3	0.46	65	47	14	39	—
荷兰豆	88	27	2.5	0.3	3.5	80	0.09	0.04	16	51	0.9	0.5	55	38	10	52	—
豇豆（长）	98	29	2.7	0.2	4	20	0.07	0.07	18	42	1	0.94	53	38	6	56	—
油豆角	99	22	2.4	0.3	2.3	27	0.07	0.08	11	69	1.9	0.38	53	45	12	43	—
豆角	96	30	2.5	0.2	4.6	33	0.05	0.07	18	29	1.5	0.54	52	33	6	61	—
扁豆	91	37	2.7	0.2	6.1	25	0.04	0.07	13	38	1.9	0.72	51	29	5	66	—
豇豆	97	29	2.9	0.3	3.6	42	0.07	0.09	19	27	0.5	0.54	51	41	9	50	—

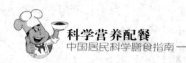
续表

食物名称	食部	能量	蛋白质	脂肪	碳水化合物	维生素A	维生素B₁	维生素B₂	维生素C	钙	铁	锌	丰度	供能比（%）			胆固醇
														N/Q	U/Q	C/Q	
	（%）	（kcal）	（g）	（g）	（g）	（μgRE）	（mg）	（mg）	（mg）	（mg）	（mg）	（mg）	T				（mg）
黑豆苗	100	25	4.4	0.8	—	20	0.05	0.07	9	58	1	0.36	42	71	29	0	—
四季豆（菜豆）	93	28	2	0.4	4.2	35	0.04	0.07	6	42	1.5	0.23	39	28	13	59	—
黄豆芽	100	44	4.5	1.6	3	5	0.04	0.07	8	21	0.9	0.54	37	41	32	27	—
绿豆芽	100	18	2.1	0.1	2.1	3	0.05	0.06	6	9	0.6	0.35	25	48	5	47	—

表 1-4-11 瓜、茄丰度表

食物名称	食部	能量	蛋白质	脂肪	碳水化合物	维生素A	维生素B₁	维生素B₂	维生素C	钙	铁	锌	丰度	供能比（%）			胆固醇
														N/Q	U/Q	C/Q	
	（%）	（kcal）	（g）	（g）	（g）	（μgRE）	（mg）	（mg）	（mg）	（mg）	（mg）	（mg）	T				（mg）
瓜 类																	
苦瓜	81	19	1	0.1	3.5	17	0.03	0.03	56	14	0.7	0.36	74	21	5	74	—
节瓜（毛瓜）	92	12	0.6	0.1	2.2	…	0.02	0.05	39	4	0.1	0.08	47	20	7	73	—
南瓜	85	22	0.7	0.1	4.5	148	0.03	0.04	8	16	0.4	0.14	39	13	4	83	—
冬瓜	80	11	0.4	0.2	1.9	13	0.01	0.01	18	19	0.2	0.07	27	15	16	69	—
黄瓜	92	15	0.8	0.2	2.4	15	0.02	0.03	9	24	0.5	0.18	24	22	12	66	—
白瓜	83	10	0.9	0	1.7	0	0.02	0.04	16	6	0.1	0.04	23	35	0	65	—
菜瓜	88	18	0.6	0.2	3.5	3	0.02	0.01	12	20	0.5	0.1	23	13	10	77	—
佛手瓜	100	16	1.2	0.1	2.6	3	0.01	0.1	8	17	0.1	0.08	22	30	5	65	—

食物名称	食部	能量	蛋白质	脂肪	碳水化合物	维生素A	维生素B₁	维生素B₂	维生素C	钙	铁	锌	丰度	供能比（%）			胆固醇
														N/Q	U/Q	C/Q	
	（%）	（kcal）	（g）	（g）	（g）	（μgRE）	（mg）	（mg）	（mg）	（mg）	（mg）	（mg）	T				（mg）
葫芦（瓠瓜）	87	15	0.7	0.1	2.7	7	0.02	0.01	11	16	0.4	0.14	21	19	6	75	—
丝瓜	83	20	1	0.2	3.6	15	0.02	0.04	5	14	0.4	0.21	19	20	9	71	—
笋瓜（生瓜）	91	12	0.5	0	2.4	17	0.04	0.02	5	14	0.6	0.09	19	17	0	83	—
金瓜	82	14	0.5	0.1	2.7	10	0.02	0.02	2	17	0.9	0.17	17	15	6	79	—
西葫芦	73	18	0.8	0.2	3.2	5	0.01	0.03	6	15	0.3	0.12	16	18	10	72	—
方瓜	82	13	0.8	Tr	2.5	23	0.01	0.01	2	40	0.2	0.07	15	24	0	76	—
秋黄瓜（旱黄瓜）	92	12	0.9	0.2	1.6	7	0.02	0.01	0	9	0.2	0.17	8	31	15	54	—
茄 类																	
小红辣椒	80	32	1.3	0.4	5.7	232	0.03	0.06	144	37	1.4	0.3	199	17	11	72	—
彩椒	83	19	1.3	0.2	3.1	132	0.05	0.05	104	9	0.5	0.18	136	27	9	64	—
柿子椒（灯笼椒）	82	22	1	0.2	4	57	0.03	0.03	72	14	0.8	0.19	94	18	8	74	—
辣椒（尖，青）	84	23	1.4	0.3	3.7	57	0.03	0.04	62	15	0.7	0.22	85	24	12	64	—
茄子（茄科）	85	27	0.7	0.1	5.9	163	0.01	0.06	29	49	…	0.56	67	10	3	87	—
樱桃番茄（小西红柿）	98	22	1	0.2	4	55	0.03	0.02	33	6	0.3	0.2	50	18	8	74	—
番茄（西红柿）	97	19	0.9	0.2	3.5	92	0.03	0.03	19	10	0.4	0.13	42	19	9	72	—

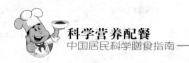
续表

食物名称	食部	能量	蛋白质	脂肪	碳水化合物	维生素A	维生素B₁	维生素B₂	维生素C	钙	铁	锌	丰度	供能比（%）			胆固醇
														N/Q	U/Q	C/Q	
	（%）	（kcal）	（g）	（g）	（g）	（μgRE）	（mg）	（mg）	（mg）	（mg）	（mg）	（mg）	T				（mg）
秋葵（羊角豆）	88	37	2	0.1	7.1	52	0.05	0.09	4	45	0.1	0.23	33	22	2	76	—
奶柿子（小番茄）	100	13	0.6	0.1	2.4	88	0.05	0.02	8	15	0.4	0.14	31	19	7	74	—
茄子（紫皮，长）	96	19	1	0.1	3.5	30	0.03	0.03	7	55	0.4	0.16	28	21	5	74	—
茄子（圆）	95	28	1.6	0.2	5	—	0.03	0.03	1	5	1.8	0.29	23	23	6	71	—
茄子（x）	93	21	1.1	0.2	3.6	8	0.02	0.04	5	24	0.5	0.23	21	21	9	70	—

表 1-4-12　菇、菌、藻丰度表

食物名称	食部	能量	蛋白质	脂肪	碳水化合物	维生素A	维生素B₁	维生素B₂	维生素C	钙	铁	锌	丰度	供能比（%）			胆固醇
														N/Q	U/Q	C/Q	
	（%）	（kcal）	（g）	（g）	（g）	（μgRE）	（mg）	（mg）	（mg）	（mg）	（mg）	（mg）	T				（mg）
菇　类																	
普中红蘑（干）	100	214	18.4	0.7	33.5	—		1.16		14	235.1	3.14	1704	34	3	63	—
珍珠白蘑（干）	100	212	18.3	0.7	33	—		0.02		24	189.8	3.55	1325	35	3	62	—
香杏片口蘑（干）	100	207	33.4	1.5	15	—		1.9		15	137.5	7.83	1151	64	7	29	—
香杏丁菇（干）	100	207	22.4	0.2	29	—		3.11		17	113.2	7.78	1066	43	1	56	—

续表

食物名称	食部	能量	蛋白质	脂肪	碳水化合物	维生素A	维生素B₁	维生素B₂	维生素C	钙	铁	锌	丰度	供能比（%）			胆固醇
														N/Q	U/Q	C/Q	
	（%）	（kcal）	（g）	（g）	（g）	（μgRE）	（mg）	（mg）	（mg）	（mg）	（mg）	（mg）	T				（mg）
松蘑（干）	100	112	20.3	3.2	0.4	—	0.01	1.48	—	14	86	6.22	752	73	26	1	—
大红菇（干）	100	200	24.4	2.8	19.3	13	0.26	6.9	2	1	7.5	3.5	625	49	13	38	—
羊肚菌（干狼肚）	100	295	26.9	7.1	30.8	178	0.1	2.25	3	87	30.7	12.11	543	36	22	42	—
蘑菇（干）	100	252	21	4.6	31.7	273	0.1	0.1	5	127	51.3	6.29	494	33	17	50	—
竹荪（干）（竹笙、竹参）	100	340	17.8	3.1	60.3	—	0.03	1.75	—	18	17.8	2.2	304	21	8	71	—
黄蘑（干）	89	166	16.4	1.5	21.8	12	0.15	1	—	11	22.5	5.26	298	40	8	52	—
榛蘑（干）	77	157	9.5	3.7	21.5	7	0.01	0.69	—	11	25.1	6.79	290	24	21	55	—
口蘑（白蘑）	100	242	38.7	3.3	14.4	—	0.07	0.08	…	169	19.4	9.04	275	64	12	24	—
冬菇（干）	86	212	17.8	1.3	32.3	5	0.17	1.4	5	55	10.5	4.2	254	34	5	61	—
鸡腿菇（干）（毛头鬼伞）	100	257	26.7	2	33		0.14	1.79	0	9	6.5	3.95	251	42	7	51	—
香菇（干）	95	211	20	1.2	30.1	3	Tr	0.08	5	83	10.5	8.57	184	38	5	57	—
榛蘑（水发）	77	46	2.8	1.1	6.3	—	…	0.2	—	3	7.4	1.99	85	24	21	55	—
双孢蘑菇	97	23	4.2	0.1	1.2	—		0.27	—	2	0.9	6.6	78	75	4	21	—
黄蘑（水发）	89	21	4.3	0.4	—		0.04	0.26	—	3	5.9	1.38	76	83	17	0	—
鲜蘑	99	20	2.7	0.1	2	2	0.08	0.35	2	6	1.2	0.92	52	55	4	41	—
草菇	100	23	2.7	0.2	2.7		0.08	0.34	—	17	1.3	0.6	49	46	8	46	—
金针菇（智力菇）	100	26	2.4	0.4	3.3	5	0.15	0.19	2	…	1.4	0.39	43	36	14	50	—
平菇	93	20	1.9	0.3	2.3	2	0.06	0.16	4	5	1	0.61	35	39	14	47	—

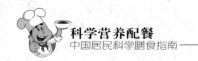

续表

食物名称	食部	能量	蛋白质	脂肪	碳水化合物	维生素A	维生素B₁	维生素B₂	维生素C	钙	铁	锌	丰度	供能比（%）			胆固醇
	（%）	（kcal）	（g）	（g）	（g）	（μgRE）	（mg）	（mg）	（mg）	（mg）	（mg）	（mg）	T	N/Q	U/Q	C/Q	（mg）
杏鲍菇	100	39	1.3	0.1	8.3	—	0.03	0.14	—	13	0.5	0.39	24	13	2	85	—
鲜香菇（冬菇）	100	19	2.2	0.3	1.9	—	Tr	0.08	1	2	0.3	0.66	17	46	14	40	—
菌　类																	
干木耳（黑木耳）	100	205	12.1	1.5	35.7	17	0.17	0.44	—	247	97.4	3.18	774	24	6	70	—
地衣（水浸）	100	6	1.5	Tr	0	37	0.02	0.28	…	14	21.1	5	206	100	0	0	—
银耳	96	200	10	1.4	36.9	8	0.05	0.25	—	36	4.1	3.03	99	20	6	74	—
水发木耳	100	21	1.5	0.2	3.4	3	0.01	0.05	1	34	5.5	0.53	53	28	8	64	—
藻　类																	
苔菜（干）	100	148	19	0.4	17.2	—	0.35	0.4		185	283.7	3.56	2019	51	3	46	—
螺旋藻（干）	100	360	64.7	3.1	18.2	6468	0.28	1.41		137	88	2.62	1629	72	8	20	—
发菜	100	233	20.2	0.5	36.8	—	0.15	0.54	6	1048	85.2	1.68	798	35	2	63	—
紫菜（干）	100	207	26.7	1.1	22.5	228	0.27	1.02	2	264	54.9	2.47	575	52	3	43	—
裙带菜（干）（海芥菜、海木耳）	100	119	25	1.7	0.9	372	0.02	0.07	—	947	16.4	2.62	328	84	13	3	—
琼脂	100	311	1.1	0.2	76.2	—	—	—	—	100	7	6.25	127	1	1	98	—
海带（干）	98	77	1.8	0.1	17.3	40	0.01	0.1	…	348	4.7	0.65	99	9	1	90	—
海冻菜（石花菜）	100	315	5.4	0.17	72.9	—	0.06	0.2	…	167	2	1.94	93	7	0	93	—
水发海带	100	14	1.1	0.1	2.1	52	0.02	0.1	—	241	3.3	0.66	74	32	7	61	—
海带（江白菜）	100	12	1.2	0.1	1.6	—	0.02	0.15	…	46	0.9	0.16	27	40	7	53	—

表 1-4-13　仁果、核果类丰度表

食物名称	食部	能量	蛋白质	脂肪	碳水化合物	维生素A	维生素B₁	维生素B₂	维生素C	钙	铁	锌	丰度	供能比（%）			胆固醇
（%）	（kcal）	（g）	（g）	（g）	（μgRE）	（mg）	（mg）	（mg）	（mg）	（mg）	（mg）	T	N/Q	U/Q	C/Q	（mg）
仁果类																	
酸刺	16	107	2.8	0.3	23.3	25	0.02	0.04	74	105	11.7	1.1	190	10	3	87	—
红果（山果红）	76	95	0.5	0.6	22	17	0.02	0.02	53	52	0.9	0.28	80	2	6	92	—
面蛋	60	85	1.6	0.5	18.4	22	0.03	—	…	206	4.3	1.07	75	8	5	87	—
红果（干）	100	152	4.3	2.2	28.7	10	0.02	0.18	2	144	0.4	0.61	58	11	13	76	—
海棠果	86	73	0.3	0.2	17.4	118	0.05	0.03	20	15	0.4	0.04	51	2	2	96	—
库尔勒梨	91	28	0.1	0.1	6.7	—	—	—	—	22	1.2	2.61	32	2	3	95	—
梨	82	44	0.4	0.2	10.2	6	0.03	0.06	6	9	0.5	0.46	25	4	4	92	—
苹果	76	52	0.2	0.2	12.3	3	0.06	0.02	4	4	0.6	0.19	20	2	3	95	—
鸭梨	82	43	0.2	0.2	10	2	0.03	0.03	4	4	0.9	0.1	19	2	4	94	—
沙果	95	66	0.4	0.1	15.8	—	0.03	0	3	5	1	0.2	19	3	1	96	—
雪花梨	86	41	0.2	0.1	9.8	17	0.01	0.01	4	5	0.3	0.06	14	2	2	96	—
红富士苹果	85	45	0.7	0.4	9.6	10	0.01	—	2	3	0.7	0	13	6	8	86	—
呆蛋	95	56	0.8	0.4	12.4	—	0.01	—	—	11	0.2	0.39	11	6	6	88	—
蛇果	84	55	0.1	0.2	13.3	3	0.01	—	2	5	0.1	0.08	9	1	3	96	—

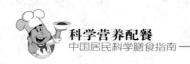

续表

食物名称	食部	能量	蛋白质	脂肪	碳水化合物	维生素A	维生素B₁	维生素B₂	维生素C	钙	铁	锌	丰度	供能比（%）			胆固醇
														N/Q	U/Q	C/Q	
	（%）	（kcal）	（g）	（g）	（g）	（μgRE）	（mg）	（mg）	（mg）	（mg）	（mg）	（mg）	T				（mg）
核果类																	
酸枣	52	278	3.5	1.5	62.7	—	0.01	0.02	900	435	6.6	0.68	1029	5	5	90	—
鲜枣	87	122	1.1	0.3	28.6	40	0.06	0.09	243	22	1.2	1.52	290	4	2	94	—
冬枣	93	105	1.8	0.2	24	—	0.08	0.09	243	16	0.2	0.19	269	7	2	91	—
无核蜜枣	100	321	1	0.1	78.9	5	—	0.14	104	24	2.4	0.33	159	1	0	99	—
杏干	25	330	2.7	0.4	78.8	102	—	0.01	—	147	0.3	3.8	87	3	1	96	—
黑枣（乌枣）	59	228	3.7	0.5	54.7	—	0.07	0.09	6	42	3.7	1.71	80	6	2	92	—
红枣（干）	80	264	3.2	0.5	61.6	2	0.04	0.16	14	64	2.3	0.65	75	5	2	93	—
大红枣(干)	88	298	2.1	0.4	71.6	—	0.08	0.15	7	54	2.1	0.45	70	3	1	96	—
杏	91	36	0.9	0.1	7.8	75	0.02	0.03	4	14	0.6	0.2	27	10	3	87	—
樱桃	80	46	1.1	0.2	9.9	35	0.02	0.02	10	11	0.4	0.23	27	10	4	86	—
桃	86	48	0.9	0.1	10.9	3	0.01	0.03	7	6	0.8	0.34	23	7	2	91	—
久保桃	94	41	0.6	0.1	9.4	—	0.04	0.04	8	10	0.4	0.14	22	6	2	92	—
李子	91	36	0.7	0.2	7.8	25	0.03	0.02	5	8	0.6	0.14	21	8	5	87	—
青梅	93	33	0.9	0.9	5.2	—	—	—	—	11	1.8	—	17	11	25	64	—

表1-4-14 浆果、柑橘丰度表

食物名称	食部	能量	蛋白质	脂肪	碳水化合物	维生素A	维生素B₁	维生素B₂	维生素C	钙	铁	锌	丰度	供能比（％）			胆固醇
	（％）	（kcal）	（g）	（g）	（g）	（μgRE）	（mg）	（mg）	（mg）	（mg）	（mg）	（mg）	T	N/Q	U/Q	C/Q	（mg）
浆 果																	
沙棘	87	119	0.9	1.8	24.7	640	0.05	0.21	204	104	8.8	1.16	393	3	14	83	—
黑醋栗（黑加仑）	100	61	1.4	0.4	13	—	0.05	0.05	181	55	1.5	0.27	213	9	6	85	—
葡萄干	100	341	2.5	0.4	81.8	—	0.09	—	5	52	9.1	0.18	106	3	1	96	—
中华猕猴桃	83	56	0.8	0.6	11.9	22	0.05	0.02	62	27	1.2	0.57	90	6	9	85	—
草莓	97	30	1	0.2	6	5	0.02	0.03	47	18	1.8	0.14	69	13	6	81	—
柿饼	97	250	1.8	0.2	60.2	48	0.01	—		54	2.7	0.23	52	3	1	96	—
柿子	87	71	0.4	0.1	17.1	20	0.02	0.02	30	9	0.2	0.08	44	2	1	97	—
醋栗(灯笼果）	100	42	0.9	0.6	8.3	—	0.04	0.02	28	25	0.3	0.12	43	8	13	79	—
葡萄	86	43	0.5	0.2	9.9	8	0.04	0.02	25	5	0.4	0.18	38	5	4	91	—
无花果	100	59	1.5	0.1	13	5	0.03	0.02	2	67	0.1	1.42	31	10	2	88	—
石榴	57	63	1.4	0.2	13.9		0.05	0.03	9	9	0.3	0.19	25	9	3	88	—
桑葚	100	49	1.7	0.4	9.7	5	0.02	0.06	—	37	0.4	0.26	21	14	7	79	—
巨峰葡萄	84	50	0.4	0.2	11.6	5	0.03	0.01	4	7	0.6	0.14	17	3	4	93	—
玫瑰香葡萄	86	50	0.4	0.4	11.1	3	0.02	0.02	4	8	0.1	0.03	13	3	7	90	—
红提子葡萄	86	52	0.4	0.2	12.2	2	0.02	0.01	—	2	0.2	0.06	9	3	3	94	—

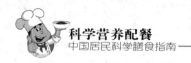

食物名称	食部	能量	蛋白质	脂肪	碳水化合物	维生素A	维生素B₁	维生素B₂	维生素C	钙	铁	锌	丰度	供能比（%）			胆固醇
														N/Q	U/Q	C/Q	
	（%）	（kcal）	（g）	（g）	（g）	（μgRE）	（mg）	（mg）	（mg）	（mg）	（mg）	（mg）	T				（mg）
马奶子葡萄	84	40	0.5	0.4	8.7	8	—	0.03	—	—	—	—	7	5	9	86	—
柑 橘																	
旱橘	82	57	1.2	0.2	12.5	857	0.09	0.03	25	21	0.9	0.21	156	9	3	88	—
小叶橘	81	38	1.1	0.2	7.9	410	0.25	0.03	—	72	0.2	0.09	86	12	5	83	
四川红橘	78	40	0.7	0.1	9.1	30	0.24	0.04	33	42	0.5	0.17	70	7	2	91	
橘饼	100	364	0.6	0.4	89.4	43	0.03	0.19	—	125	0.8	0.21	70	1	1	98	
蜜橘	76	42	0.7	0.2	8.9	277	0.05	0.03	19	19	0.2	0.1	68	6	8	84	
金橘	89	55	1	0.2	12.3	62	0.04	0.03	35	56	1	0.21	68	7	3	90	
柑橘	77	51	0.7	0.2	11.5	148	0.08	0.04	28	35	0.2	0.08	66	5	4	91	
桔橘子（宽皮桂）	78	43	0.8	0.1	9.7	82	0.04	0.03	35	24	0.2	0.13	59	8	2	90	
葡萄柚（西柚）（中国·台湾）	73	32	0.7	0.3	6.6	47	0.05	0.01	38	21	0.1	0.1	55	9	8	83	
柠檬	66	35	1.1	1.2	4.9	…	0.05	0.02	22	101	0.8	0.65	54	13	31	56	
橙	74	47	0.8	0.2	10.5	27		0.04	33	20	0.4	0.14	53	7	4	89	
芦柑	77	43	0.6	0.2	9.7	87	0.02	0.03	19	45	1.3	0.1	52	6	4	90	
福橘	67	45	1	0.2	9.9	100	0.05	0.02	11	27	0.8	0.22	43	9	4	87	
柚（文旦）	69	41	0.8	0.2	9.1	2	—	0.03	23	4	0.3	0.4	34	8	4	88	
三湖红橘	68	41	0.8	0.3	8.7	—	0.03	0.02	3	33	0.2	0.1	16	8	7	85	

表 1-4-15 热带果、鲜瓜丰度表

食物名称	食部	能量	蛋白质	脂肪	碳水化合物	维生素A	维生素B₁	维生素B₂	维生素C	钙	铁	锌	丰度	供能比（%）			胆固醇
	（%）	（kcal）	（g）	（g）	（g）	（μgRE）	（mg）	（mg）	（mg）	（mg）	（mg）	（mg）	T	N/Q	U/Q	C/Q	（mg）
热带水果类																	
刺梨	100	55	0.7	0.1	12.8	483	0.05	0.03	2585	68	2.9	0	2683	5	2	93	—
桂圆肉	100	313	4.6	1	71.5	—	0.04	1.03	27	39	3.9	0.65	165	6	3	91	—
番石榴	97	41	1.1	0.4	8.3		0.02	0.05	68	13	0.2	0.21	82	11	9	80	—
桂圆（干）	37	273	5	0.2	62.8		—	0.39	12	38	0.7	0.55	76	7	1	92	—
木瓜	86	27	0.4	0.1	6.2	145	0.01	0.002	43	17	0.2	0.25	70	6	3	91	—
余甘子	80	38	0.3	0.1	9	8	—	0.01	62	6	0.2	—	69	3	2	95	—
桂圆（鲜）	50	71	1.2	0.1	16.2	3	0.01	0.14	43	6	0.2	0.4	65	7	1	92	—
荔枝	73	70	0.9	0.1	16.1		0.1	0.04	41	2	0.4	0.17	61	5	1	92	—
黄皮果	59	31	1.6	0.2	5.6	—	0.13	0.06	35	—	0.4	0.32	57	21	6	73	—
椰子	33	231	4	12.1	26.6		0.01	0.01	6	2	1.8	0.92	56	7	47	46	—
红毛丹	79	79	1	1.2	16	—	0.01	0.04	35	11	0.3	0.24	51	5	14	81	—
芒果	60	32	0.6	0.2	7	150	0.01	0.04	23	Tr	0.2	0.09	50	7	6	87	—
榴莲	37	147	2.6	3.3	26.6	3	0.2	0.13	2.8	4	0.3	0.16	46	7	20	73	—
人参果	88	80	0.6	0.7	17.7	8	—	0.25	12	13	0.2	0.09	41	3	8	89	—
菠萝	68	41	0.5	0.1	9.5	3	0.04	0.02	18	12	0.6	0.14	33	5	2	93	—
菠萝蜜	43	103	0.2	0.3	24.9	3	0.06	0.05	9	9	0.5	0.12	30	1	3	96	—

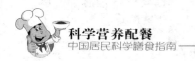

续表

食物名称	食部	能量	蛋白质	脂肪	碳水化合物	维生素A	维生素B₁	维生素B₂	维生素C	钙	铁	锌	丰度	供能比（%）			胆固醇
	（%）	（kcal）	（g）	（g）	（g）	（μgRE）	（mg）	（mg）	（mg）	（mg）	（mg）	（mg）	T	N/Q	U/Q	C/Q	（mg）
杨梅	82	28	0.8	0.2	5.7	7	0.01	0.05	9	14	1	0.14	26	12	6	82	—
香蕉	59	91	1.4	0.2	20.8	10	0.02	0.04	8	7	0.4	0.18	26	6	2	92	—
枇杷	62	39	0.8	0.2	8.5	—	0.01	0.03	8	17	1.1	0.21	25	8	5	87	—
橄榄	80	49	0.8	0.2	11.1	22	0.01	0.01	3	49	0.2	0.25	21	6	4	90	—
杨桃	88	29	0.6	0.2	6.2	3	0.02	0.03	7	4	0.4	0.39	20	8	6	86	—
山竹	25	69	0.4	0.2	16.5	—	0.08	0.02	1.2	11	0.3	0.06	18	2	3	95	—
火龙果（仙蜜果、红龙果）	69	51	1.1	0.2	11.3	—	0.03	0.02	3	7	0.3	0.29	16	9	3	88	—
芭蕉	68	109	1.2	0.1	25.8	—	0.02	0.02	—	6	0.3	0.16	15	4	1	95	—
布朗	87	41	0.6	0.2	9.3	8	0.01	0.01	2	5	0.2	0.1	11	6	4	90	—
鲜 瓜																	
木瓜	86	27	0.4	0.1	6.2	145	0.01	0.02	43	17	0.2	0.25	71	6	3	91	—
白金瓜	70	24	0.4	Tr	5.7	17	0.05	0.08	17	12	0.4	0.26	36	7	0	93	—
哈密瓜	71	34	0.5	0.1	7.7	153	…	0.01	12	4	…	0.13	36	6	3	91	—
白兰瓜	55	21	0.6	0.1	4.5	7	0.02	0.03	14	24	0.9	0	29	11	4	85	—
香瓜（甜瓜）	78	26	0.4	0.1	5.8	5	0.02	0.03	15	14	0.7	0.09	28	6	4	90	—
西瓜	56	25	0.6	0.1	5.5	75	0.02	0.03	6	8	0.3	0.1	25	9	4	87	—
黄河蜜瓜	56	5	0.4	Tr	0.8	30	0.02	0.01	15				22	33	0	67	—
金塔寺瓜	81	9	0.6	0.1	1.3	—	—	0.03	18				21	28	11	61	—
麻醉瓜	66	17	0.7	0.1	3.2		—	0.03	17				21	17	5	78	—
籽瓜	46	4	0.2	0.3	0.1		—	0.03	10				13	21	69	10	—
灵蜜瓜	71	3	0.5	0.1	0	—	—	0.04	—	12	0.5	—	8	69	31	0	—

表 1-4-16 畜肉类丰度表

食物名称	食部	能量	蛋白质	脂肪	碳水化合物	维生素A	维生素B₁	维生素B₂	维生素C	钙	铁	锌	丰度	供能比（%）			胆固醇
	（%）	（kcal）	（g）	（g）	（g）	（μgRE）	（mg）	（mg）	（mg）	（mg）	（mg）	（mg）	T	N/Q	U/Q	C/Q	（mg）
畜 肉																	
马肉	100	122	20.1	4.6	0.1	28	0.06	0.25	—	5	5.1	12.26	176	66	34	0	84
猪肉（肥）	100	807	2.4	88.6	0	29	0.08	0.05	—	3	1	0.69	160	1	99	0	109
猪大排	68	264	18.3	20.4	1.7	12	0.8	0.15	—	8	0.8	1.72	1.38	28	70	2	165
猪肉（肥瘦）（均值）	100	395	13.2	37	2.4	18	0.22	0.16	—	6	1.6	2.06	125	13	84	3	80
猪肉（瘦）	100	143	20.3	6.2	1.5	44	0.54	0.1	—	6	3	2.99	124	57	39	4	81
猪硬五花	79	339	13.6	30.6	2.2	10	0.36	0.15	—	6	1.3	2.2	124	16	81	3	77
猪肉（前肘）	77	287	17.3	22.9	2.9	16	0.28	0.13	—	5	3.5	2.07	123	24	72	4	79
猪小排	72	278	16.7	23.1	0.7	5	0.3	0.16	—	14	1.4	3.36	121	24	75	1	146
猪肉（后肘）	73	320	17	28	0	8	0.37	0.18	—	6	1	1.77	120	21	79	0	79
牛肉（里脊）（牛柳）	100	107	22.2	0.9	2.4	4	0.05	0.15	—	3	4.4	6.92	119	83	8	9	44
牛肉（前腱）	95	113	20.3	1.3	5.1	2	0.04	0.18	—	5	3.2	7.61	117	72	10	18	80
狗肉	80	116	16.8	4.6	1.8	12	0.34	0.2	—	52	2.9	3.18	114	58	36	6	62
驴肉（瘦）	100	116	21.5	3.2	0.4	72	0.03	0.16	—	2	4.3	4.26	109	74	25	1	74
猪后臀尖	97	336	14.6	30.8	0	16	0.26	0.11	—	5	1	0.84	103	17	83	0	87
猪里脊	100	155	20.2	7.9	0.7	5	0.47	0.12	—	6	1.5	2.3	103	52	46	2	55

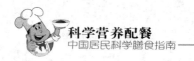
续表

食物名称	食部 (%)	能量 (kcal)	蛋白质 (g)	脂肪 (g)	碳水化合物 (g)	维生素A (μgRE)	维生素B₁ (mg)	维生素B₂ (mg)	维生素C (mg)	钙 (mg)	铁 (mg)	锌 (mg)	丰度 T	供能比（%）N/Q	供能比（%）U/Q	供能比（%）C/Q	胆固醇 (mg)
猪皮	100	363	27.4	28.1	0	3	0.03	0.14	—	13	1.7	0.67	101	30	70	0	304
牛肉（肥瘦）	99	125	19.9	4.2	2	7	0.04	0.14	—	23	3.3	4.73	100	64	30	6	84
羊肉（肥瘦）	90	203	19	14.1	0	22	0.05	0.14	—	6	2.3	3.22	96	37	63	0	92
牛肉（后腱）	94	98	20.1	1	2.2	3	0.03	0.15	—	5	4.2	3.93	93	82	9	9	54
猪软五花	85	349	7.7	35.3	0	39	0.14	0.06	—	5	0.8	0.73	91	9	91	0	98
牛肉（腑肋）	100	123	18.6	5.4	0	7	0.06	0.13	—	19	2.7	4.05	91	60	40	0	71
牛肉（腹部肉）（牛腩）	100	332	17.1	29.3	0	—	0.02	0.06	—		0.6	2.69	91	21	79	0	44
羊肉（瘦）	90	118	20.5	3.9	0.2	11	0.15	0.16	—	6	2.3	3.22	90	69	30	1	60
牛肉（瘦）	100	106	20.2	2.3	1.2	6	0.07	0.13	—	9	2.8	3.71	86	76	19	5	58
牛肉（背部肉）（上脑）	100	193	17.4	12.4	3	0	0.04	0.08	—	0	0.7	4.65	84	36	58	6	56
猪蹄	60	260	22.6	18.8	0	3	0.05	0.1	—	33	1.1	1.14	82	35	65	0	192
羊肉（后腿）	77	110	19.5	3.4	0.3	8	0.05	0.19	—	6	2.7	2.18	78	71	28	1	83
鹿肉（梅花鹿）	100	92	19.7	1.3	0.3	—	0.05	0.24	—	4	2.3	2.23	75	86	13	1	5
兔肉	100	102	19.7	2.2	0.9	26	0.11	0.1	—	12	2	1.3	66	77	19	4	59
牦牛肉	100	98	20	1.6	1	—	0.27	0.25	—	—		—	61	81	15	4	—
羊肉片	100	118	18	4	2.4	16	—	—	—	12	2.3	2.14	60	61	31	8	—
羊蹄筋（泡发）	100	41	8.4	Tr	1.9	4	—	0.04	—	14	2.5	0.69	36	82	0	18	28
牛蹄筋（泡发）	100	25	6	Tr	0.2	5	—	—	—	6	2.3	0.73	28	97	0	3	10

食物名称	食部（%）	能量（kcal）	蛋白质（g）	脂肪（g）	碳水化合物（g）	维生素A（μgRE）	维生素B₁（mg）	维生素B₂（mg）	维生素C（mg）	钙（mg）	铁（mg）	锌（mg）	丰度T	供能比（%） N/Q	供能比（%） U/Q	供能比（%） C/Q	胆固醇（mg）
畜肉制品																	
卤煮猪肝	100	203	26.4	8.3	5.6	4200	0.36	0.42	—	68	2	0.35	647	52	37	11	469
咖哩牛肉干	100	326	45.9	2.7	29.5	86	0.01	0.27	—	65	18.3	7.6	275	56	8	36	116
香肠	100	508	24.1	40.7	11.2	…	0.48	0.11	—	14	5.8	7.61	226	19	72	9	82
咸肉	100	390	16.5	36	0	20	0.77	0.21	—	10	2.6	2.04	177	17	83	0	72
叉烧肉	100	279	23.8	16.9	7.9	16	0.66	0.23	—	8	2.6	2.42	154	34	55	11	68
酱牛肉	100	246	31.4	11.9	3.2	11	0.05	0.22	—	20	4	7.12	152	51	44	5	76
猪肉松	100	396	23.4	11.5	49.7	44	0.04	0.13	—	41	6.4	4.28	152	24	26	50	111
广东香肠	100	433	18	37.3	6.4	…	0.42	0.07	—	5	2.8	2.62	150	17	77	6	94
腊肉（培根）	100	181	22.3	9	2.6	…	0.9	0.11	—	2	2.4	2.26	142	49	45	6	46
火腿肠	100	212	14	10.4	15.6	5	0.26	0.43	—	9	4.5	3.22	139	26	44	30	57
羊肉串（烤）	100	206	26	10.3	2.4	52	0.04	0.15	—	4	8.5	2.28	137	50	45	5	110
羊肉串（炸）	100	217	18.3	11.5	10	40	0.04	0.41	—	38	4.2	3.84	136	34	48	18	109
蛋清肠	100	278	12.5	22.8	5.8	20	0.65	0.06	—	26	2.2	1.27	129	18	74	8	112
火腿	100	330	16	27.4	4.9	46	0.28	0.09	—	3	2.2	2.16	122	19	75	6	120
牛肉松	100	445	8.2	15.7	67.7	90	0.04	0.11	—	76	4.6	0.55	117	7	32	61	169
方火腿	100	117	16.2	5	1.9	…	0.5	0.2	—	1	3	2.63	114	55	38	7	45
猪肘棒（熟）	72	314	21.3	24.5	2.1		0.04	0.09	—	55	1.6	2.66	105	27	70	3	108
猪蹄（熟）	43	260	23.6	17	3.2		0.13	0.04	—	32	2.4	0.78	89	36	59	5	86
小泥肠	100	295	11.3	26.3	3.2	—	0.16	0.07	—	20	1.1	1.24	87	15	80	5	59
牛餐肉	100	229	9.4	15.9	12	…	0.24	0.05	—	57	0.8	1.39	80	16	63	21	56
牛蹄筋（熟）	100	147	35.2	0.6	0.1	—	—	—	—	13	1.7	0.99	58	96	4	0	51

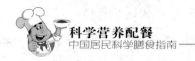
表 1-4-17　禽肉类丰度表

食物名称	食部（%）	能量（kcal）	蛋白质（g）	脂肪（g）	碳水化合物（g）	维生素A（μgRE）	维生素B₁（mg）	维生素B₂（mg）	维生素C（mg）	钙（mg）	铁（mg）	锌（mg）	丰度 T	供能比（%） N/Q	供能比（%） U/Q	供能比（%） C/Q	胆固醇（mg）
															禽 肉		
乳鸽	56	352	11.3	34.1	0	46	0.08	36	—	866	2	2.4	239	13	87	0	—
火鸡腿	100	91	20	1.2	0	…	0.07	0.06	—	12	5.2	9.26	134	88	12	0	58
肉鸡(肥)	74	389	16.7	35.4	0.9	226	0.07	0.07	—	37	1.7	1.1	133	17	82	1	106
鸭皮	100	538	6.5	50.2	15.1	21	0.01	0.04	—	6	3.1	0.64	119	5	84	11	46
鹅	63	251	17.9	19.9	0	42	0.07	0.23	—	4	3.8	1.36	111	29	71	0	74
鸽	42	201	16.5	14.2	1.7	53	0.06	0.2	—	30	3.8	0.82	99	33	64	3	99
鸭	68	240	15.5	19.7	0.2	52	0.08	0.22	—	6	2.2	1.33	99	26	74	0	94
鹌鹑	58	110	20.2	3.1	0.2	40	0.04	0.32	—	48	2.3	1.19	86	74	25	1	157
鸡爪	60	254	23.9	16.4	2.7	37	0.01	0.13	—	36	1.4	0.9	85	38	58	4	103
野山鸡	63	126	20.4	2	6.6	75	0.03	0.14	—	92	0.9	1.19	74	65	14	21	—
鸡腿	69	181	16	13	0	44	0.02	0.14	—	6	1.5	1.2	72	35	65	0	162
鸡翅	69	194	17.4	11.8	4.6	68	0.01	0.11	—	8	1.3	1.12	72	36	55	9	113
乌骨鸡	48	111	22.3	2.3	0.3	—	0.02	0.2	—	17	2.3	1.6	71	80	19	1	106
土鸡	58	124	20.8	4.5	0	64	0.09	0.08	—	9	2.1	1.06	71	67	33	0	106
鸭掌	59	150	26.9	1.9	6.2	11	Tr	0.17	—	6	2.2	1.33	71	72	11	17	36

续表

食物名称	食部	能量	蛋白质	脂肪	碳水化合物	维生素A	维生素B₁	维生素B₂	维生素C	钙	铁	锌	丰度	供能比（%）			胆固醇
	（%）	（kcal）	（g）	（g）	（g）	（μgRE）	（mg）	（mg）	（mg）	（mg）	（mg）	（mg）	T	N/Q	U/Q	C/Q	（mg）
鸡	66	167	19.3	9.4	1.3	48	0.05	0.09	—	9	1.4	1.09	69	46	51	3	106
鸭翅	67	146	16.5	6.1	6.3	14	0.02	0.16	—	20	2.1	0.74	65	45	38	17	49
鸭胸脯肉	100	90	15	1.5	4	—	0.01	0.07	—	6	4.1	1.17	61	67	15	18	121
鸡胸脯肉	100	133	19.4	5	2.5	16	0.07	0.13	—	3	0.6	0.51	53	58	34	8	82
火鸡胸脯肉	100	103	22.4	0.2	2.8	…	0.04	0.03	—	39	1.1	0.52	45	87	2	11	49
禽肉制品																	
卤煮鸡	70	212	29.4	7.9	5.8	76	0.02	0.35	—	71	5.4	4.42	156	55	34	11	
北京烤鸭	80	436	16.6	38.4	6	36	0.04	0.3	—	35	2.4	1.25	135	15	79	6	
鸡肉松	100	440	7.2	16.4	65.8	90	0.03	0.11	—	76	7.1	0.58	133	6	34	60	81
烧鹅	73	289	19.7	21.5	4.2	9	0.09	0.11	—	91	3.8	2	120	27	67	6	116
扒鸡	66	217	29.6	11	0	32	0.02	0.17	—	31	2.9	3.23	111	54	46	0	211
炸鸡	70	279	20.3	17.3	10.5	23	0.03	0.17	—	109	2.2	1.66	107	29	56	15	198
盐水鸭	81	313	16.6	26.1	2.8	35	0.07	0.21	—	10	0.7	2.04	102	21	75	4	81
北京填鸭	75	425	9.3	41.3	3.9	30	…	—	—	15	1.6	1.31	98	9	87	4	96
烤鸡	73	240	22.4	16.7	0.1	37	0.05	0.19	—	25	1.7	1.38	95	37	63	0	99
板鸭	70	451	9.7	45	1.8	—	—	—	—	64	0	0	86	8	90	2	—

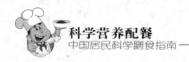
表 1-4-18　脏器丰度表

食物名称	食部（%）	能量（kcal）	蛋白质（g）	脂肪（g）	碳水化合物（g）	维生素A（μgRE）	维生素B₁（mg）	维生素B₂（mg）	维生素C（mg）	钙（mg）	铁（mg）	锌（mg）	丰度（T）	供能比（%） N/Q	U/Q	C/Q	胆固醇（mg）
羊肝	100	134	17.9	3.6	7.4	20972	0.21	1.75	—	8	7.5	3.45	2863	54	24	22	349
牛肝	100	139	19.8	3.9	6.2	20220	0.16	1.3	9	4	6.6	5.01	2749	57	25	18	297
鸡肝	100	121	16.6	4.8	2.8	10414	0.33	1.1	—	7	12	2.4	1527	55	36	9	356
猪肝	99	129	19.3	3.5	5	4972	0.21	2.08	20	6	22.6	5.78	1025	60	24	16	288
鹅肝	100	129	15.2	3.4	9.3	6100	0.27	0.25	—	2	7.8	3.56	901	47	24	29	285
鸭肝	100	128	14.5	7.5	0.5	1040	0.26	1.05	18	18	23.1	3.08	446	45	53	2	341
火鸡肝	100	143	20	5.6	3.1		0.06	1.21		3	20.7	1.74	272	56	35	9	294
羊肾	95	96	16.6	2.8	1	126	0.35	2.01		8	5.8	2.74	265	70	26	4	289
鸡心	100	172	15.9	11.8	0.6	910	0.46	0.26	—	54	4.7	1.94	252	37	62	1	194
猪肾	93	96	15.4	3.2	1.4	41	0.31	1.14	13	12	6.1	2.56	203	64	30	6	354
鸡血	100	49	7.8	0.2	4.1	56	0.05	0.04	—	10	25	0.45	194	63	4	33	170
牛肾	89	94	15.6	2.4	2.6	88	0.24	0.85		8	9.4	2.17	189	66	23	11	295
牛肺	100	95	16.5	2.5	1.5	12	0.04	0.21	13	8	11.7	2.67	152	70	24	6	306
鸭心	100	143	12.8	8.9	2.9	24	0.14	0.87	—	20	5	1.38	148	36	56	8	120
羊血	100	57	6.8	0.2	6.9	—	0.04	0.09		22	18.3	0.67	148	48	3	49	92
牛心	100	106	15.4	3.5	3.1	17	0.26	0.39	5	4	5.9	2.41	133	58	30	12	115

续表

食物名称	食部 (%)	能量 (kcal)	蛋白质 (g)	脂肪 (g)	碳水化合物 (g)	维生素A (μgRE)	维生素B$_1$ (mg)	维生素B$_2$ (mg)	维生素C (mg)	钙 (mg)	铁 (mg)	锌 (mg)	丰度 T	供能比 (%)			胆固醇 (mg)
														N/Q	U/Q	C/Q	
猪心	97	119	16.6	5.3	1.1	13	0.19	0.48	4	12	4.3	1.9	123	56	40	4	151
羊心	100	113	13.8	5.5	2	16	0.28	0.4	—	10	4	2.09	117	49	44	7	104
猪舌(猪口条)	94	233	15.7	18.1	1.7	15	0.13	0.3	—	13	2.8	2.12	112	27	70	3	158
牛舌	100	196	17	13.3	2	8	0.1	0.16	—	6	3.1	3.39	103	35	61	4	92
羊肺	100	96	16.2	2.4	2.5	…	0.05	0.14	—	12	7.8	1.81	101	67	23	10	319
鹅肫	100	100	19.6	1.9	1.1	51	0.05	0.06	—	2	4.7	4.04	98	79	17	4	153
鸡肫(鸡胗)	100	118	19.2	2.8	4	36	0.04	0.09	—	7	4.4	2.76	89	65	21	14	174
鸭舌	61	245	16.6	19.7	0.4	35	0.01	0.21	—	13	2.2	0.65	88	27	72	1	118
鸭肫(鸭胗)	93	92	17.9	1.3	2.1	6	0.04	0.15	—	12	4.3	2.77	85	78	13	9	153
猪肺	97	84	12.2	3.9	0.1	10	0.04	0.18	—	6	5.3	1.21	80	58	42	0	290
猪血	100	55	12.2	0.3	0.9	—	0.03	0.04	—	4	8.7	0.28	79	89	5	6	51
火鸡肫	100	91	18.9	0.3	3.2	—	0.02	0.08	—	44	3.7	2.62	77	83	0	14	342
猪肚	96	110	15.2	5.1	0.7	3	0.07	0.16	—	11	2.4	1.92	72	55	42	3	165
羊肚	100	87	12.2	3.4	1.8	23	0.03	0.17	—	38	1.4	2.61	68	57	35	8	124
猪大肠	100	196	6.9	18.7	0	7	0.06	0.11	—	8	0.8	1.72	67	14	86	0	137
猪小肠	100	65	10	2	1.7	6	0.12	0.11	—	7	2	2.77	65	62	28	10	183
牛肚	100	72	14.5	1.6	0	2	0.03	0.13	—	40	1.8	2.31	63	80	20	0	104
猪耳	100	176	19.1	11.1	0	…	0.05	0.12	—	6	1.3	0.35	61	43	57	0	92
羊舌	100	225	19.4	14.2	4.8	—	—	0.23	—	—	—	—	59	35	57	8	148

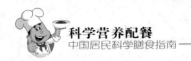

表1-4-19　鱼类丰度表

食物名称	食部	能量	蛋白质	脂肪	碳水化合物	维生素A	维生素B₁	维生素B₂	维生素C	钙	铁	锌	丰度	供能比（%）			胆固醇
	（%）	（kcal）	（g）	（g）	（g）	（μgRE）	（mg）	（mg）	（mg）	（mg）	（mg）	（mg）	T	N/Q	U/Q	C/Q	（mg）
黄鳝丝	88	69	15.4	0.8	0	—	0.04	2.08	—	57	2.8	1.82	207	90	10	0	77
黄鳝	67	89	18	1.4	1.2	50	0.06	0.98	—	42	2.5	1.97	138	81	14	5	126
鲈鱼（胡子鲈）	58	105	18.6	3.4	0	…	0.11	0	—	138	2	2.83	89	71	29	0	81
大目鱼（鲷）	65	106	17.9	2.6	2.7	12	0.02	0.1	—	186	2.3	1.2	81	68	22	10	65
鳟鱼（虹鳟）	57	99	18.6	2.6	0.2	206	0.08	0	—	63	1	1.07	77	75	24	1	102
泥鳅	60	96	17.9	2	1.7	14	0.1	0.33	—	31	0.9	0.96	71	74	19	7	136
白条鱼	59	103	16.6	3.3	1.6	11	0	0.07	—	58	1.7	3.22	71	65	29	6	129
鲫鱼	54	108	17.1	2.7	3.8	17	0.04	0.09	—	79	1.3	1.94	67	63	29	6	130
鱼子酱	100	201	9.6	7.1	24.7	Tr	0.07	0.04	—	23	2.7	1.35	66	19	32	49	—
乌鳢（黑鱼）	57	85	18.5	1.2	0	26	0.02	0.14	—	152	0.7	0.8	65	87	13	0	91
小凤尾鱼（鲚鱼）	90	124	15.5	5.1	4	14	0.06	0.06	—	78	1.6	1.3	65	50	37	13	82
鲑鱼（大麻哈鱼）	72	139	17.2	7.8	0	45	0.07	0.18	—	13	0.3	1.11	65	49	51	0	68
鲤鱼	54	109	17.6	4.1	0.5	25	0.03	0.09	—	50	1	2.08	64	64	34	2	84
鳗鱼（河鳗）	84	181	18.6	10.8	2.3	—	0.02	0.02	—	42	1.5	1.15	63	41	54	5	177
黄姑鱼（黄婆鸡）	63	137	18.4	7	0	—	0.04	0.09	—	94	0.9	0.61	61	54	46	0	166
鳊鱼（武昌鱼）	59	135	18.3	6.3	1.2	28	0.02	0.07	—	89	0.7	0.89	61	54	42	4	94

续表

食物名称	食部	能量	蛋白质	脂肪	碳水化合物	维生素A	维生素B₁	维生素B₂	维生素C	钙	铁	锌	丰度	供能比（%）			胆固醇
	（%）	（kcal）	（g）	（g）	（g）	（μgRE）	（mg）	（mg）	（mg）	（mg）	（mg）	（mg）	T	N/Q	U/Q	C/Q	（mg）
平鱼（鲳鱼）	70	140	18.5	7.3	0	24	0.04	0.07	—	46	1.1	0.8	60	53	47	0	77
沙丁鱼	67	89	19.8	1.1	0	—	0.01	0.03	—	184	1.4	0.16	59	89	11	0	158
鲢鱼（白鲢）	61	104	17.8	3.6	0	20	0.03	0.07	—	53	1.4	1.17	58	69	31	0	99
鲅鱼	57	95	18.4	2.1	0.7	125	0.01	0.04	—	31	0.9	0.83	58	77	20	3	86
鳜鱼（桂鱼）	61	117	19.9	4.2	0	12	0.02	0.07	—	63	1	1.07	57	68	32	0	108
胖头鱼（鳙鱼）	61	100	15.3	2.2	4.7	34	0.04	0.11	—	82	0.8	0.76	57	61	20	19	108
青鱼	63	118	20.1	4.2	0	42	0.03	0.07	—	31	0.9	0.96	56	68	32	0	112
罗非鱼	55	98	18.4	1.5	2.8	…	0.11	0.17	—	12	0.9	0.87	56	75	14	11	78
鲇鱼	65	103	17.3	3.7	0	—	0.03	0.1	—	42	2.1	0.53	56	68	32	0	163
鲅鱼	80	121	21.2	3.1	2.1	19	0.03	0.04	—	35	0.8	1.39	54	70	23	7	75
草鱼	58	113	16.6	5.2	0	11	0.04	0.11	—	38	0.9	0.87	53	59	41	0	86
海鳗	67	122	18.8	5	0.5	22	0.06	0.07	—	28	0.7	0.8	53	61	37	2	71
带鱼	76	127	17.7	4.9	3.1	29	0.02	0.06	—	28	1.2	0.7	53	55	35	10	76
鲆鱼（比目鱼、偏口鱼）	68	112	20.8	3.2	0	…	0.11	Tr	—	55	1	0.53	52	74	26	0	81
尖嘴白	80	137	22.7	3.3	4.1	—	0.05	0.02	—	27	0.6	1.32	52	66	22	12	73
小黄鱼	63	99	17.9	3	0.1	…	0.04	0.04	—	78	0.9	0.94	51	72	27	1	74
鲨鱼	56	118	22.2	3.2	0	21	0.01	0.05	—	41	0.9	0.73	51	76	24	0	70

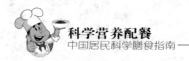

续表

食物名称	食部 (%)	能量 (kcal)	蛋白质 (g)	脂肪 (g)	碳水化合物 (g)	维生素A (μgRE)	维生素B₁ (mg)	维生素B₂ (mg)	维生素C (mg)	钙 (mg)	铁 (mg)	锌 (mg)	丰度 T	供能比 (%) N/Q	供能比 (%) U/Q	供能比 (%) C/Q	胆固醇 (mg)
鳕鱼（明太鱼）	45	88	20.4	0.5	0.5	14	0.04	0.13	—	42	0.5	0.86	51	93	5	2	114
白故鱼	67	150	19.1	8.2	0	—	0.02	0.08	—	23	0.3	0.84	50	51	49	0	80
大黄鱼	66	97	17.7	2.5	0.8	10	0.03	0.1	—	53	0.7	0.58	48	74	23	3	86
鲶鱼（竿鱼、黄鲇）	75	132	20.8	5.4	0	—	0.04	0.15	—	24	0	0	46	63	37	0	—
舌鳎（花纹舌头，舌头鱼）	68	83	17.7	1.4	0	6	0.03	0.05	—	57	1.5	0.05	44	85	15	0	82
银鱼	100	105	17.2	4	0	—	0.03	0.05	—	46	0.9	0.16	43	66	34	0	361

表1-4-20　虾、蟹类丰度表

食物名称	食部 (%)	能量 (kcal)	蛋白质 (g)	脂肪 (g)	碳水化合物 (g)	维生素A (μgRE)	维生素B₁ (mg)	维生素B₂ (mg)	维生素C (mg)	钙 (mg)	铁 (mg)	锌 (mg)	丰度 T	供能比 (%) N/Q	供能比 (%) U/Q	供能比 (%) C/Q	胆固醇 (mg)
虾皮(干)	100	153	30.7	2.2	2.5	19	0.02	0.14	—	991	6.7	1.93	232	80	13	7	428
虾仁（海米）	100	198	43.7	2.6	0	21	0.01	0.12	—	555	11	3.82	231	88	12	0	525

续表

食物名称	食部 (%)	能量 (kcal)	蛋白质 (g)	脂肪 (g)	碳水化合物 (g)	维生素A (μgRE)	维生素B₁ (mg)	维生素B₂ (mg)	维生素C (mg)	钙 (mg)	铁 (mg)	锌 (mg)	丰度 T	供能比（%）			胆固醇 (mg)
														N/Q	U/Q	C/Q	
虾酱	100	112	10.8	7.6	0	65	0.05	0.14	—	308	11.6	1.52	171	39	61	0	—
河蟹	42	103	17.5	2.6	2.3	389	0.06	0.28	—	126	2.9	3.68	157	68	23	9	267
梭子蟹	49	95	15.9	3.1	0.9	121	0.03	0.3	—	280	2.5	5.5	151	67	29	4	142
鲜虾仁（江虾）	100	87	10.3	0.9	9.3	102	0.04	0.12	—	78	8.8	2.71	127	48	9	43	116
河虾	86	87	16.4	2.4	0	48	0.04	0.03	—	325	4	2.24	115	75	25	0	240
水虾米（白虾米）	57	81	17.3	0.4	2	54	0.05	0.03	—	403	2.1	2.03	111	86	4	10	103
鳌虾	31	93	14.8	3.8	0	—	0.02	0.18	—	85	6.4	1.45	99	63	37	0	—
海蟹	55	95	13.8	2.3	4.7	30	0.01	0.1	—	208	1.6	3.32	91	58	22	20	125
蟹肉	100	62	11.6	1.2	1.1	—	0.03	0.09	—	231	1.8	2.15	79	75	18	7	65
海虾	51	79	16.8	0.6	1.5	…	0.01	0.05	—	146	3	1.44	72	85	7	8	117
虾虎	32	81	11.6	1.7	4.8	—	0.04	0.04	—	22	1.7	3.31	70	57	19	24	177
草虾	59	103	18.6	0.8	5.4	82	Tr	—	—	59	2	1.78	66	72	7	21	148
对虾	61	93	18.6	0.8	2.8	15	0.01	0.07	—	62	1.5	2.38	64	80	8	12	193
基围虾	60	101	18.2	1.4	3.9	—	0.02	0.07	—	83	2	1.18	61	72	13	15	181
龙虾	46	90	18.9	1.1	1	…	Tr	0.03	—	21	1.3	2.79	55	85	11	4	121

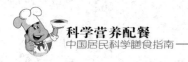

表 1-4-21　贝类、软体类丰度表

食物名称	食部（%）	能量（kcal）	蛋白质（g）	脂肪（g）	碳水化合物（g）	维生素A（μgRE）	维生素B₁（mg）	维生素B₂（mg）	维生素C（mg）	钙（mg）	铁（mg）	锌（mg）	丰度 T	供能比（%）			胆固醇（mg）
														N/Q	U/Q	C/Q	
贝类																	
蛏子（干）	100	340	46.5	4.9	27.4	20	0.07	0.31	—	107	88.8	13.86	796	55	13	32	469
生蚝	100	57	10.9	1.5	0		0.04	0.13	—	35	5	71.2	572	76	24	0	94
河蚌	43	54	10.9	0.8	0.7	243	0.01	0.18	—	248	26.6	6.23	310	81	14	5	103
田螺	26	60	11	0.2	3.6	…	0.02	0.19	—	1030	19.7	2.71	307	73	3	24	154
蛏子	57	40	7.3	0.3	2.1	59	0.02	0.12	—	134	33.6	2.01	281	72	7	21	131
贻贝（干）	100	355	47.8	9.3	20.1	36	0.04	0.32	—	157	12.5	6.71	251	54	23	23	493
鲍鱼	65	84	12.6	0.8	6.6	24	0.01	0.16	—	266	22.6	1.75	228	60	9	31	242
螺（x）	41	100	15.7	1.2	6.6	26	0.03	0.04	—	722	7	4.6	224	63	11	26	167
毛蛤蜊	25	97	15	1	7.1	0	0.01	0.14	—	137	15.3	2.29	165	62	9	29	113
扇贝（干）	100	264	55.6	2.4	5.1	11	Tr	0.21	—	77	5.6	5.05	162	84	8	8	348
鲍鱼（干）	100	322	54.1	5.6	13.7	28	0.02	0.13	—	143	6.8	1.68	158	67	16	17	—
牡蛎	100	73	5.3	2.1	8.2	27	0.01	0.13	—	131	7.1	9.39	155	29	26	45	100
赤贝（泥蚶）	34	61	13.9	0.6	0	…	—	0.1	—	35	4.8	11.58	142	91	9	0	144
螺蛳	37	59	7.5	0.6	6	…	Tr	0.28	—	156	1.4	10.27	133	51	9	40	86
蛤蜊	39	62	10.1	1.1	2.8	21	0.01	0.13	—	133	10.9	2.38	132	66	16	18	156

食物名称	食部（%）	能量（kcal）	蛋白质（g）	脂肪（g）	碳水化合物（g）	维生素A（μgRE）	维生素B₁（mg）	维生素B₂（mg）	维生素C（mg）	钙（mg）	铁（mg）	锌（mg）	丰度 T	供能比（%） N/Q	供能比（%） U/Q	供能比（%） C/Q	胆固醇（mg）
蚬子（河蚬）	35	47	7	1.4	1.7	37	0.08	0.13	—	39	11.4	1.82	123	59	27	14	257
贻贝	49	80	11.4	1.7	4.7	73	0.12	0.22	—	63	6.7	2.47	119	57	19	24	123
香海螺	59	163	22.7	3.5	10.1	—	—	0.24	—	91	3.2	2.89	102	56	19	25	195
银蚶（蚶子）	27	71	12.2	1.4	2.3	…	—	0.06	—	49	7.3	1.64	86	69	18	13	89
鲜贝	100	77	15.7	0.5	2.5	…	Tr	0.21	—	28	0.7	2.08	56	81	6	13	116
软体类																	
墨鱼（干）	82	287	65.3	1.9	2.1	…	0.02	0.04	—	82	23.9	10.02	317	91	6	3	316
鱿鱼（干）	98	313	60	4.6	7.8	—	0.02	0.13	—	87	4.1	11.24	201	77	13	10	871
海参（鲜）	100	78	16.5	0.2	2.5	—	0.03	0.04	—	285	13.2	0.63	151	85	2	13	51
海蜇头	100	74	6	0.3	11.8	14	0.07	0.04	—	120	5.1	0.42	72	32	4	64	10
海蜇皮	100	33	3.7	0.3	3.8	—	0.03	0.05	—	150	4.8	0.05	62	45	8	47	8
乌贼（鲜）	97	84	17.4	1.6	0	35	0.02	0.06	—	44	0.9	2.38	59	83	17	0	268
海参（水浸）	100	25	6	0.1	0	11	…	0.03	—	240	0.6	0.27	46	96	4	0	50
章鱼（八爪鱼）	78	135	18.9	0.4	14	…	0.04	0.06	—	21	0.6	0.68	43	56	3	41	—
鱿鱼（水浸）	98	75	17	0.8	0	16	…	0.03	—	43	0.5	1.36	41	90	10	0	—
墨鱼	69	83	15.2	0.9	3.4	…	0.02	0.04	—	15	1	1.34	41	74	10	16	226
乌鱼蛋	73	66	14.1	1.1	0	—	0.01	0.04	—	11	0.3	1.27	32	85	15	0	243

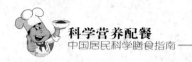
表1-4-22　蛋类及其制品丰度表

食物名称	食部	能量	蛋白质	脂肪	碳水化合物	维生素A	维生素B₁	维生素B₂	维生素C	钙	铁	锌	丰度	供能比（%）			胆固醇
	（%）	（kcal）	（g）	（g）	（g）	（μgRE）	（mg）	（mg）	（mg）	（mg）	（mg）	（mg）	T	N/Q	U/Q	C/Q	（mg）
鸭蛋黄	100	378	14.5	33.8	4	1980	0.28	0.62	—	123	4.9	3.09	449	15	81	4	1576
鸡蛋粉	100	545	43.4	36.2	11.3	525	0.05	0.4	—	954	10.5	5.95	432	32	60	8	2251
鸡蛋黄	100	328	15.2	28.2	3.4	438	0.33	0.29	—	112	6.5	3.79	243	19	77	4	1510
鹌鹑蛋	86	160	12.8	11.1	2.1	337	0.11	0.49	—	47	3.2	1.61	154	32	63	5	515
鸭蛋	87	180	12.6	13	3.1	261	0.17	0.35	—	62	2.9	1.67	142	28	65	7	565
鸭蛋（咸）	88	190	12.7	12.7	6.3	134	0.16	0.33	—	118	3.6	1.74	137	27	60	13	647
鹅蛋	87	196	11.1	15.6	2.8	192	0.08	0.3	—	34	4.1	1.43	129	23	71	6	704
鸡蛋（白皮）	87	138	12.7	9	1.5	310	0.09	0.31	—	48	2	1	121	37	59	4	585
松花蛋（鸭）	90	171	14.2	10.7	4.5	215	0.06	0.18	—	63	3.3	1.48	117	33	56	11	608
鸡蛋（红皮）	88	156	12.8	11.1	1.3	194	0.13	0.32	—	44	2.3	1.01	115	33	64	3	585
鸡蛋（x）	88	144	13.3	8.8	2.8	234	0.11	0.27	—	56	2	1.1	112	37	55	8	585
鸭蛋白	100	47	9.9	0	1.8	23	0.01	0.07	—	62	2.9	1.67	58	85	0	15	—
鸡蛋白	100	60	11.6	0.1	3.1	—	0.04	0.31	—	9	1.6	0.02	50	78	1	21	—
鸽蛋	90	102	9.5	6.4	1.7	—	—	—	—	108	—	—	33	37	56	7	—

表1-4-23 大豆类及豆制品丰度表

食物名称	食部	能量	蛋白质	脂肪	碳水化合物	维生素A	维生素B₁	维生素B₂	维生素C	钙	铁	锌	丰度	供能比（%）			胆固醇
	（%）	（kcal）	（g）	（g）	（g）	（μgRE）	（mg）	（mg）	（mg）	（mg）	（mg）	（mg）	T	N/Q	U/Q	C/Q	（mg）
大豆																	
青豆	100	373	34.5	16	22.7	132	0.41	0.18	—	200	8.4	3.18	229	37	39	24	—
黄豆	100	358	35	16	18.6	37	0.41	0.2	—	191	8.2	3.34	216	39	40	21	—
黑豆	100	380	36	15.9	23.3	5	0.2	0.33	—	224	7	4.18	211	38	38	24	—
豆制品																	
小香干	100	174	17.9	9.1	5	—	0.03	0.07	—	1019	23.3	2.55	342	41	47	12	—
腐竹	100	459	44.6	21.7	21.3	—	0.13	0.07	—	77	16.5	3.69	245	39	42	19	—
豆腐皮	100	409	44.6	17.4	18.6	—	0.31	0.11	—	116	13.9	3.81	242	44	38	18	—
豆粕	100	310	42.5	2.1	30.2	—	0.49	0.2	—	154	14.9	0.5	227	55	6	39	—
黄豆粉	100	418	32.7	18.3	30.5	63	0.31	0.22	—	207	8.1	3.89	224	31	40	29	—
卤干	100	336	14.5	16.7	31.8	—	0.03	0.14	—	731	3.9	3.61	204	17	45	38	—
炸素虾	100	576	27.6	44.4	16.6	—	0.04	0.02	—	251	6.3	2.49	195	19	69	12	—
豆浆粉	100	422	19.7	9.4	64.6	—	0.07	0.05	—	101	14.9	0.5	177	19	20	61	—
膨化豆粕（大豆蛋白）	100	321	36.6	0.7	42	—	…	0.11	—	144	9.8	3.17	165	46	2	52	—
千张（百页）	100	260	24.5	16	4.5	5	0.04	0.05	—	313	6.4	2.52	158	38	55	7	—

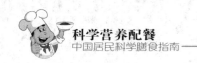

续表

食物名称	食部	能量	蛋白质	脂肪	碳水化合物	维生素A	维生素B₁	维生素B₂	维生素C	钙	铁	锌	丰度	供能比（%）			胆固醇
														N/Q	U/Q	C/Q	
	（%）	（kcal）	（g）	（g）	（g）	（μgRE）	（mg）	（mg）	（mg）	（mg）	（mg）	（mg）	T				（mg）
臭干	100	99	10.2	4.6	4.1	—	0.02	0.11	—	720	4.2	0.98	153	41	42	17	—
豆腐丝	100	201	21.5	10.5	5.1	5	0.04	0.12	—	204	9.1	2.04	152	43	47	10	
豆腐丝（油）	100	300	24.2	17.1	12.3	3	0.02	0.09	—	152	5	2.98	136	32	51	17	
酱油干	100	156	14.9	9.1	3.7		0.02	0.03	—	413	5.9	1.18	133	38	53	9	
素鸡	100	192	16.5	12.5	3.3	10	0.02	0.03	—	319	5.3	1.74	129	34	59	7	
豆腐卷	100	201	17.9	11.6	6.2	30	0.02	0.04	—	156	6.1	2.76	126	36	52	12	
豆腐干（香干）	100	151	15.8	7.8	4.3	7	0.04	0.03	—	299	5.7	1.59	122	42	47	11	
豆腐泡（油豆腐）	100	244	17	17.6	4.3	5	0.05	0.04	—	147	5.2	2.03	120	28	65	7	
豆腐干	100	140	16.2	3.6	10.7		0.03	0.07	—	308	4.9	1.76	116	46	23	31	
蒲包干	100	135	12.1	5.7	8.9		0.02	0.01	—	134	9.1	1.73	116	36	38	26	
素什锦	100	173	14	10.2	6.3		0.07	0.04	—	174	6	1.25	110	32	53	15	
素火腿	100	211	19.1	13.2	3.9		0.01	0.03	—	8	7.3	1.96	107	36	56	8	
豆干尖	100	192	17.2	12	3.7		0.01	0.06	—	5	7.4	1.9	105	36	56	8	
豆腐花（豆腐粉）	100	401	10	2.6	84.3	42	0.02	0.03	—	175	3.3	0.75	96	10	6	84	
豆腐干（熏干）	100	153	15.8	6.2	8.5	2	0.03	0.01	—	173	3.9	1.8	92	41	37	22	
豆腐干（菜干）	100	136	13.4	7.1	4.7		0.01	0.01	—	179	3	1.39	80	39	47	14	
豆腐（北）	100	98	12.2	4.8	1.5	5	0.05	0.03	—	138	2.5	0.63	65	50	44	6	
豆腐	100	81	8.1	3.7	3.8	—	0.04	0.03	—	164	1.9	1.11	61	40	41	19	

续表

食物名称	食部	能量	蛋白质	脂肪	碳水化合物	维生素A	维生素B₁	维生素B₂	维生素C	钙	铁	锌	丰度	供能比（%）			胆固醇
	（%）	（kcal）	（g）	（g）	（g）	（μgRE）	（mg）	（mg）	（mg）	（mg）	（mg）	（mg）	T	N/Q	U/Q	C/Q	（mg）
烤麸	100	121	20.4	0.3	9.1	—	0.04	0.05	—	30	2.7	1.19	61	68	2	30	—
豆腐（南）	100	57	6.2	2.5	2.4	—	0.02	0.04	—	116	1.5	0.59	44	44	39	17	—
豆腐（内酯豆腐）	100	49	5	1.9	2.9	—	0.06	0.03	—	17	0.8	0.55	27	41	35	24	—
酸豆乳	100	67	2.2	1.2	11.8	—	0.06	0	—	32	0.4	0.21	20	13	16	71	—
豆奶	100	30	2.4	1.5	1.8	—	0.02	0.06	—	23	0.6	0.24	20	32	44	24	—
豆腐脑	100	15	1.9	0.8	0	—	0.04	0.02	—	18	0.9	0.49	19	51	49	0	—
豆浆	100	14	1.8	0.7	0	15	0.02	0.02	—	10	0.5	0.24	14	53	47	0	—
生豆汁	100	10	0.9	0.1	1.3	—	0.02	0.02	—	8	0.4	0.11	9	37	9	54	—

表1-4-24 壳果、种子丰度表

食物名称	食部	能量	蛋白质	脂肪	碳水化合物	维生素A	维生素B₁	维生素B₂	维生素C	钙	铁	锌	丰度	供能比（%）			胆固醇
	（%）	（kcal）	（g）	（g）	（g）	（μgRE）	（mg）	（mg）	（mg）	（mg）	（mg）	（mg）	T	N/Q	U/Q	C/Q	（mg）
壳果																	
榛子（炒）	21	594	30.5	50.3	4.9	12	0.21	0.22	…	815	5.1	3.75	303	21	76	3	—
大杏仁	100	503	19.9	42.9	9.3	—	0.02	1.82	26	49	1.2	4.06	288	16	77	7	—

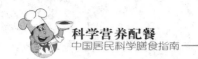
续表

食物名称	食部	能量	蛋白质	脂肪	碳水化合物	维生素A	维生素B₁	维生素B₂	维生素C	钙	铁	锌	丰度	供能比（%）			胆固醇
	（%）	（kcal）	（g）	（g）	（g）	（μgRE）	（mg）	（mg）	（mg）	（mg）	（mg）	（mg）	T	N/Q	U/Q	C/Q	（mg）
烤杏仁	100	594	22.1	52.8	7.5	—	0.07	0.86	—	266	4.5	3.54	259	15	80	5	—
杏仁	100	562	22.5	45.4	15.9	—	0.08	0.56	26	97	2.2	4.3	225	16	73	11	—
松子仁	100	698	13.4	70.6	2.2	2	0.19	0.25	—	78	4.3	4.61	224	8	91	1	—
炒杏仁	91	600	25.7	51	9.6	17	0.15	0.71	—	141	3.9	0	213	17	77	6	—
开心果（熟）	82	614	20.6	53	13.7	—	0.45	0.1	—	108	4.4	3.11	209	13	78	9	—
松子（炒）	31	619	14.1	58.5	9	5	…	0.11	…	161	5.2	5.49	207	9	85	6	—
腰果	100	552	17.3	36.7	38	8	0.27	0.13	—	26	4.8	4.3	179	12	60	28	—
核桃	43	627	14.9	58.8	9.6	5	0.15	0.14	1	56	2.7	2.17	169	10	84	6	—
熟栗子	78	212	4.8	1.5	44.8	40	0.19	0.13	36	15	1.7	0	97	9	6	85	—
栗子（干）	80	185	4.2	0.7	40.5	32	0.14	0.17	25	—	1.2	1.32	85	9	3	88	—
核桃（鲜）	43	328	12.8	29.9	1.8	—	0.07	0.14	10	—	—	—	84	16	82	2	—
菠萝蜜子	97	160	4.9	0.3	34.4	—	0.31	0.16	16	18	1.6	0.54	82	12	2	86	—
鲜栗子（板栗）	80	185	4.2	0.7	40.5	32	0.14	0.17	24	17	1.1	0.57	81	9	3	88	—
白果（银杏）	67	355	13.2	1.3	72.6	—	…	0.1	…	54	0.2	0.69	56	15	3	82	—
种子																	
黑芝麻	100	531	19.1	46.1	10	—	0.4	0.08	—	780	22.7	6.13	419	14	78	8	—
白芝麻	100	517	18.4	39.6	21.7	—	0.66	0.25	—	620	14.1	4.21	351	14	69	17	—

续表

食物名称	食部	能量	蛋白质	脂肪	碳水化合物	维生素A	维生素B₁	维生素B₂	维生素C	钙	铁	锌	丰度	供能比（%）			胆固醇
	（%）	（kcal）	（g）	（g）	（g）	（μgRE）	（mg）	（mg）	（mg）	（mg）	（mg）	（mg）	T	N/Q	U/Q	C/Q	（mg）
胡麻子	98	390	19.1	30.7	9.3	—	0.29	0.28	—	228	19.7	4.84	304	20	71	9	—
葵花籽仁	100	606	19.1	53.4	12.2	—	1.89	0.16	—	115	2.9	0.5	287	13	79	8	—
葵花子（炒）	52	616	22.6	52.8	12.5	5	0.43	0.26	—	72	6.1	5.91	248	15	77	8	—
南瓜子（炒）	68	574	36	46.1	3.8	—	0.08	0.16	—	37	6.5	7.12	224	25	72	3	—
西瓜子（炒）	43	573	32.7	44.8	9.7	—	0.04	0.08	…	28	8.2	6.76	219	23	70	7	—
花生仁（炒）	100	580	23.9	44.4	21.2	—	0.12	0.1	…	284	6.9	2.82	215	16	69	15	—
花生仁（生）	100	562	24.8	44.3	16	5	0.72	0.13	2	39	2.1	2.5	197	18	71	11	—
南瓜子仁	100	566	33.2	48.1	0	—	0.23	0.09	—	16	1.5	2.57	160	23	77	0	—
花生（炒）	71	588	21.7	48	17.3	10	0.13	0.12	…	47	1.5	2.03	149	15	73	12	—
莲子（干）	100	344	17.2	2	64.2	—	0.16	0.08	5	97	3.6	2.78	117	20	5	75	—
花生（生）	53	297	12	25.4	5.3	2	0	0.04	14	8	3.4	1.79	106	16	77	7	—
芡实米	100	351	8.3	0.3	78.7	—	0.3	0.09	—	37	0.5	1.24	76	9	1	90	—

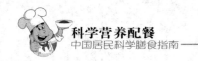

表 1-4-25　奶、婴幼儿食品丰度表

食物名称	食部（%）	能量（kcal）	蛋白质（g）	脂肪（g）	碳水化合物（g）	维生素A（μgRE）	维生素B₁（mg）	维生素B₂（mg）	维生素C（mg）	钙（mg）	铁（mg）	锌（mg）	丰度T	供能比（%） N/Q	U/Q	C/Q	胆固醇（mg）
奶
羊奶	100	59	1.5	3.5	5.4	84	0.04	0.12	—	82	0.5	0.29	46	10	53	37	31
牛奶	100	54	3	3.2	3.4	24	0.03	0.14	1	104	0.3	0.42	43	22	53	25	15
人奶	100	65	1.3	3.4	7.4	11	0.01	0.05	5	30	0.1	0.28	26	8	47	45	11
奶制品
多维牛奶粉	100	484	19.9	22.7	49.9	77	0.28	6.68	9	1797	1.4	3.71	845	17	42	41	68
牛乳奶（脱脂）（牛奶粉）	100	361	36	1	52	—	0.35	1.96	—	1300	0.6	0	385	40	2	58	—
奶酪（干酪）	100	328	25.7	23.5	3.5	152	0.06	0.91	—	799	2.4	6.97	317	31	65	4	11
全脂牛奶粉	100	478	20.1	21.2	51.7	141	0.11	0.73	4	676	1.2	3.14	264	17	40	43	110
奶豆腐（鲜）	100	305	46.2	7.8	12.5	—	0.01	0.69	—	597	3.1	2.48	226	61	23	16	36
全脂羊奶粉	100	498	18.8	25.2	49	—	0.06	1.6	—	—	—	—	190	15	46	39	75
炼乳（罐头、甜）	100	332	8	8.7	55.4	41	0.03	0.16	2	242	0.4	1.53	102	10	23	67	36
全脂软酪	100	313	8.6	31	Tr	—	0.03	0.17	Tr	110	0.1	0.7	89	11	89	0	90
中脂软酪	100	180	9.2	14.5	3.1	224	—	—	Tr	—	—	—	60	20	73	7	42
酸奶	100	72	2.5	2.7	9.3	26	0.03	0.15	1	118	0.4	0.53	48	14	34	52	15

续表

食物名称	食部	能量	蛋白质	脂肪	碳水化合物	维生素A	维生素B₁	维生素B₂	维生素C	钙	铁	锌	丰度	供能比（%）			胆固醇
	（%）	（kcal）	（g）	（g）	（g）	（μgRE）	（mg）	（mg）	（mg）	（mg）	（mg）	（mg）	T	N/Q	U/Q	C/Q	（mg）
婴幼儿食品																	
婴儿营养粉	100	426	17	12.8	60.8	540	0.6	0.9	20	668	5.9	1.8	384	16	27	57	—
婴儿奶粉	100	443	19.8	15.1	57	28	0.12	1.25	—	998	5.2	3.5	345	18	31	51	91
母乳化奶粉	100	510	14.5	27.1	51.9	303	0.35	1.16	5	251	8.3	1.82	321	11	48	41	—
营养乳儿糕	100	364	7.5	1.9	79.3	669	0.02	0.11	—	408	1	0.36	186	8	5	87	—
豆奶粉	100	423	19	8	68.7	—	0.09	0.09	…	149	4.3	2	126	18	17	65	90
健儿粉	100	369	7.1	1.1	82.7	13	0.08	0.67	—	137	1.6	0.85	121	8	3	89	—
婴儿奶糕	100	343	10.4	0.9	73.2	—	0.12	0.67	—	61	2.3	0.55	116	12	2	86	—

表 1-4-26 油脂类丰度表

食物名称	食部	能量	蛋白质	脂肪	碳水化合物	维生素A	维生素B₁	维生素B₂	维生素C	钙	铁	锌	丰度	供能比（%）			胆固醇
	（%）	（kcal）	（g）	（g）	（g）	（μgRE）	（mg）	（mg）	（mg）	（mg）	（mg）	（mg）	T	N/Q	U/Q	C/Q	（mg）
酥油	100	860	1.5	94.4	1.1	426	…	0.01	…	128	0.4	0.12	217	1	99	0	227
白脱（食品工业）	100	744	—	82.7	0	534	0.01	0.06	—	1	1	0.8	208	0	100	0	152

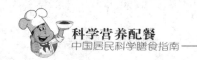
续表

食物名称	食部（%）	能量（kcal）	蛋白质（g）	脂肪（g）	碳水化合物（g）	维生素 A（µgRE）	维生素 B₁（mg）	维生素 B₂（mg）	维生素 C（mg）	钙（mg）	铁（mg）	锌（mg）	丰度 T	供能比（%） N/Q	供能比（%） U/Q	供能比（%） C/Q	胆固醇（mg）
混合油（菜＋棕）	100	900	—	99.9	0.1	—	—	0.09	—	75	4.1	1.27	202	0	100	0	—
奶油	100	879	0.7	97	0.9	297	…	0.01	…	14	1	0.09	193	0	99	1	209
菜籽油	100	899	…	99.9	0	—	…	…	—	9	3.7	0.54	179	0	100	0	—
花生油	100	899	…	99.9	0	—	…	Tr	—	12	2.9	0.48	174	0	100	0	—
棕榈油	100	900	—	100	0	18					3.1	0.08	173	0	100	0	—
豆油	100	899	…	99.9	0	—	…	Tr	—	13	2	1.09	173	0	100	0	—
棉籽油	100	899	…	99.8	0.1	—	—	—	—	17	2	0.74	171	0	100	0	—
香油（芝麻油）	100	898	…	99.7	0.2	—	…	…	—	9	2.2	0.17	167	0	100	0	—
色拉油	100	898	…	99.8	0	—	…	…	—	18	1.7	0.23	165	0	100	0	—
大豆色拉油	100	899	…	99.9	0.1	Tr	—	—	—	1	0.3	1.81	165	0	100	0	—
牛油（炼）	100	898	…	99.7	0.1	89	…	0.03	—	—	—	—	163	0	100	0	135
黄油（牛奶脂）	100	888	1.4	98	0	—	—	0.02	—	35	0.8	0.11	160	1	99	0	296
玉米油	100	895	…	99.2	0.5	—	…	…	—	1	1.4	0.26	160	0	100	0	—

续表

食物名称	食部 (%)	能量 (kcal)	蛋白质 (g)	脂肪 (g)	碳水化合物 (g)	维生素A (μgRE)	维生素B₁ (mg)	维生素B₂ (mg)	维生素C (mg)	钙 (mg)	铁 (mg)	锌 (mg)	丰度 T	供能比（%） N/Q	U/Q	C/Q	胆固醇 (mg)
茶油	100	899	…	99.9	0	—	…	Tr	—	5	1.1	0.34	160	0	100	0	—
鸭油（炼）	100	897	…	99.7	0	71	—	—	—	—	—	—	158	0	100	0	83
葵花籽油	100	899	…	99.9	0	—	…	…	—	2	1	0.11	158	0	100	0	—
猪油（炼）	100	897	…	99.6	0.2	27	0.02	0.03	—	—	—	—	156	0	100	0	93
辣椒油	100	900	—	100	0	38	—	—	—	—	—	—	155	0	100	0	—
核桃油	100	895	…	99.1	0.8	Tr	Tr	0.01	—	2	0.6	0.03	154	0	100	0	—
胡麻油	100	900	—	100	0	—	—	—	—	3	0.2	0.3	154	0	100	0	—
橄榄油	100	899	Tr	99.9	0	—	Tr	Tr	0	Tr	0.4	Tr	153	0	100	0	0
椰子油	100	899	Tr	99.9	0	0	Tr	Tr	0	Tr	Tr	Tr	150	0	100	0	0
红花油	100	899	Tr	99.9	0	0	Tr	Tr	0	Tr	Tr	Tr	150	0	100	0	0
麦胚油	100	899	Tr	99.9	0	0	Tr	Tr	0	Tr	Tr	Tr	150	0	100	0	0
羊油（炼）	100	895	—	99	0.9	—	—	—	—	—	—	—	149	0	100	0	107

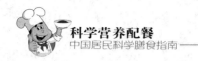

表 1-4-27　糖、蜜饯类丰度表

食物名称	食部	能量	蛋白质	脂肪	碳水化合物	维生素A	维生素B₁	维生素B₂	维生素C	钙	铁	锌	丰度	供能比（%）			胆固醇
	（%）	（kcal）	（g）	（g）	（g）	（μgRE）	（mg）	（mg）	（mg）	（mg）	（mg）	（mg）	T	N/Q	U/Q	C/Q	（mg）
糖、糖果																	
芝麻南糖	100	538	4.8	35.6	49.7	—	0.13	0.1	—	—	10.3	10.26	231	4	59	37	—
酥糖	100	436	6	13.9	71.6	—	0.1	0.04	—	186	6	1.52	131	5	29	66	—
巧克力	100	586	4.3	40.1	51.9	—	0.06	0.08	—	111	1.7	1.02	108	3	62	35	—
奶糖	100	407	2.5	6.6	84.5	—	0.08	0.17	—	50	3.4	0.29	85	2	15	83	—
红糖	100	389	0.7		96.6	—		0.01	—	157	2.2	0.35	65	1	0	99	—
水晶糖	100	395	0.2	0.2	98.2		0.04	0.05	—	3		1.17	63	0	1	99	
冰糖	100	397	···	···	99.3	—	0.03	0.03	—	23	1.4	0.21	46	0	0	100	
油菜花蜜	100	338	0.2	0.3	83.7	Tr	0.01	Tr	9	5	1.3	0.11	44	0	1	99	
麦芽糖	100	331	0.2	0.2	82	0	0.1	0.17	—	—	—	—	43	0	1	99	
蜂蜜	100	321	0.4	1.9	75.6	—	···	0.05	3	4	1	0.37	41	1	5	94	
胶姆糖	69	368	0.1	0	91.9	—	0.04	0.07	—	22	···	0.09	37	0	0	100	
槐花蜜	100	362	0.2	0.3	89.5	—	0.01	0.01	—	2	0.3	0.82	35	0	1	99	
白砂糖	100	400	···		99.9		···	···	···	20	0.6	0.06	35	0	0	100	
绵白糖	100	396	0.1	···	98.9		Tr	—	—	6	0.2	0.07	31	0	0	100	

食物名称	食部	能量	蛋白质	脂肪	碳水化合物	维生素A	维生素B₁	维生素B₂	维生素C	钙	铁	锌	丰度	供能比（%）			胆固醇
	（%）	（kcal）	（g）	（g）	（g）	（μgRE）	（mg）	（mg）	（mg）	（mg）	（mg）	（mg）	T	N/Q	U/Q	C/Q	（mg）
蜜饯、果制品																	
桂圆肉	100	313	4.6	1	71.5	—	0.04	1.03	27	39	3.9	0.65	165	6	3	91	—
无核蜜枣	100	321	1	0.1	78.9	5	Tr	0.14	104	24	2.4	0.33	159	1	0	99	—
西瓜脯	100	307	0.7	0.2	77.5	3	0.01	0.03	13	253	11	2.1	159	1	1	98	—
果丹皮	100	321	1	0.8	77.4	25	0.02	0.03	3	52	11.6	0.73	123	1	2	97	—
桃脯	100	310	1.4	0.4	75.2	8	0.01	0.12	6	96	10.4	0.18	122	2	1	97	—
杏脯	100	329	0.8	0.6	80.2	157	0.02	0.09	6	68	4.8	0.56	102	1	2	97	—
金糕条	100	300	0.6	0.6	73	10	0.02	0.08	10	42	6.3	0.41	91	1	2	97	—
草莓酱	100	269	0.8	0.2	66.1	—	0.15	0.1	1	44	2.1	0.5	62	1	1	98	—
金糕	100	177	0.2	0.3	43.4	3	0.18	0.07	4	49	1.8	0.1	54	0	2	98	—
海棠脯	100	286	0.6	0.2	70.4	10	0.02	0.05	…	19	3.1	0.27	52	1	1	98	—
苹果酱	100	277	0.4	0.1	68.7	—	0.28	0.02	1	2	1.3	0.8	52	1	0	99	—
苹果脯	100	337	0.6	0.1	83.3	12	0.01	0.09	…	9	1.6	0.16	46	1	0	99	—
杏酱	100	286	0.2	0.3	70.5	5	0.1	0.07	1	6	0.4	0.04	38	0	1	99	—
桃酱	100	273	0.4	0.2	67.5	—	0.01	0.01	3	5	1.3	…	33	1	0	99	—
苹果罐头	100	39	0.2	0.2	9	—	…	—	—	26	0.7	0.2	12	2	5	93	—
梨罐头	100	33	0.5	0.2	7.4	—	0.02	0.04	…	2	0.3	0.19	11	6	5	89	—

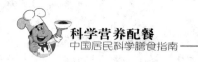
表 1-4-28　茶、饮料类丰度表

食物名称	食部	能量	蛋白质	脂肪	碳水化合物	维生素A	维生素B₁	维生素B₂	维生素C	钙	铁	锌	丰度	供能比（%）			胆固醇
	（%）	（kcal）	（g）	（g）	（g）	（μgRE）	（mg）	（mg）	（mg）	（mg）	（mg）	（mg）	T	N/Q	U/Q	C/Q	（mg）
茶																	
甲级龙井茶	100	309	33.3	2.7	37.8	888	0.19	0.09	—	402	23.7	5.88	431	43	8	49	
红茶	100	294	26.7	1.1	44.4	645	…	0.17	8	378	28.1	3.97	406	36	4	60	—
花茶	100	281	27.1	1.2	40.4	885	0.06	0.17	26	454	17.8	3.98	398	39	4	57	—
绿茶	100	296	34.2	2.3	34.7	967	0.02	0.35	19	325	14.4	4.34	383	46	7	47	—
铁观音茶	100	304	22.8	1.3	50.3	432	0.19	0.17	—	416	9.4	2.35	251	30	4	66	—
饮料																	
麦乳精	100	429	8.5	9.7	77	113	0.05	0.3	…	145	4.1	1.56	141	8	20	72	
浓缩橘汁	100	235	0.8	0.3	57.3	122	0.04	0.02	80	21	0.7	0.13	125	1	1	98	
胡萝卜素王（菜汁饮料）	100	130	0.1	0.2	32	450	…	0.62	12	7	0.2	0.1	125	0	2	98	
沙棘果汁	100	44	0.9	0.5	8.9	—	…	…	8	10	15.2	0.08	115	8	10	82	
可可粉	100	320	20.9	8.4	40.2	22	0.05	0.16	—	74	1	1.12	87	26	24	50	
紫雪糕	100	228	2.6	13.7	23.6	26	0.01	0.03		168	0.8	0.6	67	5	54	41	

续表

食物名称	食部 (%)	能量 (kcal)	蛋白质 (g)	脂肪 (g)	碳水化合物 (g)	维生素A (μgRE)	维生素B$_1$ (mg)	维生素B$_2$ (mg)	维生素C (mg)	钙 (mg)	铁 (mg)	锌 (mg)	丰度 T	供能比（%）			胆固醇 (mg)
														N/Q	U/Q	C/Q	
橙汁饮料（汇源牌）	100	46	0.5	…	11	50	0.03	—	35	11	0.1	0.07	50	4	0	96	—
冰激凌	100	127	2.4	5.3	17.3	48	0.01	0.03	—	126	0.5	0.37	46	7	38	55	—
大雪糕	100	74	2.2	0.9	14.3	35	0.03	0.08	—	80	0.6	0.3	36	12	11	77	—
红果汁	100	157	…	0.2	38.7	—	0.15	…	…	5	0.3	0.03	25	0	1	99	—
甘蔗汁	100	64	0.4	0.1	15.4	2	0.01	0.02	2	14	0.4	1	21	3	1	96	—
柠檬汁	100	26	0.9	0.2	5.2		0.01	0.02	11	24	0.1	0.09	20	14	7	79	—
冰棍	100	47	0.8	0.2	10.5	…	0.01	0.01	—	31	0.9	…	15	7	4	89	—
巧克力豆奶	100	40	2.9	0.5	5.8	…	0.01	0.03	…	17	0.4	0.18	14	29	11	60	—
橘子汁	100	119	…	0.1	29.6	2	—	…	2	4	0.1	0.03	12	0	1	99	—
喜乐（乳酸饮料）	100	53	0.9	0.2	11.8	2	0.01	0.02	Tr	14	0.1	0.04	10	7	3	90	—
杏仁露（露露）	100	46	0.9	1.1	8.1	—	Tγ	0.02	1	4	—	0.02	8	8	21	71	—
特制汽水	100	42	…	…	10.5	7	…	0.03	…	8	0.1	0.02	8	0	0	100	—
鲜橘汁（纸盒）	100	30	0.1	…	7.4	3	0.04	—	…	7	0.1	0.01	7	1	0	99	—

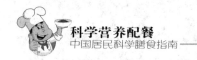
表 1-4-29　酒类丰度表

食物名称	食部（%）	能量（kcal）	蛋白质（g）	脂肪（g）	碳水化合物（g）	维生素A（μgRE）	维生素B₁（mg）	维生素B₂（mg）	维生素C（mg）	钙（mg）	铁（mg）	锌（mg）	丰度T	供能比（%）			胆固醇（mg）
														N/Q	U/Q	C/Q	
发酵酒																	
白葡萄酒（11.9度）	9.4	66	0.1	0	16.4	0	0.01	0.04	0	18	2	0.02	24	1	0	99	—
黄酒（10度）	8.6	66	1.6	0	14.9	0	0.02	0.05	0	41	0.6	0.52	24	10	0	90	—
啤酒（x）（5.3度）	4.3	32	0.4	0	7.6	0	0.15	0.04	0	13	0.4	0.3	23	5	0	95	—
绍兴黄酒（15度）	12.1	85	—	0	21.25	0	—	0.04	0	15	1.3	0.39	22	0	0	100	—
江米酒（15度）	12.1	91	1.6	0	21.15	0	0.03	0.01	0	16	0.1	0.7	18	7	0	93	—
北京特制啤酒	4.8	35	0.4	0	8.4	0	0.2	0.01	0	—			18	5	0	95	—
加饭黄酒（5.5度）	4.4	37	1.6	0	7.65	0	0.01	0.1	0	12	0.1	0.33	16	17	0	83	—
葡萄酒（12.9度）	10.2	72	0.1	0	17.9	0	0.02	0.03	0	21	0.6	0.08	16	1	0	99	—
红葡萄酒（13.2度）	10.5	74	0.1	0	18.4	0	0.04	0.01	0	20	0.2	0.08	13	1	0	99	—
玫瑰香葡萄酒（15度）	12.1	85	0.1	0	21.15	0	—	—	0	31	0.3	0.15	13	0	0	100	—

食物名称	食部（%）	能量（kcal）	蛋白质（g）	脂肪（g）	碳水化合物（g）	维生素A（μgRE）	维生素B₁（mg）	维生素B₂（mg）	维生素C（mg）	钙（mg）	铁（mg）	锌（mg）	丰度T	供能比（%） N/Q	供能比（%） U/Q	供能比（%） C/Q	胆固醇（mg）
北京啤酒（5.4度）	4.3	32	0.4	0	7.6	0	—	0.03	0	—	—	0.29	7	5	0	95	—
五星啤酒（5.5度）	4.4	32	0.3	0	7.7	0	—	0.01	0	—	—	0.25	5	4	0	96	—
蒸馏酒																	
二锅头（58度）	50.1	351	—	0	87.75	0	0.05	—	0	1	0.1	0.04	29	0	0	100	—
燕岭春（57度）	49.1	344	—	0	86	0	0.04	—	0	—	0	0.13	28	0	0	100	—
茅台酒（53度）	45.3	317	—	0	79.3	0	—	—	0	1	0.2	0.04	24	0	0	100	—
曲酒（55度）	47.2	330	—	0	82.5	0	—	—	0	—	—	—	23	0	0	100	—
汾酒（53度）	45.3	317	—	0	79.3	0	—	0.01	0	—	—	—	23	0	0	100	—
五粮液（52度）	44.4	311	—	0	77.8	0	—	—	0	—	—	0.03	22	0	0	100	—
小麦酒（50度）	42.4	297	—	0	74.25	0	—	—	0	—	—	—	21	0	0	100	—

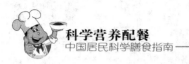

续表

食物名称	食部 (%)	能量 (kcal)	蛋白质 (g)	脂肪 (g)	碳水化合物 (g)	维生素A (μgRE)	维生素B₁ (mg)	维生素B₂ (mg)	维生素C (mg)	钙 (mg)	铁 (mg)	锌 (mg)	丰度 T	供能比（%）			胆固醇 (mg)
														N/Q	U/Q	C/Q	
古井贡酒（38度）	31.6	222	—	0	55.5	0	—	—	0	—	—	0.07	16	0	0	100	—
剑南春（38度）	31.6	222	—	0	55.5	0	—	—	0	—	—	0.02	16	0	0	100	—
露　酒																	
香雪酒（5.5度）	4.4	37	1.5	0	7.8	0	0.01	0.07	0	25	0.1	0.44	16	16	0	84	
酸味威士忌（16.8度）	9.5	119	0	0	29.8	1	0.01	0.01	1.6	—		0.06	12	0	0	100	
中华沙棘酒（10度）	8.1	57	—	0	14.25	0	—	—	—	—		—	4	0	0	100	

注：（1）乙醇在酶作用下，代谢过程中转化为丙酮，生成乙酸排出，与糖代谢经丙酮环节最后转化为能量在一定程度上异曲同工。

（2）表1-4-29中碳水化合物的量按非蛋白质和脂肪的能量折算。

（3）饮酒不应过量，多饮伤身。

表 1-4-30 调味品及其他类丰度表

食物名称	食部	能量	蛋白质	脂肪	碳水化合物	维生素A	维生素B₁	维生素B₂	维生素C	钙	铁	锌	丰度	供能比（%）			胆固醇
（%）	（%）	（kcal）	（g）	（g）	（g）	（μgRE）	（mg）	（mg）	（mg）	（mg）	（mg）	（mg）	T	N/Q	U/Q	C/Q	（mg）
酱醋盐、调味料																	
干酵母	100	356	47.6	1.7	37.6	—	6.56	3.35	—	106	18.2	0	905	54	4	42	—
辣椒粉	100	203	15.2	9.5	14.2	3123	0.01	0.82	—	146	20.7	1.52	651	30	42	28	—
芝麻酱	100	618	19.2	52.7	16.8	17	0.16	0.22	—	1170	50.3	4.01	643	12	77	11	—
芥末	100	476	23.6	29.9	28.1	32	0.17	0.38	—	656	17.2	3.62	343	20	56	24	—
五香粉	100	348	1	8	68			0.03		181	34.4	2.79	306	1	21	78	
花椒	100	258	6.7	8.9	37.8	23	0.12	0.43		639	8.4	1.9	223	10	31	59	
茴香（籽）	100	251	14.5	11.8	21.6	53	0.04	0.36		751	0.9	3.46	199	23	42	35	
咖哩粉	100	196	9.5	8	21.5	127	0.03	0.4		906	0	0	188	19	37	44	
花生酱	100	594	6.9	53	22.3	—	0.01	0.15		67	7.2	2.96	182	5	80	15	
沙拉酱	100	724	2.8	78.8	1	87	0.07	0.09	—	9	0.6	0.47	152	1	98	1	
鲜酵母	100	106	2.6	—	23.9		0.09	0.81		9	7.1	3.08	144	10	0	90	
豆瓣辣酱	100	59	3.6	2.4	5.7	417	0.02	0.2		207	5.3	0.2	139	24	37	39	
胡椒粉	100	357	9.6	2.2	74.6	10	0.09	0.06		2	9.1	1.23	116	11	5	84	
黄酱（大酱）	100	131	12.1	1.2	17.9	13	0.05	0.28		70	7	1.25	109	37	8	55	
八角（大料）	100	195	3.8	5.6	32.4	7	0.12	0.28		41	6.3	0.62	102	8	26	66	

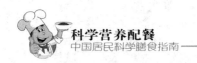

科学营养配餐
中国居民科学膳食指南

食物名称	食部	能量	蛋白质	脂肪	碳水化合物	维生素 A	维生素 B₁	维生素 B₂	维生素 C	钙	铁	锌	丰度	供能比（%）			胆固醇
	（%）	（kcal）	（g）	（g）	（g）	（μgRE）	（mg）	（mg）	（mg）	（mg）	（mg）	（mg）	T	N/Q	U/Q	C/Q	（mg）
香醋	100	68	3.8	0.1	13	—	0.03	0.13	—	37	2.9	7.79	99	22	1	77	—
酱油	100	63	5.6	0.1	9.9	—	0.05	0.13	—	66	8.6	1.17	96	36	1	63	—
五香豆豉	100	235	24.1	3	27.9	—	0.02	0.09	—	29	3.7	2.37	91	41	12	47	—
味精	100	268	40.1	0.2	26.5	—	0.08	0	—	100	1.2	0.31	78	60	1	39	—
甜面酱	100	136	5.5	0.6	27.1	0.5	0.03	0.14	—	29	3.6	1.38	65	16	4	80	—
熏醋	100	43	3	0.4	6.8	—	0.01	0.03	—	41	4.8	2.15	61	28	8	64	—
醋	100	31	2.1	0.3	4.9	—	0.03	0.05	—	17	6	1.25	61	27	9	64	—
鸡精	100	192	10.7	2.8	31.1	—	0.09	0.05	—	8	1	0.61	46	22	13	65	—
番茄酱	100	81	4.9	0.2	14.8	—	0.03	—	—	28	1.1	0.7	30	24	2	74	—
白醋	100	6	0.1	0.6	0	—	…	…	—	26	2.2	…	19	7	93	0	—
精盐	100	0	…	…	0.001	—	—	—	—	22	1	0.24	11	0	0	100	—
腐 乳																	
糟豆腐乳	100	156	11.7	7.4	10.6	—	0.02	0.02	—	62	22.5	3.06	209	30	43	27	—
桂林腐乳	100	204	7.3	11.3	18.2	22	0.03	0.06	—	302	10.2	2.62	163	14	50	36	—
腐乳（红）	100	151	12	8.1	7.6	15	0.02	0.21	—	87	11.5	1.67	145	32	48	20	—
腐乳（白）	100	133	10.9	8.2	3.9	22	0.03	0.04	—	61	10.2	0.69	113	33	55	12	—
臭豆腐	100	130	11.6	7.9	3.1	20	0.02	0.09	—	75	6.9	0.96	97	36	55	9	—
香辣腐乳	100	160	13.1	11.6	0.8	—	—	—	—	91	4	—	69	33	65	2	—

表 1-4-31　干菜、咸菜类丰度表

食物名称	食部（%）	能量（kcal）	蛋白质（g）	脂肪（g）	碳水化合物（g）	维生素A（μgRE）	维生素B₁（mg）	维生素B₂（mg）	维生素C（mg）	钙（mg）	铁（mg）	锌（mg）	丰度T	供能比（%）			胆固醇（mg）
														N/Q	U/Q	C/Q	
干菜																	
干姜	95	273	9.1	5.7	46.3	—	…	0.1	—	62	85	2.3	629	13	19	68	—
香菜（脱水）	100	293	7.4	1.3	63	472	0.17	0.28	75	1723	22.3	1.71	570	10	4	86	—
胡萝卜（脱水）	100	320	4.2	1.9	71.5	2875	0.12	0.15	32	458	8.5	1.85	565	5	5	90	—
油菜（脱水）	100	299	7.6	0.6	65.7	577	0.33	0.19	124	596	19.3	4.78	498	10	2	88	—
白菜（脱水）	100	286	6.2	0.8	63.5	—		0.24	187	908	13.8	4.68	469	9	2	89	—
菠菜（脱水）	100	283	6.4	0.6	63	598	0.2	0.18	82	411	25.9	3.91	461	9	2	89	—
蕨菜（脱水）	100	251	6.6	0.9	54.2	—	…	0.16	3	851	23.7	18.11	432	11	3	86	—
大蒜（脱水）	100	339	13.2	0.3	70.9	—	0.29	—	79	65	6.6	1.98	200	15	1	84	—
白笋（干）	64	196	26	4	13.9	2	…	0.32		31	4.2	3.3	116	53	18	29	—
葫芦条（干）	100	219	4.3	1.8	46.5	—	0.05	0.03	—	114	8	2.8	114	8	7	85	—
白薯片（白薯干）	100	340	4.7	0.8	78.5	25	0.15	0.11	9	112	3.7	0.35	100	6	2	92	—
干百合	100	343	6.7	0.5	77.8	—	0.05	0.09	—	32	5.9	1.31	92	8	1	91	—
干山药	100	324	9.4	1	69.4	…	0.25	0.28		62	0.4	0.95	86	11	3	86	—
百合（脱水）	100	343	8.1	0.1	77.4	—	…	0.02	7	29	5	1.25	85	10	0	90	—

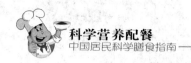

续表

食物名称	食部（%）	能量（kcal）	蛋白质（g）	脂肪（g）	碳水化合物（g）	维生素A（μgRE）	维生素B₁（mg）	维生素B₂（mg）	维生素C（mg）	钙（mg）	铁（mg）	锌（mg）	丰度 T	供能比（%） N/Q	U/Q	C/Q	胆固醇（mg）
咸菜																	
冬菜	100	46	3.5	0.3	7.3	12	0.02	0.09	…	135	11.4	0.98	115	30	6	64	—
腌雪里蕻	100	25	2.4	0.2	3.3	8	0.05	0.07	4	294	5.5	0.74	96	39	7	54	—
酱大头菜	100	36	2.4	0.3	6	—	0.03	0.08	5	77	6.7	0.78	77	27	7	66	—
酱八宝菜	100	72	4.6	1.4	10.2	—	0.17	0.03	…	110	4.8	0.53	74	26	17	57	—
榨菜	100	29	2.2	0.3	4.4	82	0.03	0.06	2	155	3.9	0.63	73	30	9	61	—
萝卜干	100	60	3.3	0.2	11.2		0.04	0.09	17	53	3.4	1.27	72	22	3	75	—
酱甘露	100	37	2.2	0.3	6.3		0.03	0.08	5	54	6.4	0.64	71	24	7	69	—
腌韭菜花	100	17	1.3	0.3	2.2	28	0.04	0.06	—	76	5.3	0.25	60	31	16	53	—
酱萝卜	100	30	3.5	0.4	3.2	—	0.05	0.09	…	102	3.8	0.61	58	46	12	42	—
萝卜条（辣）	100	37	1.4	0.5	6.7	17	0.03	0.06	…	118	3.3	0.34	52	15	12	73	—
酱黄瓜	100	24	3	0.3	2.2	30	0.06	0.01	…	52	3.7	0.89	50	51	12	37	—
酱蘑菇	100	121	5.4	0.2	24.3	—	0.05	0.15	—	30	1.8	0.54	47	18	1	81	—
酱苤蓝丝	100	39	5.5	…	4.2		0.08	0.05		38	2.7	1.04	46	57	0	43	—
腌芥菜头（水芥）	100	39	2.8	0.1	6.6		0.07	0.02	…	87	2.9	0.46	45	29	2	69	—
甜酸藠头	100	97	0.5	0.5	22.6	—	Tr	Tr	—	68	4.2		44	2	5	93	—
酱莴笋	100	23	2.3	0.2	3.1	…	0.06	0.05	…	28	3.1	0.42	39	39	8	53	—
甜蒜头	74	114	2.1	0.2	25.9		0.04	0.06	—	38	1.3	0.44	33	7	2	91	—
酸芥菜	100	17	1.2	0.1	2.8		0.01	0.1		51	1.4	0.56	30	29	5	66	—

表 1-4-32 药食及其他类丰度表

食物名称	食部	能量	蛋白质	脂肪	碳水化合物	维生素A	维生素B₁	维生素B₂	维生素C	钙	铁	锌	丰度	供能比（%）			胆固醇
	（%）	（kcal）	（g）	（g）	（g）	（µgRE）	（mg）	（mg）	（mg）	（mg）	（mg）	（mg）	T	N/Q	U/Q	C/Q	（mg）
药食两用植物																	
菊花	100	242	6	3.3	47.1	—	0.09	0.51	1	234	78	2.42	635	10	12	78	—
枸杞子	98	258	13.9	1.5	47.2	1625	0.35	0.46	48	60	5.4	1.48	393	22	5	73	—
红花	100	220	4.6	4.9	39.4	123	0.09	0.39	—	312	29.1	5.15	343	8	20	72	—
乌梅	34	219	6.8	2.3	42.7		0.07	0.54	4	33	0.5	7.65	132	12	10	78	—
枣仁	100	367	0.8	24.1	36.8	—	0.07	0.33		81	0.8	4.64	125	1	59	40	
肉豆蔻	100	465	8.1	35.2	28.9			0.26		42	1.3	1.53	113	7	68	25	
茯苓	100	16	1.2	0.5	1.7			0.12		2	9.4	0.44	77	30	28	42	
桃仁	100	429	0.1	37.6	22.5	—		—		—	—	—	63	0	79	21	
肉桂	100	199	11.7	2.7	31.9		0.01	0.1		88	0.4	0.23	48	24	12	64	
药食两用动物																	
冬虫夏草（虫草）	100	292	20.9	4.7	41.5		0.37	0.7	2	197	66.5	4.87	622	29	14	57	
蝎子	100	177	26.2	4.7	7.5	—	0.03	1.09		120	30.8	26.71	528	59	24	17	—
蚕蛹	100	230	21.5	13	6.7	…	0.07	2.23	—	81	2.6	6.17	280	37	51	12	—

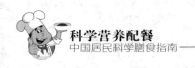

续表

食物名称	食部	能量	蛋白质	脂肪	碳水化合物	维生素A	维生素B₁	维生素B₂	维生素C	钙	铁	锌	丰度	供能比（%）			胆固醇
	（%）	（kcal）	（g）	（g）	（g）	（μgRE）	（mg）	（mg）	（mg）	（mg）	（mg）	（mg）	T	N/Q	U/Q	C/Q	（mg）
甲鱼（鳖）	70	118	17.8	4.3	2.1	139	0.07	0.14	—	70	2.8	2.31	102	60	33	7	
田鸡（青蛙）	37	93	20.5	1.2	0	7	0.26	0.28	—	127	1.5	1.15	97	88	12	0	
蛇	36	85	15.1	0.5	5	18	0.06	0.15	—	29	3	3.21	82	71	5	24	
田鸡腿（青蛙腿）	35	79	11.8	1.4	4.7	—	0.01	0.05	—	121	1.7	1.4	56	60	16	24	

注：丰度表内容说明

1. 本表主要根据1991年出版的《食物成分表》（全国代表值）、《中国食物成分表2002》以及新补充的食物成分数据编成，并给出丰度值和三大供能比。

2. 人的消化系统不能消化吸收不溶性纤维并产生能量，故将其产能量视为零。本丰度表中碳水化合物的量不包括不溶性纤维。

3. Kcal——千卡；g——克；mg——毫克；μgRE——微克视黄醇当量。

4. 符号意义："—"表示未测定；"…"表示未检出；"Tr"表示微量。在数值计算时，三者皆视作零。

5. 丰度表中第一项"食部"栏内所列的数字，是从市场上采购来的原料食品，100 g去掉不可食用的部分之后，所剩余可食部分的重量百分比。表中其余各项营养素是100 g可食部分的营养素含量。如果需要计算从市场上购来食物所含的营养素，请按照公式计算：x=市品食物重量 × 食部 × 营养素/100。公式中：市品食物重量——从市场上购来的市品重量（g），食部——100 g市品重量中剩余的可食部分重量百分占比（%），营养素——100 g可食部分的该项营养素含量（g），x——市品食物重量中该项营养素含量（g）。

举例说明：从市场上购来香蕉 600 g，剥掉皮剩余可食用部分，试问其蛋白质的含量是多少？从市场上购来的香蕉，查表（见表 1-4-15）每 100 g 的可食部分 59 g，即食部 59%，每 100 g 可食部分中含蛋白质 1.4 g，600 g 香蕉所含蛋白质为：

x= 市品食物重量 × 食部 × 营养素 /100=600 × 0.59 × 1.4/100=5 g。

再举一例：红烧鲤鱼，用料为鲤鱼一条 1 500 g。请计算其所含各项营养素的值是多少？从市场上买来 1500 g 的鲤鱼，去鳃、鳍、鳞，开肚去内脏，洗净烹调成红烧鲤鱼，吃肉，去骨，去刺，从鱼类食物丰度表（见表 1-4-19）中得知各项营养素数值，其食部 54%，一条 1500 g 鲤鱼含营养素：

能量（Q）=1500 × 0.54 × 109/100=883 kcal

蛋白质（N_m）=1500 × 0.54 × 17.6/100=142.6 g

脂肪（U_m）=1500 × 0.54 × 4.1/100=33.2 g

碳水化合物（C_m）=1500 × 0.54 × 0.5/100=4.1 g

维生素 A（VA）=1500 × 0.54 × 25/100=203 μgRE

维生素 B_1（VB_1）=1500 × 0.54 × 0.03/100=0.24 mg

维生素 B_2（VB_2）=1500 × 0.54 × 0.09100=0.73 mg

维生素 C（VC）=1500 × 0.54 × 0/100=0 mg

钙（Ca）=1500 × 0.54 × 50/100=405 mg

铁（Fe）=1500 × 0.54 × 1.0/100=8.1 mg

锌（Zn）=1500 × 0.54 × 2.08/100=16.85 mg

胆固醇（Dan）=1500 × 0.54 × 84/100=680 mg

蛋白质供能比（N/Q）=4 × N_m/Q=4 × 142.6/883=65%

脂肪供能比（U/Q）=9 × U_m/Q=9 × 33.2/883=34%

碳水化合物供能比（C/Q）=1−N/Q−U/Q=1−64%−34%=2%

2. 维生素 A 的单位 μgRE，是指 100 g 可食部分中含维生素 A 的 μg 视黄醇当量。这里的 μg 视黄醇当量中可包括动物性食物中的维生素 A，也可包括植物性食物中的维生素 A 原（胡萝卜素）。

3. 供能比是指 100 g 可食部分中所含供能营养素的能量与 100 g 可食部分总能量的比值。

蛋白质供能比（N/Q）= 蛋白质供能量 / 总能量 =4 × 蛋白质能量 / 总能量

脂肪供能比（U/Q）= 脂肪供能量 / 总能量 =9 × 脂肪重量 / 总能量

碳水化合物供能比（C/Q）= 碳水化合物供能量 / 总能量 =4 × 碳水化合物重量 / 总能量

三大供能比值相加等于 1，即 N/Q+U/Q+C/Q=1。

为了避免后位数的省略带来的误差，采用下式比较合理：C/Q=1−N/Q−U/Q。

这里特别提醒，碳水化合物供能是指碳水化合物中可被消化吸收部分提供的能量，而不包括

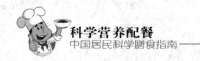

膳食纤维（不溶性纤维）。例如：菠菜的 100 g 可食部分中，含有能量 24 kcal、蛋白质 2.6 g、脂肪 0.3 g、碳水化合物 4.5 g、不溶性纤维 1.7 g。

计算三大供能比之和如果采用 N/Q+U/Q+C/Q=（4×2.624+9×0.324+4×4.5）/24=0.4373+0.1215+0.7500=1.3088，这一计算方法显然是错误的。

正确的计算方法是：N/Q+U/Q+C/Q=［4×2.624+9×0.324+4×（4.5-1.7）］/24=1.0255。

对于畜、禽、鱼、虾、鳖、贝、蛋、奶，因其不含膳食纤维。上面的两个公式计算结果都相同。为了避免人为的差错，本书的食物丰度表中，碳水化合物中不包括膳食纤维，避免由此带来的

一系列麻烦。另外，计算供能比时，为了避免小数点后四舍五入带来的误差，只能取百分位的数，如菠菜的供能比：

N/Q=4×2.6/24=43%

U/Q=9×0.3/24=11%

C/Q=1-NQ-UQ=46%

4. 本丰度表中，为了避免查找食物的错乱和营养计算中的繁琐，同品种中的几种食物如果有其营养素平均值，一律用平均值代表。例如苹果（平均值）包括：伏苹果、国光苹果、红富士苹果、金元帅苹果等，丰度表中苹果的营养素数值用几种苹果的平均值。

第二部分　食物脂肪酸

第一章　脂　　类

一、脂类的组成和分类

脂类是由碳、氢、氧三种元素组成的，脂类中碳、氢的占比高于在糖类中占比，而氧的占比低于糖中占比，因此脂类比糖类产生的热量要高。脂类包括脂肪和类脂两大类。脂肪的分子是由 3 个分子脂肪酸和 1 个分子甘油反应所生成（图 2-1-1），脂肪又称中性脂肪，分子不带极性。常温下为液体的脂肪称为油，如植物油；常温下为固体的脂肪称为脂，如动物脂肪。类脂包括磷脂和固醇两类化合物。磷脂存在于动、植物中，常见的有卵磷脂、脑磷脂、神经磷脂；固醇多与脂肪和磷脂共同存在，常见的有胆固醇、7- 脱氢胆固醇、麦角固醇、谷固醇等（图 2-1-2）。

二、脂肪酸和必需脂肪酸

构成脂肪的脂肪酸可分为饱和脂肪酸和不饱和脂肪酸两大类（图 2-1-3）。饱和脂肪酸的熔点高，在常温下多为固态，如牛、羊、猪油、黄油和可可油；不饱和脂肪酸的熔点低，在常温下多为液体，如菜子油，葵花子油、棉子油、豆油、玉米油。

不饱和脂肪酸中，有几种在人体内不能合成而必须由食物供给的，称为必需脂肪酸。如亚油酸、亚麻酸。亚油酸和亚麻酸可防止血管壁脆性增加。不饱和脂肪酸中有一类是多不饱和脂肪酸（包括必需脂肪酸）。如菜籽油（87%）、葵花籽油（86%）、芝麻油（86%）、豆油（84%）、玉米油（85%）、花生油（81%）。常见食物中必需脂肪酸含量见表 2-1-1。

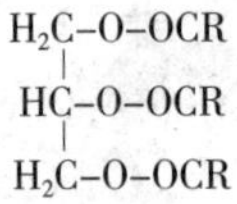

$$H_2C-O-OCR$$
$$HC-O-OCR$$
$$H_2C-O-OCR$$

图 2-1-1　甘油三酯的化学结构

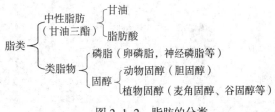

图 2-1-2　脂肪的分类

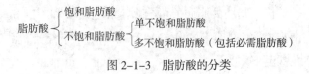

图 2-1-3　脂肪酸的分类

表 2-1-1　常用食物中必需脂肪酸含量
（占脂肪酸总量的百分比）

食物名称	亚油酸	亚麻酸	食物名称	亚油酸	亚麻酸
猪油	8.3	0.2	猪肉（瘦）	13.6	0.2
牛油	3.9	1.3	猪肝	15.0	0.6
羊油	2.0	0.8	牛肉	5.8	0.7
鸡油	24.7	1.3	羊肉	9.2	1.5
奶油	3.6	1.3	牛奶	4.4	1.4
豆油	52.2	10.6	鸡肉	24.2	2.2
茶油	7.4	0.2	鸡蛋黄	11.6	0.6

续表

食物名称	亚油酸	亚麻酸	食物名称	亚油酸	亚麻酸
玉米油	47.8	0.5	鲤鱼	16.4	2.0
花生油	37.6	—	鲫鱼	6.9	4.7
芝麻油	43.7	2.9	带鱼	2.0	1.2
菜籽油	14.2	7.3	大黄鱼	1.9	0.8
米糠油	34.0	1.2	干酪	3.7	2.4

三、脂类的生理功能

1. 供给和贮存热能

脂肪的主要功能是贮存能量和释放能量，每克脂肪在体内可供给 9 kcal 热能。一般人需要摄食脂肪约占食物总热量的 1/4。当人体吸收过多的产能营养素，便以脂肪形态在体内贮存；当人体热能消耗多于摄入量时，贮存的脂肪就会被氧化产生热量。

2. 构成人体组织

磷脂和胆固醇与蛋白质结合成脂蛋白，构成细胞膜。必需脂肪酸参与磷脂的合成，也是细胞膜的构成成分。生物膜上许多酶蛋白均与脂类结合而存在并发挥作用。脑和外周神经组织神经髓鞘含有磷脂，人体的生长发育也需要磷脂。中性脂肪构成机体的储备脂肪，主要分布在皮下、腹腔、脏器周围等部位，起着保护、固定各种器官和关节以及保持体温的作用。

3. 供给必需脂肪酸，调节生理功能

必需脂肪酸能够促进发育；维持皮肤的健康；防止毛细血管壁脆性增加，减轻放射线所造成的皮肤损伤；刺激平滑肌收缩；与精子的形成也有密切关系。在细胞内起调节作用的前列腺素也是脂类的衍生物。另外，胆固醇与必需脂肪酸结合后才能在体内正常代谢和运转，减少胆固醇在血管壁中的沉积，防止血管硬化，抑制血栓的形成。

4. 促进脂溶性维生素的吸收

脂肪是脂溶性维生素 A、维生素 D、维生素 E、维生素 K 以及胡萝卜素等的溶剂。脂溶性维生素只有溶解于脂肪才能被人体吸收和利用。

5. 使食物味美，增加饱腹感。

四、脂肪营养价值的评估

评估脂肪的营养价值从三个方面入手：（1）脂肪的消化吸收率。（2）必需脂肪酸的含量。（3）脂溶性维生素的含量。

表 2-1-2　每 100 g 食物中脂肪含量

食物名称	脂肪含量（g）	食物名称	脂肪含量（g）
稻　米	0.8	粳　米	0.6

续表

食物名称	脂肪含量（g）	食物名称	脂肪含量（g）
籼　米	0.7	高粱米	3.1
糯米（江米）	1.0	小麦粉（标准粉）	1.5
小麦粉（富强粉）	1.1	玉米面	3.3
玉　米	3.8	青　稞	1.5
小　米	3.1	方便面	21.1
黄　豆	16.1	绿　豆	0.8
白芸豆	1.4	刀　豆	0.2
长虹豆	0.2	红　薯	0.2
胡萝卜	0.2	马铃薯（土豆）	0.2
生花生仁	44.3	牛肉（瘦）	2.3
牛肉（肥、瘦）	13.4	牛肉（肋条）	5.4
羊肉（肥、瘦）	14.1	猪大排	20.4
猪肉（肥、瘦）	37.0	猪肉（后肘）	28.0
鸡（肉鸡）	35.4	鸭	19.1
草　鱼	5.2	带　鱼	4.9
海鳗鱼	5.0	鳝鱼	1.5
青　鱼	4.2	黄　油	98.0
牛　奶	3.2		

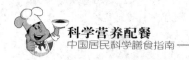

脂肪的熔点低于或接近体温时，消化率高。一般认为植物油（豆油、芝麻油、棉子油等）的营养价值高，因为它们的不饱和脂肪酸含量高，尤其是必需脂肪酸，此外还含有维生素 E、维生素 K 等，容易被人体消化吸收。动物脂肪中的奶油、肝油、蛋黄油，不仅含有各种脂肪酸和维生素 A、维生素 D、维生素 E、维生素 K、而且其脂肪呈分散的微粒状，容易被人体消化吸收，所以营养价值也高。猪、牛、羊脂肪所含不饱和脂肪酸少，不含维生素，熔点高，消化吸收率低，所以，它们的营养价值低。食物中脂肪含量见表 2-1-2。几种油脂的熔点，脂肪酸组成和吸收率见表 2-1-3。

表 2-1-3　几种脂肪的熔点（℃）、吸收率（%）和脂肪酸组成（%）

油脂名称	熔点	吸收率	豆蔻酸	软脂酸	硬脂酸	油酸	亚麻二烯油酸	亚麻三烯油酸	维生素 E（mg/100 g）
猪　油	36~16	94	1.1	30.2	17.9	41.1	6.4	0.7	2.7
牛　油	42~50	89	2.5	31.7	24.5	34.5	2.3	0.5	—
羊　油	44~55	81	4.5	24.6	30.5	36.5	4.3	—	—
黄　油	28~36	97	16.4	14.8	3.2	46.1	0.5	—	2~3.5
豆　油	在室温下呈液态	97.5	—	10.8	4.4	25.6	50.7	6.5	92~280
花生油		98.3	—	8.3	3.1	56	26.0		22~59
菜籽油		99	1.5	4.0	1.6	60.0	14.5	7.0	55
棉籽油		98	2.1	21.7	2.9	32.1	40.3	—	83~110
芝麻油		98	—	8.2	3.6	45.3	41.2	—	50
米糠油		90	0.5	13.2	2.1	40	30.5	—	55~100

五、脂类摄入不足与过剩

长期脂类摄入不足，可导致机体缺乏某些脂溶性维生素。类脂和必需脂肪酸缺乏或严重不足，可诱发皮肤干燥，上皮鳞状脱屑，体重下降，智力低下，性器官发育不良等。

如果长期脂肪摄入量过多，一是热能过剩诱发肥胖症，向内挤压内脏；二是血脂高，血胆固醇增加，诱发动脉粥样硬化、高脂血症、胆石症、胆囊炎、冠心病、酮尿症、结肠癌等，对中老年人的危害尤其大。

成年人食用高脂肪食物在体内所产生的高密度脂蛋白（保护型血脂）与低密度脂蛋白（危险型血脂），男女各不相同。一般男性体内所呈现出的"危险型血脂"要比"保护型血脂"多3~4倍，女性亦然。腹部的脂肪越多，就越容易出现"危险型血脂"，同时"保护型血脂"就会越少。

六、膳食脂肪的来源及供给量

膳食脂肪主要来源于肉食和植物油。

一般情况下，力求以植物油为主。大豆油中含有较高浓度的卵磷脂和不饱和脂肪酸，可以防止胆固醇在血管内沉积；玉米油、米糠油又称为"健康营养油"，富含维生素E；向日葵油中含丰富的谷固醇，其化学结构与胆固醇非常相似，可在肠道内与胆固醇竞争吸收点，从而阻碍胆固醇的吸收，是高脂血症患者的良好食用油。动物性食品中，禽类、蛋类、鱼类、兔肉等脂肪含量相对较低，不饱和脂肪酸的含量比猪、牛、羊要高，蛋白质的含量也较高。瘦肉及动物内脏脂肪含量低，不饱和脂肪酸含量高。老年人应避免食用过多高胆固醇食品，特别是脑、脊髓等。食物中胆固醇含量见表2-1-4。

表2-1-4　每100 g食物中胆固醇含量（mg）

食物名称	胆固醇含量（mg）	食物名称	胆固醇含量（mg）
牛　脑	2447	猪肉（肥）	109
猪　脑	2571	鸡	108
羊　脑	2004	鸭	94
卤猪肝	469	牛　奶	15
鸡　蛋	585	带　鱼	76
鸡蛋黄	1510	鳜鱼（桂鱼）	108
咸鸭蛋黄	2110	海　鳗	71
干鱿鱼	871	鲑　鱼	68
牛肉（瘦）	58	鳕　鱼	114
牛肉（肥）	133	猪　油	93
羊肉（瘦）	60	甲　鱼	101
羊肉（肥）	148	海参（鲜）	51
猪肉（瘦）	81	草　鱼	86

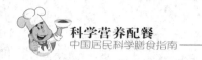
膳食中高脂肪的供给量因民族、地方饮食习惯、季节、市场供给水平等不同，变动范围较大。而脂肪在体内的供能作用又可被糖类代替，因此每天膳食摄入的脂肪只需满足供给脂溶性维生素、必需脂肪酸等即可。每人每天摄入脂肪占总热能的23%~27%为宜。另外应当指出，膳食脂肪的供给量应包括各种食物本身所含的脂肪量和烹调用油量。

七、脂肪代谢、血中之脂

心梗、脑梗易致人死亡，其成因与血管硬化有较大关系，而血管硬化的发生是高血脂、低密度脂蛋白惹的祸吗？它们跟脂肪又有什么关系？

1.脂肪代谢

膳食中的脂类主要是甘油三酯、少量磷脂和胆固醇。由于人的胃液酸性强，含脂肪酶很少，脂肪在胃内几乎不能被消化，直到食物被送入小肠后，脂肪与肝脏分泌的磷脂胆固醇复合体结合成胆汁酸盐微团，才能被胰脂肪酶和肠脂肪酶水解为甘油和脂肪酸。未被消化的脂肪随胆汁酸盐由粪便排出。

通常食物中油脂都是由长链脂肪酸（主要是C_{16}和C_{18}）组成的甘油三酯，长链脂肪酸代谢

时必须在小肠黏膜内重新合成为甘油三酯，然后以乳糜微粒和极低密度脂蛋白的形式经淋巴从胸导管进入血液循环。中链脂肪酸（C_8~C_{12}）组成的甘油三酯则可以不经消化，直接被吸收到小肠黏膜细胞内，经细胞内的脂肪酶催化，分解产生中链脂肪酸扩散进入门静脉血液，与血清蛋白呈物理性结合，循环输送到肝脏。这两种代谢形式见图2-1-4。

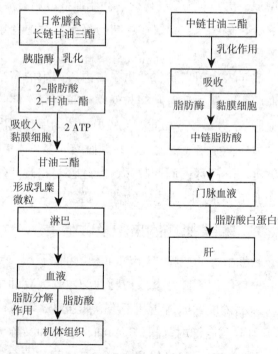

图2-1-4　长链和中链甘油三酯的代谢

从脂肪代谢图中可以看出，长链甘油三酯从食物入口送至机体组织被利用或贮存，要经过两次由脂肪到脂肪酸的过程，而中链甘油三脂只要一次，所以在医疗上对于患长链脂肪消化吸收障碍或黏膜代谢失常而引起的脂肪泻，可以采用中链脂肪加以解决。

2. 血中之脂

脂类从一种组织运输到另一种组织必需通过血浆，运输过程见图 2-1-5。

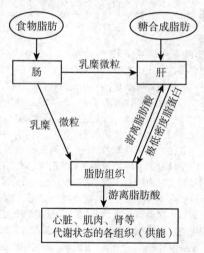

图 2-1-5　血浆中脂类的运输

负责运输的循环介质血浆是水溶液，而脂类不溶或难溶于水，那血中之脂以什么形态出现被运输到身体各处组织呢？

在精妙的生物体内这个难题是这样解决的。脂类通过和蛋白质结合形成血浆脂蛋白，血浆脂蛋白有微团结构，把疏水的非极性脂类包在微团内，亲水的脂类和蛋白质在外包绕着这个疏水内核，这样外表亲水的微团携带着脂类就可溶解于水中，实现血浆对脂类的运输。

疏水的甘油三酯和胆固醇酯居于微团内，蛋白质、磷脂和胆固醇这些两性分子的亲水端向外，疏水端向内，形成微团复合体的壳。

脂蛋白微团是由蛋白质、磷脂、胆固醇脂、胆固醇和甘油三酯组成的。脂蛋白复合体中含甘油三酯多者密度低，含量少者密度高，按密度高低可将血浆脂蛋白分为四类，详见表 2-1-5。表中分项列出它们的特点，便于比较。

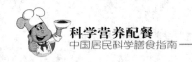

表 2-1-5　四类血浆脂蛋白的特点

<table>
<tr><td colspan="2">血浆脂蛋白种类</td><td>乳糜微粒（CM）</td><td>极低密度脂蛋白（VLDL）</td><td>低密度脂蛋白（LDL）</td><td>高密度脂蛋白（HDL）</td></tr>
<tr><td rowspan="2">物理性质</td><td>密度（g/mL）</td><td><0.95</td><td>0.95~1.006</td><td>1.006~1.063</td><td>1.063~1.210</td></tr>
<tr><td>粒径（nm）</td><td>80~500</td><td>25~80</td><td>20~25</td><td>7.5~10</td></tr>
<tr><td rowspan="5">成分（%）</td><td>蛋白质</td><td>0.5~2</td><td>5~10</td><td>20~25</td><td>50</td></tr>
<tr><td>甘油三酯</td><td>80~95</td><td>50~70</td><td>10</td><td>5</td></tr>
<tr><td>磷脂</td><td>5~7</td><td>15</td><td>20</td><td>25</td></tr>
<tr><td>胆固醇</td><td>1~4</td><td>15</td><td>45~50</td><td>20</td></tr>
<tr><td>胆固醇脂</td><td>（3）</td><td>（10~12）</td><td>（40~42）</td><td>（15~17）</td></tr>
<tr><td colspan="2">来源及功能特性</td><td>在小肠黏膜细胞内生成。负责运转外源性甘油三酯及胆固醇到脂肪组织、心肌、肌肉组织和肝</td><td>在肝细胞内生成，小肠细胞也能少量合成，后进入血液。负责从肝脏运输内源性甘油三酯、胆固醇等到脂肪组织和其它组织</td><td>由VLDL血浆中转变而来，肝也能合成。LDL的主要功能是将内源性胆固醇运输到肝外组织，保证对胆固醇的需求。空腹时血浆LDL中含大量胆固醇，尤其是当氧化修饰的OX-LDL过量时，它所携带的胆固醇被动脉血管壁细胞摄取而沉积在动脉壁上。所以，血浆LDL含量高易患动脉粥样硬化，是诱发心脑血管病的危险因素之一</td><td>HDL主要在肝中合成，小肠和血浆中也可生成一部分。HDL含较多载脂蛋白和磷脂，可与卵磷脂胆固醇脂酰转移酶结合，将乳糜微粒、低密度脂蛋白及其它组织中的游离胆固醇生成胆固醇酯并集聚形成HDL的疏水核心，逐渐使HDL的密度变小，最后被肝摄取并被降解。HDL能将肝外组织细胞的胆固醇逆向转运到肝，可有效防止胆固醇在动脉血管壁上聚积，血浆HDL含量高的人患动脉粥样硬化的机率较低</td></tr>
<tr><td colspan="2">血中半衰期</td><td>5~15 min</td><td>6~12 h</td><td>2~4 天</td><td>5~6 天</td></tr>
</table>

读者朋友们可能会关心的一些问题，都与表2-1-5相关，这里稍作说明：

①抽血化验为什么要空腹进行？

通过阅读表2-1-5最下方一行可得知，血中四种脂蛋白微团的生存周期不同，乳糜微粒最短，5~15 min后就几乎消失贻尽；极低密度脂蛋白次之；生存周期最长的是血检要测的低密度脂蛋白和高密度脂蛋白两种微团。抽血前需要空腹，否则前两种脂蛋白微团很快会在血中出现，从而导致化验结果不准确。

②好胆固醇和坏胆固醇是怎么回事，能否消除掉坏胆固醇，只剩余好胆固醇吗？

表2-1-5中四种微团都含有胆固醇。胆固醇是人体不可缺少的一种重要营养物质。正如砖块，用来砌墙铺路就成"好砖头"，要是堆在家门口堵了路就成"坏砖头"了，你不可能只准生产"好砖头"，不烧制"坏砖头"。所以胆固醇没有好坏之分，只是它的用途不同，从而导致结果的差异。

③胆固醇在血管中形成斑块的原因是什么？

血管壁分内、中、外三层，由于动脉血流冲刷、高血压、高血糖和血管老化等因素，使动脉血管内层出现裂缝、孔等不同程度的损伤，使胆固醇沉积在中层逐渐形成斑块。因此，保持血压、血糖相对稳定会降低斑块的发生率。

④同为血液脂蛋白微团，为什么低密度脂蛋白（LDL）指标高不利于身体健康，而高密度脂蛋白（HDL）高则相反？

表2-1-5显示二者成分不同，低密度脂蛋白微团就像运输胆固醇营养物的大船，成分高达45%~50%，对于血管老化脆弱、血管壁有损伤的人，LDL指标高当然增大形成斑块的风险，是有害的。而高密度脂蛋白微团，蛋白质占50%，胆固醇含量少，像一只干瘪的小皮艇，其功用是吸收血中的游离胆固醇分子等，最后送回到肝脏这个大化工厂，降解回收，被生产为有用的东西。所以有人称HDL为血管"清道夫"，其指标越高就越好。

⑤血脂高为什么对血管不利？

血脂高就是甘油三脂含量高，它越高就越容易使血中LDL微团变小变密，更容易进入损伤的血管内层，形成动脉粥样硬化斑块。

⑥为什么美国、中国都取消了每天摄入300 mg胆固醇的限制？

胆固醇是重要的生理营养物质，有制造胆汁、维生素、激素等功用。人即使不摄入含有胆固醇

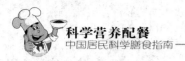

的食物，肝脏每天也要制造 1~2 g 胆固醇，所以对于健康人群，没有必要设限每天 300 mg 胆固醇。但有约 1/5 的人对胆固醇有摄入多、产量也多的情况，因此老年人、心脏血管病患者还是要适当注意每天胆固醇摄入量，不多食为好。

第二章　脂肪酸

一、脂肪酸的分类和标识

1. 按碳链长度分类：

脂肪酸的化学式为 R—COOH，即由碳原子组成的链状烷基（—R）和羧基（—COOH）构成。

以常见的十八酸（俗名硬脂酸）为例，就是由烷基（—$C_{17}H_{35}$）和羧基（—COOH）构成，其碳链长度为 18，故称十八酸。羧基的化学结构式如图 2-2-1。

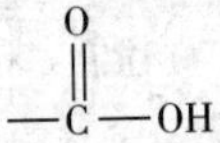

$$\begin{array}{c} O \\ \parallel \\ -C-OH \end{array}$$

图 2-2-1　羧基（—COOH）的结构

常见脂肪酸按碳链的长短可分为短、中、长三类，如表 2-2-1。

表 2-2-1　脂肪酸碳链长度分类

类别	碳原子数
短链	2~6
中链	8~12
长链	14~26

碳链长度为 N 的脂肪酸简称为 C_N。例如，硬脂酸的碳链含有 18 个碳原子就称为 C_{18}，化学名十八酸。

自然界常见的脂肪酸几乎都是双碳原子的。人体血液和组织中的脂肪酸多为各种长链脂肪酸。

2. 按饱和度分类：

脂肪酸按结构的化学连接键可分为饱和脂肪酸和不饱和脂肪酸两大类。脂肪酸中碳原子之间的连接键有单键也有双键，若都是单键连接就是饱和脂肪酸，若有双键连接就是不饱和脂肪酸。只有一个双键的称为单不饱和脂肪酸，有两个或多个双键的称为多不饱和脂肪酸。不饱和脂肪酸的结构有顺式和反式两类。

多不饱和脂肪酸的双键为每隔三个碳原子一个双键，这使其对氧化和过氧化作用有较大的防护能力。

一般植物和鱼类的脂肪中多不饱和脂肪酸含量比畜类的含量高，细菌所含的不饱和脂肪酸都是单不饱和脂肪酸。

3. 按来源分类：

根据脂肪酸来源的不同，可把脂肪酸分为动物源性和植物源性两种。

凡从动物体内提炼出的脂肪酸称为动物源性

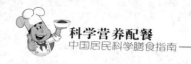

脂肪酸，多数为饱和脂肪酸，在室温条件下呈固态或半固态，如猪油、牛油、羊油。

凡从植物中提炼出的脂肪酸称为植物源性脂肪酸，多数为不饱和脂肪酸，植物油中一般饱和脂肪酸含量低于8%~24%。富含多不饱和脂肪酸的花生油、玉米油、大豆油、色拉油等，富含单不饱和脂肪酸的橄榄油、茶油等，在室温条件下均呈液态。

少数植物油的饱和脂肪酸含量也较高，如椰子油、棕榈油。

4. 按脂肪酸的标识法分类：

可对脂肪酸采用 Δ（称为得尔塔法）或 n/ω（称为恩法或欧米迦法）两种编号系统进行标识。目前通常使用 n 编号系统。首先，将脂肪酸分子上的碳原子用数字编号定位。Δ 编号系统从羧基碳原子算起，n 或 ω 编号系统则从离羧基最远的碳原子算起。

示例一：亚油酸，碳链长度18，两个双键，离羧基（—COOH）最远双键的起始碳原子编号为6（n/ω 编号系统），第二双键起始碳原子编号为9。而 Δ 编号系统则按离羧基近的碳原子编号表示，分别为9和12。

化学结构 CH₃—CH₂—CH₂—CH₂—（CH₂—CH＝CH）—（CH₂—CH＝CH）—CH₂—CH₂—CH₂—CH₂—CH₂—CH₂—CH₂—COOH

Δ 编号系统 18 17 16 15 14 13 12 11

10 9 8 7 6 5 4 3 2 1

9 10 11 12 13 14 15 16 17 18

化学结构式 CH₃（CH₂）₃（CH₂CH＝CH）₂（CH₂）₇COOH

脂肪酸标识符号 $\Delta^{9,12} C_{18}$ 或 $C_{18:2}$ n-6（/ $C_{18:2}\omega$-6）。简写符号为 18:2（n-6）。

说明：上面的标识符号 $C_{18:2}$ n-6 中的2表示有两个双键，6表示在 n（或 ω）编号系统中离羧基最远的双键的起始碳原子编号为6。同理，可以识读其它脂肪酸分子的标识符号。

示例二：见表2-2-2

表2-2-2　油酸和 α- 亚麻酸的标识

脂肪酸名称	油酸	α- 亚麻酸
化学结构式	CH₃（CH₂）₆（CH₂CHCH）（CH₂）₇COOH	CH₃（CH₂CHCH）₃（CH₂）₇COOH
标识符号	$\Delta^9 C_{18}$ 或 $C_{18:1}$ n-9	$\Delta^{9,12,15} C_{18}$ 或 $C_{18:3}$ n-3

详细的化学结构和碳原子数字编号定位，请读者仿照示例一进行练习。

可见，硬脂酸是饱和脂肪酸 C_{18}（或写为 $C_{18:0}$），十八烯酸（油酸）$C_{18:1}$ 是单不饱和脂肪酸，十八二烯酸 $C_{18:2}$（亚油酸）和十八三烯酸（α- 亚麻酸）$C_{18:3}$ 是多不饱和脂肪酸。它们都是碳链长度为18的脂肪酸。

5. 按远端双键位置分类

准确的说法应该是，不饱和脂肪酸按离羧基最远双键的起始碳原子编号数为标记的脂肪酸分类。从上面的示例一和示例二就可以看出，脂肪酸 n-3，n-6，n-9 的阿拉伯数字 3、6、9 就是远端双键起始碳原子的编号数（这是对 n/ω 编号系统而言）。

不饱和脂肪酸分为四类，如表 2-2-3。

表 2-2-3

类别	母体脂肪酸
n-3	α-亚麻酸
n-6	亚油酸
n-7	棕榈油酸
n-9	油酸

每一类都是由一系列不饱和脂肪酸组成，见表 2-2-4。每一系列的各个脂肪酸都能在生物体内从母体脂肪酸合成，例如花生四烯酸 $C_{20:4}$ n-6 可由亚油酸 $C_{18:2}$ n-6 合成。但是，生物体不能把某一类脂肪酸转变为另一类脂肪酸，即这四类脂肪酸之间都不能进行跨类的转变，这正是这种分类方法重要性的所在。

在某一类别中的脂肪酸间的变化，通常表现为去饱和或羧基端延长，即增加不饱和键或增加碳链长度，见表 2-2-4。转化方向有时是可逆的。

表 2-2-4　三类不饱和脂肪酸去饱和转变表

n-9 类	n-6 类	n-3 类
油酸	亚油酸	α-亚麻酸
$\Delta^9 C_{18}$ 或 $C_{18:1}$ n-9	$\Delta^{9,12} C_{18}$ 或	$\Delta^{9,12,15} C_{18}$ 或
↓ Δ^9 去饱和	$C_{18:2}$ n-6	$C_{18:3}$ n-3
十八碳二烯酸	↓ Δ^6 去饱和	↓ Δ^3 去饱和
$\Delta^{6,9} C_{18}$ 或 $C_{18:2}$ n-9	γ-亚麻酸	十八碳四烯酸
↓羧基端延长	$\Delta^{6,9,12} C_{18}$ 或	$\Delta^{6,9,12,15} C_{18}$ 或
二十碳二烯酸	$C_{18:3}$ n-6	$C_{18:4}$ n-3
$\Delta^{8,11} C_{20}$ 或	↓羧基端延长	↓羧基端延长
$C_{20:2}$ n-9	二十碳三烯酸	二十碳四烯酸
↓去饱和	$\Delta^{8,11,14} C_{20}$ 或	$\Delta^{8,11,14,17} C_{20}$ 或
二十碳三烯酸	$C_{20:3}$ n-6	$C_{20:4}$ n-3
$\Delta^{5,8,11} C_{20}$ 或	↓去饱和	↓去饱和
$C_{20:3}$ n-9	花生四烯酸（AA）	二十碳五烯酸
↓羧基端延长	$\Delta^{5,8,11,14} C_{20}$ 或	（EPA）
二十二碳三烯酸	$C_{20:4}$ n-6	$\Delta^{5,8,11,14,17} C_{20}$ 或
$\Delta^{7,10,13} C_{22}$ 或	↓羧基端延长	$C_{20:5}$ n-3
$C_{22:3}$ n-9	二十二碳四烯酸	↓羧基端延长
	$\Delta^{7,10,13,16} C_{22}$ 或	二十二碳五烯酸
	$C_{22:4}$ n-6	$\Delta^{7,10,13,16,19} C_{22}$ 或
	↓去饱和	$C_{22:5}$ n-3
	二十二碳五烯酸	↓去饱和
	$\Delta^{4,7,10,13,16} C_{22}$ 或	二十二碳六烯酸
	$C_{22:5}$ n-6	（DHA）
		$\Delta^{4,7,10,13,16,19} C_{22}$ 或 $C_{22:6}$ n-3

人体细胞中不饱和脂肪酸通常都比饱和脂肪酸含量多，至少为原来的 2 倍，但各组织中比例不同，这往往与饮食中脂肪的种类有关。

6. 按营养 / 生理功用分类：脂肪酸可分为必需脂肪酸和非必需脂肪酸。

在人体内不能被合成的脂肪酸种类，被称为必需脂肪酸，具有重要生理学功能。如亚油酸，α-亚麻酸，以及它们同类的脂肪酸。

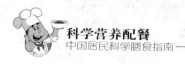

除了必需脂肪酸之外的脂肪酸，统归属为非必需脂肪酸。吃再多的非必需脂肪酸也起不到必需脂肪酸的特殊生理功能。

完全素食者应多摄入含脂肪丰富的豆类、芝麻、坚果等食物获取多种类脂肪酸，包括必需脂肪酸，以满足生理功能的需要，保障身体健康。要有一定量的脂肪存在，脂溶性维生素才能实现摄入，在体内运行，发挥功能和代谢。同时也要指出身体内食物营养也存在某种转换。必要时在肝脏中可以用碳水化合物制造出长链饱和脂肪酸，所以不吃油脂，只吃谷物淀粉类食物，身上也会有脂肪也是可以长油变胖的。在肝脏中，长链饱和脂肪酸可以转化生成 n-9 类油酸，满足生理功能平衡的部分需要。

二、不饱和脂肪酸

1. 必需脂肪酸

生命科学研究成果表明，脂肪和脂肪酸不仅为人体提供能量，还是人体重要的结构性物质，并能影响人的生长、视力、心脑血管系统、皮肤和肾功能，在很大程度上影响人体健康、智力和寿命。必需脂肪酸是促进婴幼儿生长发育和合成前列腺素不可缺少的物质。近代对脂肪酸的生物功能研究大为深入，成果颇丰，有些已开始广泛运用于指导人类饮食、医学、医疗和健康等领域，一部分已纳入国家标准或国际标准之中。

现已明确，人体能从食物中摄取脂肪酸，也能自身合成多种脂肪酸，但是人体自身不能合成全部种类脂肪酸，如亚油酸 n-6 和 α- 亚麻酸 n-3。而植物能合成，人类只能从食物中去摄取，所以把它们称为必需脂肪酸。

例如，人体健康要求摄入足够量的亚油酸 n-6，才能合成所需要的其它 n-6 类脂肪酸，而它们分别是：生成前列腺素的原料；具有促进生长发育功能的物质（缺乏时会导致皮炎和伤口难愈合）；影响脑组织发育和大脑功能的花生四烯酸。人体如果缺乏这些必需脂肪酸，健康和智力将会受到较大影响。花生四烯酸 $C_{20 : 4}$n-6 在人体内可由亚油酸 n-6 转化而来，但在合成量不足时，仍需由食物供给，宜称之为部分必需脂肪酸。

2. 多不饱和脂肪酸

n-6 类多不饱和脂肪酸的母体脂肪酸是亚油酸（LA），碳链有两链，它在植物叶片中合成，并被贮存在植物种子中。n-6 亚油酸在人体内会被转变为 γ- 亚麻酸（GLA）。一部分 GLA 被转化为二十碳三烯酸 n-6，能进一步生成前列腺素 E_1，是一种很活跃的激素；另一部分 GLA 被转化为花生四烯酸（AA），是构建大脑的一种重要物质，一部分花生四烯酸也能进一步合成前列腺素 E_2。前列腺素 E_1 可以使血液保持较低的黏度，从而避免血栓形成，舒张血管、降低血压，保持体内水分的平衡，促进神经系统和免疫系统的功能，协助胰岛素工作，使血糖保持平衡。前列腺素 E_1 具有抗炎作用，但前列腺素 E_2 大量产生时却会引起炎症反应。前列腺素无法直接补充到体内，因为它们保持活性的时间非常短，解决办法就是适当摄入 n-6 不饱和脂肪酸。n-6 类不饱和脂肪酸能促进生长发育；花生四烯酸能增加刺激与生长有关的早期反应基因，从而诱导细胞生长。花生四烯酸衍生的 PG_2 有系统调节下丘脑功能的作用，如刺激垂体释放生长激素；调节垂体促肾上腺皮质激素的释放；提高甲状腺组织对促甲状腺激素的反应；刺激促性腺激素的释放等。

n-3 类多不饱和脂肪酸的母体脂肪酸是 α- 亚麻酸（ALA），碳链有三个双键，有降低胆固醇的作用，还可以抑制血小板凝固。α- 亚麻酸在体内可以衍生为二十碳五烯酸（EPA，$C_{20:5}$ n-3）和二十二碳六烯酸（DHA，$C_{22:6}$ n-3），三者都是前列腺素 E_3 的来源。这三者的不饱和程度高，烹饪和食品加工时容易被破坏。DHA 也是构建大脑的重要物质，当 n-3 类脂肪酸缺乏时会加速神经系统疾病和心血管系统疾病发生。前列腺素 E_3 和相关激素类物质有助于防止动脉硬化，对于维持大脑的视觉功能、学习能力、协调能力以及情绪功能是必不可少的。DHA 是视网膜光受体中最丰富的多不饱和脂肪酸，是维持视紫红质正常功能所必需的物质，所以 α- 亚麻酸对增强视力有良好作用，长期缺乏 α- 亚麻酸对调节注意力和认知过程

有不良影响，这可能跟大脑皮质额叶中的多巴胺能和 5- 羟色胺能发生改变有关。n-3 脂肪酸有助于抑制肿瘤生长。

通过观察婴儿红细胞中的 EPA 和 DHA 含量，发现母乳喂养高于牛奶喂养，杂食妇女高于素食妇女，足月产高于早产。DHA 和 AA 是大脑中最丰富的两种多不饱和脂肪酸，从婴儿出生前到出生后两岁，其含量在前脑中是持续增加的，所以应注意及时补充 DHA 和 AA 脂肪酸，尤其是对早产儿要加强补充（母乳中 AA 含量为 0.5%~0.7%，DHA 含量为 0.3%）。

必需脂肪酸的研究表明：当膳食亚油酸占膳食能量的 3%~5%、α- 亚麻酸占 0.5%~1% 时，可使组织中 DHA 达到最高水平，并避免产生任何明显的缺乏症。

人类大脑的 60% 是脂肪，其中 1/3 来自必需脂肪酸，仅此可见多不饱和脂肪酸对人体生命活动和健康的重要性。当然，还有上述诸多特殊关键性的功能也都能说明必需脂肪酸不仅重要，而且不可或缺、无法替代。在平日饮食中不应被忽视。

在现代人类的食物结构中常出现 n-6 与 n-3 脂肪酸比例严重失调问题，其根源在于现代农业、饲养业的发展和植物油加工业的发展改变了人类的膳食结构，n-6 脂肪酸往往远超所需，而 n-3 脂肪酸常常供给稀少，达不到世界卫生组织和联合

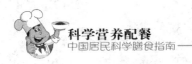
国粮农组织推荐量的一半。据调查膳食中多不饱和脂肪酸 n–6 约为 n–3 的 20 倍，应降到不超过 10 倍为宜，所以在饮食中应注意多选择含 n–3 脂肪酸的食物。n–3 亚麻酸常见于亚麻籽油、胡麻油、南瓜子油、核桃油、菜子油、大豆油中。畜禽等动物食品中不含亚麻酸。n–3 类脂肪酸中的 EPA 和 DHA 常见于坚果种子类、深海鱼类、海兽类和贝类食物中。n–6 类脂肪酸常见于葵花子油、核桃油、玉米油、芝麻油等植物油以及谷类种子、坚果脂肪中。表 2-2-5 列出富含多不饱和脂肪酸，或 n–3、n–6 类脂肪酸单项含量多的油类。

表 2-2-5　富含多不饱和 (n-3、n-6) 脂肪酸的油

脂肪酸		
多不饱和	n–3类	n–6类
红花油	亚麻子油	葵花子油
葡萄子油	胡麻油	核桃油
胡麻油	南瓜子油	玉米油
核桃油	核桃油	大豆油
亚麻子油	菜子油	芝麻油
葵花子油	色拉油	大麻油
大豆油	大豆油	棉子油

获取 n–3、n–6 脂肪酸除食用上述食物、油脂外，也可以选用必需脂肪酸营养补充剂，它们往往被制成胶囊便于人体服用。人体每天至少需要量为 100 mg GLA（$C_{18:3}$ n–6）、200 mg EPA（$C_{20:5}$ n–3）和 200 mg DHA（$C_{22:6}$ n–3），这可以作为确定选用量时的参考。

多不饱和脂肪酸对人体健康虽有许多益处，但不可忽视的是它对人体健康也有不利的一面。由于碳链中不饱和双键多，化学活性强，多不饱和脂肪酸易产生脂质过氧化作用，生成自由基（油脂酸败，出现哈喇味，就是此类现象），对细胞和组织造成一定程度的损伤，这是导致动脉血管损伤、血管硬化和细胞癌变的重要因素，也是诱发炎症和衰老的原因。n–3 多不饱和脂肪酸还有抑制免疫功能的作用。因此，在考虑脂肪酸推荐摄入量标准时，必需同时考虑饱和脂肪酸、单不饱和脂肪酸和多不饱脂肪酸三者间的适当比例。

使用多不饱和脂肪酸含量丰富的油，尤其要注意三不原则：不长存、不高温、不污染。不长存就是不要长时间存放使用，防止油变质，最好使用小包装、新鲜油，注意超过保质期、哈喇味的油宁弃勿用。不高温就是别用这类油高温煎炸烹调，防止在高温上脂质过氧化生成自由基，产生反式脂肪酸，危害人体健康。不污染就是别将新油旧油混兑，别接触不合格塑料桶或包装袋，别接触脏污细菌，以免油变质。

对抗自由基的办法是多吃蔬菜水果、坚果、鲁豆，补充维生素 A、维生素 C、维生素 E 等抗氧化剂物质；少吃烧烤、油炸食品；适量饮酒；不吸

烟；经常参加体育运动和适量饮水。实践证明，这会降低心血管疾病、癌症、老年痴呆症、白内障、骨关节退行症和肌萎缩等的发病率。

3. 单不饱和脂肪酸

对欧美地区、地中海地区、东南亚地区的人类总体健康状况以及寿命长期的考察调研和宏观统计分析发现，除了食物总能量，蛋白质、脂肪和碳水化合物产能营养素比例分配的差异有重大影响之外，不同种类脂肪酸的摄入比例也影响极大。地中海地区的人类普遍摄入的脂肪多，甚至达到食物总能量的40%。但地中海地区心脑血管疾病的发病率低于欧美国家，也低于以米面素食为主的东南亚地区。其主要原因是该地区居民以橄榄油为主要食用油，经常食用鱼等海产品，而不是大量食用牛羊肉、猪肉以及人造黄油等，所以摄入的单不饱和脂肪酸多（橄榄油含单不饱和脂肪酸，主要为油酸 $C_{18:1}$ n-9，达77%，饱和脂肪酸少于14%；而动物脂肪含饱和脂肪酸，如牛油62%，羊油57%，猪油43%）。

单不饱和脂肪酸主要指油酸（$C_{18:1}$ n-9），油酸是 n-9 类脂肪酸的母体脂肪酸，在人体内油酸会衍生出十八碳二烯酸，二十碳二烯酸，二十碳三烯酸（蜜酸）等一系列 n-9 类的多不饱和脂肪酸。

单不饱和脂肪酸有降低血胆固醇、甘油三脂和低密度脂蛋白的作用，与多不饱和脂肪酸相近。但多不饱和脂肪酸同时也降低了高密度脂蛋白的含量，而高密度脂蛋白有利于清除动脉血管壁上沉积的脂质斑块。单不饱和脂肪酸的特殊优点在于降低低密度脂蛋白的含量时，不降低血液中高密度脂蛋白的含量。

相对多不饱和脂肪酸而言，单不饱和脂肪酸没有过氧化促致癌的作用。多不饱和脂肪酸在其具有特别重要生物学功能的同时，也具有一些潜在的、严重的负面作用，那就是多不饱和脂肪酸由于不饱和度较高，能促进机体脂质过氧化、促进化学致癌作用、抑制机体免疫功能。而单不饱和脂肪酸没有这些负面作用，这与其饱和度较低有一定关系。

饱和脂肪酸有抑制低密度脂蛋白受体活性的作用，而单不饱和脂肪酸可增加低密度脂蛋白受体的活性，使循环中低密度脂蛋白的清除加快，并同时减少了极低密度脂蛋白残粒向低密度脂蛋白的转化数量，而且单不饱和脂肪酸也有拮抗膳食中胆固醇对低密度脂蛋白受体活性的抑制作用，单不饱和脂肪酸的这些功能，合起来就使血液中血清低密度脂蛋白和游离胆固醇降低。对于食用过多饱和脂肪的人群，以单不饱和脂肪酸取代部分饱和脂肪酸有重要意义。

单不饱和脂肪酸不耐高温，在高温过程中或光照辐射下会分解，产生自由基和对人体有害的物质，所以不应用来高温烹炸，宜用于低温烹饪，或生食。

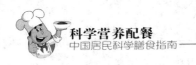

含单不饱和脂肪酸比例高的油种类很多，其中较高的6种是：茶油（79%）、橄榄油（77%）、菜子油（59%）、鸭油（56%）、混合油（菜子油和棕榈油）（55%）、猪油（48%）。

三、饱和脂肪酸

由于碳键已全部饱和，没有双键，饱和脂肪酸比不饱和脂肪酸的化学稳定性强，不易氧化变质，所以牛、羊、猪的脂肪比植物油耐贮存。人体内的脂肪，难以在短时间内被消耗掉，常常作为能量贮存备用，在所有营养素中是贮能性最好的。

人体各组织的脂肪中饱和脂肪酸占比高于1/3，肝为37.5%，心肌为37.8%，在酶的作用下代谢为二氧化碳和水，供给能量，是重要器官紧急能量的来源。饱和脂肪酸代谢过程中不需消耗身体抗氧化营养素、不损伤细胞膜、不损伤血管壁、不诱发癌症。饱和脂肪酸在食物中也普遍存在，常吃的植物油如花生油中占17.7%、芝麻油13.4%、豆油15.2%、棉籽油23.2%、棕榈油41.5%；粮食如小麦粉（标准粉）中占30%、小米面33.3%；点心如奶油蛋糕中占45.2%、巧克力饼干53%、牛奶巧克力63%；畜肉、禽肉、鱼肉中也占有相当比例：猪肉（肋条）36.8%、羊肉（肥瘦）48.1%、牛肉（肥瘦）52.6%、鸭30.1%、鸡34.8%、鲢鱼32.0%、带鱼44.1%；奶类如母乳中占42.4%，牛奶55.2%，羊奶71%。

表2-2-6列出一些有代表性的食用油饱和脂肪酸成分在总脂肪酸中的百分占比。牛油、羊油、猪油、鸭油都是质量很好的食用脂肪，含有丰富的饱和脂肪酸，其中以软脂酸 $C_{16:0}$ 和硬脂酸 $C_{18:0}$ 为主，超过90%。牛肉、羊肉、猪肉、鸡肉、鸭肉往往是美味佳肴的主角，有令人抵挡不住的诱惑力，这时千万要记住口诀"脂肪别超1/4，饱单多要1:1:1"，不要过多食用脂肪，不要在享受中致病。

表2-2-6　食用油饱和脂肪酸的成分

食物名称	饱和脂肪酸 / 总脂肪酸（%）						
	合计	12:0	14:0	16:0	18:0	20:0	22:0
牛油	61.8	0.1	3.9	25.3	28.6	0.5	0.2
羊油	57.3	微量	2.0	18.2	35.9	0.6	…
猪油	43.2	…	1.2	26.0	15.7	…	…
鸭油	29.3	…	0.4	21.6	7.3	…	…
茶子油	13.2	…	微量	4.0	1.3	1.6	6.2
花生油	18.5	…	…	12.5	3.6	1.0	1.4
玉米油	14.5	…	…	12.6	1.3	0.5	0.1
豆油	15.9	…	…	11.1	3.8	0.4	0.6
棕榈油	43.4	0.2	1.0	37.7	4.3	0.2	…

注：…表示未检出。

饱和脂肪酸摄入量高时，可导致血液中胆固醇、甘油三脂、低密度脂蛋白胆固醇含量明显升高，加速心脑血管疾病的形成和发展。致病机理主要是血浆中游离胆固醇过多，沉积在大、中动脉血管内膜上，形成动脉粥样硬化。如果同时伴有动脉壁损伤或胆固醇运输不畅，就很容易在动脉内膜生成脂斑层，斑块继续发展可使动脉管腔变狭窄，血压升高，血流量减少，直至堵塞不通，使患冠心病、心肌梗死、脑卒中的危险性大大增加。

饱和脂肪中的软脂酸（棕榈酸）$C_{16:0}$ 升高血清胆固醇的作用最强，其次为月桂酸 $C_{12:0}$ 和豆蔻酸 $C_{14:0}$，三者已列入升胆固醇的脂肪酸名单中。饱和脂肪酸中的长链硬脂酸 $C_{18:0}$ 不升高血清胆固醇，却可使低密度脂蛋白降低，它主要存在磷脂中，会很快经肝脏代谢为油酸（$C_{18:1}$，单不饱和）。

中链饱和脂肪酸，尤其是月桂酸（$C_{12:0}$）有抗菌、抗病毒的作用，是母乳的重要成分，奶粉中要加入适量月桂酸才有助于增强婴儿抵抗力。

饱和脂肪酸是细胞膜的重要构成材料；有增强人体免疫系统功能的作用；保护肝脏，可以减少酒精伤害，减少西药化学成分的伤害（如退烧止痛药）。饱和脂肪酸摄入比例较高时有助于钙质对骨组织沉着。

综合利弊，适量食用饱和脂肪酸（可以是动物源油脂，也可以是植物源油脂），即不超过膳食总能量的 7%~10%（占膳食脂肪的 1/3），会是利

大于弊的。

四、反式脂肪酸

反式脂肪酸是不饱和脂肪酸，是天然产物，在母乳、牛羊奶、乳制品、牛羊肉脂肪中就有，但所占比例少（2%~9%）。出现在食品市场上数量更大的反式脂肪是人造的，是氢化油脂过程产生出来的，不饱和脂肪酸氢化时产生的反式脂肪酸占 8%~70%。

顺式脂肪酸和反式脂肪酸是同分异构体，化学成分相同，只是分子结构中碳链双键处的两个氢原子排列位置有区别，这两个氢原子都排在碳链的同一侧就是顺式，如果两侧各排一个就称为反式。这些排列是在一定环境条件下出现的，是按照微观世界自然规律发生的。

结构上的差异会带来物理性质和化学性质的不同。

例如：天然植物油含大量不饱和脂肪酸，基本上都是顺式结构，油在常温下呈液态。将植物油进行氢化处理，得到的人造黄油（以及许多其它的同类产品）在常温下便可呈固态。油酸顺式熔点为 14℃，而反式则为 44℃。

量子力学揭示了碳原子的神奇性质，使我们清楚知道顺式不饱和脂肪酸碳链在双键处有一个 240° 的大折返角，碳链在这里是弯躬状的，两个氢原子在弯躬向外的一边，显现微弱的带正电极

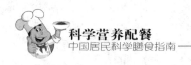

性（如水分子中的情况），化学活性较强，反式不饱和脂肪酸在双键处顺时针折120°又逆时针折120°，碳链在这里大体上是直链，两个氢原子各分置于两边，更多显示电中性，化学活性较弱。

反式脂肪酸与顺式脂肪酸的生物化学作用也相差甚远，主要表现在反式脂肪酸对机体多不饱和脂肪酸代谢的干扰，对血脂和脂蛋白功能的影响，以及对胎儿生长发育的抑制作用。

人类使用的反式脂肪主要来自经过部分不饱和脂肪酸氢化的植物油。氢化是德国人发明的，于1902年取得专利。1909年美国宝洁公司取得其使用权，在1911年推出第一个完全由氢化制造的半固态酥油产品。此后推出的此类产品名称很多，例如：人造黄油、人造奶油、人造酥油、起酥油、酥油、植物奶油、植物奶精、植物脂肪、植物脂末、氢化植物油、氢化菜油、固体菜油、氢化脂肪、转移脂肪、硬化脂肪等，曾经风靡世界，长达近一个世纪，充斥食品原料生产加工业、食品加工业、餐饮业、甚至涉及医药业、保健业，直到医学发现并经医学实验证实其诸多危害，公众认识才有转变，医学和营养学界以及政府行政立法部门才开始采取措施加以限制。

含反式脂肪的产品能被推广，并风靡流行的主要原因是利益驱动。其次，人的认识需一个逐步深化过程，厂商和有关利益方的大力宣传加深了人们的认识，使得当时的人们认为反式脂肪是一个新发明、新发现，是有许多优点的好产品。氢化植物油比普通植物油更稳定，有利于长期保存，不易变味、变质、腐坏。氢化植物油产品成固体状态，可使食品外观更好看，制造食品容易起酥，口感松软。氢化植物油价格比动物油价格低很多。氢化植物油含饱和脂肪酸成分少，不含胆固醇，而当时医学界认为造成心脑血管疾病高发的原因正是饱和脂肪酸和胆固醇，认定氢化脂肪比动物油脂更健康，用来代替动物油脂被认为是一种进步。

然而，科学进步和医学研究深入已揭示出，反式脂肪酸对人类健康有害。1997年《新英格兰医学期刊》公布了一个有说服力的医学监测报告，以长达14年，对超过8万名护士的健康数据分析得出的结论是：女护士的心脏病发病率跟食用氢化植物油的量正相关，多食者比少食者高53%，而与食用高脂肪（占每餐46%）关系不明显。这表明罪魁祸首是氢化植物油中的反式脂肪酸，而不是饱和脂肪酸和胆固醇。

反式脂肪酸的主要危害是：

1. 造成血管硬化

反式脂肪酸损伤动脉血管内壁细胞膜，使血管产生斑块，阻碍血流，堵塞血管，导致各种心脑血管疾病发生。

2. 形成血栓

反式脂肪酸会增加血流的粘稠度和凝结力，

容易导致血栓的形成，对于血管系统脆弱的老年人危害性更大。

3. 引发冠心病

根据法国的一项最新成果表明，反式脂肪酸能使有效防止心脏病和其它心血管病的高密度脂蛋白（HDL）的含量减少，而 HDL 正是血液中的清道夫。

4. 影响生育

反式脂肪酸会减少男性雄激素的分泌，对精子的活性产生负面影响，中断精子在身体内的作用过程。

5. 影响生长发育

反式脂肪酸将顺式脂肪酸氢化、硬化，损伤细胞壁，还影响包括必需脂肪酸在内的不饱和脂肪酸正常功用的发挥。妊娠期或哺乳期的妇女过多摄入含有反式脂肪酸的食物会影响胎儿的健康。研究发现，胎儿或婴儿可以通过胎盘或乳汁摄入反式脂肪酸，他们比成年人更容易患上必需脂肪酸缺乏症，影响胎儿和婴儿的生长发育。当反式脂肪酸被结合于脑组织中，将会对婴幼儿的大脑发育和神经系统发育产生不利影响。此外，对于生长发育期的青少年，也会影响他们对必需脂肪酸的吸收。反式脂肪酸还会对青少年中枢神经系统的生长发育产生危害。

6. 降低记忆功能

反式脂肪酸可以对促进人类记忆力的一种激素类物质有拮抗作用。研究认为，年青时喜食人造黄油、快餐食品、氢化油加工食品的人，老年时患老年痴呆症的比例更大。

7. 导致肥胖

反式脂肪酸不易被人体分解，容易在腹部积累，导致肥胖。所以，喜欢食用薯条、炸鸡等零食的人应提高警惕，油炸食品等所含反式脂肪酸会造成明显的脂肪堆集。

◇反式脂肪有碍健康

"反式脂肪有碍健康"，这一结论已被越来越多的研究所证明，也引起公众关注和相关部门重视。对此，各国先后采取措施加以控制，或进行立法限制。

中国卫生部于 2011 年 10 月发布国家标准 GB28050-2011，其中规定"每天摄入反式脂肪酸不应超过 2.2 g，过多摄入会危害健康。反式脂肪摄入量应少于每天总能量的 1%，过多则有害健康。过多摄入反式脂肪酸可使血液胆固醇增高，从而增加心血管疾病发生的危险。"另外，还规定"食品配料含有或生产过程中使用了氢化和（或）部分氢化油脂时，在营养成分表中还应标示出反式脂肪（酸）的含量"。国家标准于 2013 年 1 月 1 日起正式施行。

2013 年 11 月 7 日，美国食品和药物管理局宣布，基于现有科学证据及专家委员会的结论，已初步决定禁用对人体健康不利的人造反式脂肪。

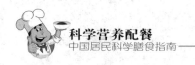

公众应增强自我保护意识，关注食品营养标签中的成分指标等。

常见含有反式脂肪酸的加工食品有：珍珠奶茶、奶油面包、奶油饼干、奶油蛋糕、方便面、巧克力、沙拉酱、薯条、薯片、薄脆饼、油酥饼、麻花、蛋黄派、草莓派、冰激淋、速溶咖啡等。

◇危害的原因

反式脂肪酸产生危害的原因是其分子结构使然，它的碳链双键处两个碳原子取 sp^2 杂化态，使其相邻 6 个原子同处一个平面，比其它碳原子取 sp^3（无需同处一平面）自由度小很多，且两个氢原子分置于碳链两侧，显中性，化学活性减弱，丧失了许多生化功能。顺式脂肪酸双键处两个氢原子置于碳链同侧，显示极性，可供进行重要的生化反应。所以，反式脂肪酸物理上表现为脂质硬化，生物化学上表现为功能丧失。

细胞是构成人体的基本单元，也是一个进行新陈代谢的小化工厂。细胞膜能御病菌毒素于外、能让氧气和养分等进入、能将代谢的二氧化碳和废物排出、能接收激素信息等。奇妙的细胞膜主要由磷脂构成，磷脂分子含有磷酸基因，同时有脂肪酸基因，其中就有顺式或反式不饱和脂肪酸基因。若为反式，则造成细胞膜"硬化"，丧失保持水分、重要营养素及电解质的功能，也不能与其它细胞交换信息，不能接受激素调节，导致细胞数以万计的生化反应紊乱甚至丧失。细胞膜功能改变是导致细胞受损死亡及发生癌变的主要因素。氢化植物油中的反式脂肪酸影响细胞膜的酶生化系统运作，使必需脂肪酸无法正常转化，这与视力下降、血管硬化、糖尿病、免疫系统失效、癌变、性无能、畸胎、筋骨退化、以及老年痴呆等有密切关系。

◇不要以偏概全

科学态度是客观（实事求是）、全面、严谨、公正的，认识是逐步深化的过程，其中也包括否定，否定之否定的过程。

饱和脂肪酸和胆固醇被认作危害人类健康的罪魁祸首已有百年历史，但人类生活离不开它们。荤油、素油中绝大多数都含饱和脂肪酸；人类体内可以利用碳水化合物合成饱和脂肪酸，因为只有它可以长期储存并能随时提供能量，这是糖和蛋白质都无法做到的。胆固醇在血管斑块中被大量测出，它是修补血管损伤的材料，并非它造成损伤。胆固醇也并非全部来自食物。中国营养标准建议每天摄入胆固醇不多于 300 mg，而肝脏每天要合成约 2000 mg 胆固醇，用来制造胆汁，消化食物；胆固醇也是细胞壁成分之一；胆固醇还是合成激素的原料。

对于反式脂肪酸也不要全盘否定。首先，母乳中，反式脂肪酸含量占脂肪酸总量的 2.2%~6.0%，牛奶、羊奶中占脂肪总量的 4.2%~9.0%；其次，中国国家标准《婴儿配方食品》规定："反式脂肪酸的含量不应超过总脂肪酸的3%。反式脂肪酸是乳脂的内在成分。"也就是说，对于天然的奶和乳脂中反式脂肪酸的存在基本是肯定的。

科研指出，牛油、羊油中的反式十八碳烯酸可在体内转化为有抗癌效应的共轭亚油酸，其双键在第11碳原子位置，而氢化植物油的反式双键却分布在第8~12位置，其中分布在第9、10、12位置的反式脂肪酸已被确认为对人体健康有害的物质。

反式脂肪酸的利害问题相当复杂，需要更深入的科学研究，以达到取其精华、留其糟粕的目的，为促进人类健康发挥它最大化的作用。

第三章 食物脂肪酸加权排序

一、不同年龄段人群每天膳食中脂肪参考摄入量

目前各国关于脂肪的推荐摄入量除对脂肪的总摄入量有明确建议外，对各类脂肪酸的组成比例也很重视，所以涉及以下三个问题。

1. 脂肪推荐摄入量

各国膳食脂肪的推荐摄入量见表 2-3-1。

表 2-3-1 各国膳食脂肪的推荐摄入量（占膳食总能量的百分比）

国名或组织名	脂肪	饱和脂肪酸	多不饱和脂肪酸	胆固醇量（mg）
中国（1988年）	20~25	–	–	–
日本（1994年）	20~25	–	–	–
北大西洋组织（1989年）	24~28	–	6~7	–
美国（1989年）	<30	<10	<7	<300
瑞典（1985年）	23~35	–	–	–
法国（1981年）	30~35	–	–	–
加拿大（1990年）	30	<10	≥3.5	–
澳大利亚（1983，1984年）	33	–	–	–
荷兰（1983-1984年）	30	10	–	–
爱尔兰	≤35	–	–	–
WHO（1990年）	15~30	–	3~7	<300

2. 饱和脂肪酸（S）、单不饱和脂肪酸（M）、多不饱和脂肪酸（P）的建议摄入比例

大多数国家建议 S：M：P=1：1：1。日本认为 M 比值可放宽，建议按 1：（1~1.5）：1。

3. n-6 类和 n-3 类多不饱和脂肪酸的摄入比例

人类在进入工业社会以前，摄入的上述两类脂肪酸数量大致相等。19 世纪到 20 世纪两者的比值逐渐增大，n-6 的摄入量大增，其中还有不少是氢化植物油，近代（n-6）：（n-3）达到（15~25）：1。学者、专家的主张不完全相同，部分认为 1：1 为最佳，但都认为比值不宜过大。目前，各国的建议都在（4~6）：1 的范围，是考虑了食材实际供应情况后决定。我国居民膳食脂肪适宜摄入量见表2-3-2。

表 2-3-2 中国居民膳食脂肪适宜摄入量（AI）
（脂肪能量占总能量的百分比）

年龄（岁）	脂肪	S	M	P	（n-6）：（n-3）	胆固醇量（mg）
0~	45~50				4：1	
0.5~	35~40				4：1	
2~	30~35				（4~6）：1	
7~	25~30				（4~6）：1	
13~	25~30	<10	8	10	（4~6）：1	
18~	20~30	<10	10	10	（4~6）：1	<300
60~	20~30	6~8	10	8~10	4：1	<300

注：表 2-3-2 中空白部分为不建议摄入。

二、食物脂肪酸加权排序

单一的食物中三种脂肪酸的比例均达不到理想比值，即 S：M：P=1：1：1，以及（n-6）：（n-3）= 4：1，在配餐中需选择不同的食物材料来调配达标。本书设计了新的食物脂肪酸含量表，适应配餐中选择、调配食材的需要，以达到简便、快捷的目的。

在新的食物脂肪酸含量表中采用加权排序的方法，即对食物中各类脂肪酸的含量给予不同权重，得出加权排列顺序数 V，再根据 V 值大小将食物排列次序，使得在相同条件下将单不饱和脂肪酸排在多不饱和脂肪酸前边，多不饱和脂肪酸排在饱和脂肪酸前边。

食物脂肪酸加权排列顺序数 V 的计算公式为

$$V = \frac{J_1 A + J_2 B + J_3 C}{100}$$

式中，分母表示食物 100（g），其所包含饱和脂肪酸质量为 A（g），单不饱和脂肪酸质量为 B（g），多不饱和脂肪酸质量为 C（g）；加权系数 $J_1=2$，$J_2=10$，$J_3=6$。

例如：茶油　　$A=9.6$　　　$B=75.3$
　　　　　　　$C=10.6$　　　$V=836\%$

　　　大豆油 $A=15.2$　　　$B=23.6$
　　　　　　　$C=55.8$　　　$V=601\%$

　　　牛油　　$A=54.4$　　　$B=29.9$

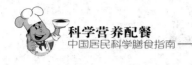
$C=4.0$ $V=432\%$

三种油的排列次序是茶油在前，大豆油居中，牛油排后。所以，要选饱和脂肪酸含量多的就在表中靠后位置寻找，要选单不饱和脂肪酸含量多的在表中靠前位置中寻找，要综合考虑的就依上述线索在表中寻找即可。

第四章　加权排序的食物脂肪酸含量表

本书的食物脂肪酸含量表中，只列有粮薯类、肉蛋类、豆奶类、纯能调味类四大类。蔬菜、水果类脂肪酸含量微乎其微，不再列入。

四大类食物脂肪酸含量表分类见表2-4-1。

表2-4-1　食物脂肪酸含量表分类

大类	分类	表号
粮薯类	谷类及制品	表2-4-2（1）
	薯类、淀粉及制品	
	速食食品	
	小吃、甜饼	
肉蛋类	畜肉类及制品	表2-4-2（2）
	禽肉类及制品	表2-4-2（3）
	鱼虾蟹贝类	表2-4-2（4）
	蛋类及制品	表2-4-2（5）
豆奶类	豆类及制品	表2-4-2（6）
	奶类及制品	表2-4-2（7）
纯能调味类	纯能类（油脂、水果干、壳果、种子、茶、饮料）	表2-4-2（8）
	调味类（腐乳、酱、醋等）	表2-4-2（9）

经过加权排序的各类食物脂肪酸含量表见表2-4-2~ 表2-4-10。

另有6张常用食用油的专门列表、附于本章之后，供不时选用，它们是：

表2-4-11：常用食用油脂中脂肪、脂肪酸成分含量表。

表2-4-12：饱和脂肪酸含量排列表及其百分比。

表2-4-13：单不饱和脂肪酸含量排列表及其百分比。

表2-4-14：多不饱和脂肪酸含量排列表及其百分比。

表2-4-15：常用食用油脂中主要脂肪酸的百分比构成（%）。

表2-4-16:（n-6）、（n-3）对总脂肪酸的百分比和（n-6）:（n-3）比值排序表。

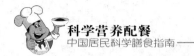

表 2-4-2　粮薯类食物脂肪酸含量表

分类	食物名称	脂肪（g）	脂肪酸（g）				加权排列顺序数
			全部	饱和	单不饱和	多不饱和	
谷类及制品	油面筋	25.1	16.8	4.7	3.1	9.1	95
	油条	17.6	11.8	0.5	7.5	2.2	89
	玉米面（白）	4.5	3.8	0.6	1.1	2.2	25
	黑米	2.5	2.1	0.7	1.0	0.3	13
	荞麦	2.3	1.7	0.5	0.9	0.2	11
	小米面	2.1	1.8	0.6	0.3	0.9	10
	小麦粉（标准粉）	1.5	1.0	0.3	0.2	0.5	6
	小麦粉（富强粉）	1.1	0.7	0.2	0.2	0.3	4
	籼米（标准）（机米）	0.6	0.5	0.1	0.2	0.2	3
	挂面（标准粉）	0.7	0.5	0.2	0.1	0.2	2
	挂面（富强粉）	0.6	0.4	0.1	0.1	0.2	2
薯类及制品	甘薯（红心）（山芋，红薯）	0.2	–	–	–	–	–
	魔芋精粉（鬼芋粉，南星粉）	0.1	–	–	–	–	–
速食食品	VC饼干	39.7	26.6	3.9	9.1	13.7	181
	钙奶饼干	13.2	8.8	0.8	6.5	1.5	76
	饼干（X）	12.7	8.5	1.4	1.3	5.8	51
	面包（X）	5.1	3.4	0.3	1.8	1.2	26
	乐斯美面包	2.8	1.9	0.4	0.8	0.7	13
小吃、甜饼	金钱酥	23.1	15.5	3.7	6.6	5.1	104
	白水羊头	11.0	10.1	4.8	4.7	0.7	61
	黑洋酥	12.4	8.3	1.0	3.3	4.0	59
	奶油蛋糕	13.9	9.3	4.2	3.7	1.4	54
	炒肝	8.0	5.9	3.0	2.3	0.6	33

表 2-4-3　畜肉类食物脂肪酸含量表

分类	食物名称	脂肪（g）	脂肪酸（g）				加权排列顺序数
			全部	饱和	单不饱和	多不饱和	
畜肉类及制品	猪肉（猪脖）	60.5	57.7	19.9	30.6	7.0	388
	猪肉（肋条肉）	59.0	56.2	20.7	25.6	6.8	338
	酱汁肉	50.4	48.0	13.8	24.6	7.8	320
	腊肠	48.3	46.0	18.4	22.6	4.8	292
	猪头皮	44.6	42.5	13.1	21.0	4.4	263
	香肠	40.7	37.0	14.8	18.1	3.9	234
	猪肉（软五花）	35.3	33.6	12.0	19.5	2.1	232
	广东香肠	37.3	33.9	13.5	16.6	3.5	214
	咸肉	36.0	32.8	12.1	14.9	4.0	197
	茶肠	29.6	26.9	8.4	16.2	2.4	193
	猪肉（前肘）	22.9	21.8	3.3	15.3	3.2	179
	猪肉（后臀尖）	30.8	29.4	10.8	13.4	3.6	177
	猪肉（后肘）	28.0	25.5	9.4	11.6	3.1	153
	小泥肠	26.3	23.9	9.5	11.7	2.5	151
	蒜肠	25.4	23.1	9.2	11.3	2.4	146
	风干肠	23.3	21.2	8.5	10.4	2.2	134
	小红肠	23.2	21.1	8.4	10.3	2.2	133
	蛋清肠	22.8	20.7	8.4	10.5	1.8	133
	大肉肠	22.9	20.8	8.3	10.2	2.2	132
	儿童肠	19.6	17.8	5.5	10.8	1.6	129
	老年保健肉松	20.5	18.7	3.8	5.5	9.4	119
	大腊肠	20.1	18.3	7.3	9.0	1.9	116
	猪蹄（熟）	17.0	15.5	4.4	9.7	1.4	114

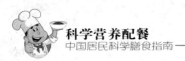

续表

分类	食物名称	脂肪（g）	脂肪酸（g）				加权排列顺序数
			全部	饱和	单不饱和	多不饱和	
畜肉类及制品	叉烧肉	16.9	15.4	5.1	8.8	1.7	108
	猪舌（猪口条）	18.1	16.5	6.2	8.1	2.0	105
	猪蹄	18.8	17.1	6.3	7.8	2.1	103
	午餐肉	15.9	14.5	5.0	8.2	1.4	100
	猪大肠	18.7	17.0	7.7	7.2	2.0	99
	珍珠里脊丝（罐头）	17.3	15.7	5.9	6.9	2.9	98
	猪肘棒	16.0	14.6	5.1	7.8	1.6	98
	午餐肠	16.6	15.1	6.0	7.4	1.6	96
	牛肉松	15.7	14.4	2.5	3.6	8.2	90
	红果肠	15.3	13.9	5.6	6.8	1.4	88
	驴肉（煮）	13.5	12.4	4.4	5.8	2.2	80
	牛肉干	40.0	38.1	38.1	0	0	76
	羊舌	14.2	13.0	6.6	5.9	0.5	75
	羊肉（熟）	13.8	12.6	5.8	5.9	0.6	74
	山羊肉（酱）	13.7	12.5	6.1	5.5	1.0	73
	羊肉（肥瘦）（X）	14.1	12.9	6.2	4.9	1.8	72
	牛舌	13.3	12.2	5.7	5.6	0.5	70
	猪肉（腿）	12.8	11.6	4.3	5.3	1.4	70
	猪肉松（X）	11.5	10.5	3.0	4.9	2.4	69
	羊肉（冻）	24.4	22.4	18.5	2.1	1.7	68
	羊肉串（炸）	11.5	10.5	2.7	3.5	4.4	67
	羊肉串（电烤）	11.6	10.6	4.9	4.8	0.9	63
	山羊肉（冻）	24.5	22.4	19.7	1.7	1.1	63
	酱牛肉	11.9	10.9	5.5	4.6	0.9	62

续表

分类	食物名称	脂肪（g）	脂肪酸（g）				加权排列顺序数
			全部	饱和	单不饱和	多不饱和	
畜肉类及制品	羊肉（手抓）	8.8	8.1	1.1	4.7	2.2	62
	火腿肠	10.4	9.5	3.8	4.6	1.0	60
	羊肉串（烤）	10.3	9.4	4.0	4.2	1.2	57
	腊肉（培根）	9.0	8.2	3.0	4.5	0.7	55
	煨牛肉（罐头）	11.0	10.1	5.6	3.5	1.0	52
	太仓肉松	8.3	7.6	2.6	4.0	0.9	51
	猪肉（里脊）	7.9	7.2	2.7	3.3	0.9	44
	圆腿	6.5	5.9	2.2	3.1	0.6	39
	羊脑	10.7	6.0	2.3	2.4	1.3	36
	猪肝（卤煮）	8.3	6.2	3.0	2.5	0.7	35
	牛脑	11.0	6.2	3.0	2.8	0.1	35
	猪脑	9.8	5.5	2.4	2.7	0.4	34
	羊肉（胸脯）	6.2	5.7	2.9	2.4	0.4	32
	马肉（卤）	4.8	4.4	1.2	2.2	1.0	30
	方腿	5.0	4.6	1.5	2.3	0.7	30
	狗肉	4.6	4.2	1.3	2.0	0.9	28
	牛肉（腑肋）	5.4	4.9	2.6	2.1	0.2	27
	猪肚	5.1	4.6	2.4	1.8	0.4	25
	猪心	5.3	4.2	1.7	1.6	0.9	25
	马肉	4.6	4.2	1.6	1.5	1.1	25
	羊心	5.5	4.3	2.2	1.7	0.4	24
	羊肉（颈）	4.6	4.2	2.2	1.7	0.3	23
	牛肉（肥瘦）（X）	4.2	3.8	2.0	1.7	0.2	22

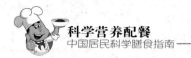

续表

分类	食物名称	脂肪（g）	脂肪酸（g）				加权排列顺序数
			全部	饱和	单不饱和	多不饱和	
畜肉类及制品	羊肚	3.4	3.1	0.9	1.5	0.7	21
	猪肺	3.9	3.5	1.5	1.5	0.4	20
	羊肉（后腿）	3.4	3.1	1.5	1.2	0.4	17
	驴肉（瘦）	3.2	2.9	1.2	1.1	0.6	17
	羊肉（前腿）	3.2	2.9	1.4	1.1	0.4	16
	羊肝	3.6	2.7	1.3	1.1	0.3	15
	牛心	3.5	2.8	1.4	1.0	0.4	15
	驴肉（酱）	2.8	2.6	1.2	0.8	0.7	15
	羊肾	2.8	2.1	0.3	0.9	0.8	14
	牛肝	3.9	2.9	1.6	0.8	0.5	14
	猪肝	3.5	2.6	1.1	0.7	0.7	13
	猪肾（猪腰子）	3.2	2.4	1.0	0.8	0.5	13
	驴肉（卤）	1.9	1.7	0.4	1.1	0.2	13
	骆驼掌	2.0	1.8	0.6	1.1	0.1	13
	牛肺	2.5	2.3	1.2	0.9	0.2	13
	牛肉（瘦）	2.3	2.1	1.1	0.9	0.1	12
	羊肺	2.4	2.2	1.3	0.7	0.3	11
	兔肉	2.2	2.0	0.8	0.5	0.7	11
	牛肉（后腿）	2.0	1.8	0.9	0.8	0.1	10
	羊大肠	2.4	2.2	1.3	0.7	0.1	10
	骆驼蹄	1.4	1.3	0.5	0.8	0.1	10
	牛肉（前腿）	1.8	1.6	0.9	0.7	0.1	9
	牛大肠	2.3	2.1	1.3	0.6	0.1	9

分类	食物名称	脂肪（g）	脂肪酸（g）				加权排列顺序数
			全部	饱和	单不饱和	多不饱和	
畜肉类及制品	兔肉（野）	2.0	1.8	0.7	0.3	0.8	9
	猪小肠	2.0	1.8	0.8	0.5	0.4	9
	牛肾	2.4	1.8	1.0	0.5	0.3	9
	羊肉（里脊）	1.6	1.5	0.7	0.6	0.2	9
	牛肚	1.6	1.5	0.6	0.6	0.1	8
	牛肉（前腱）	1.3	1.2	0.6	0.5	0.1	7
	牛肉（后腱）	1.0	0.9	0.5	0.4	0	5
	牛肉（里脊）	0.9	0.8	0.4	0.4	0	5
	午餐肚	0.5	0.5	0.1	0.2	0.2	3
	牛蹄筋	0.5	0.5	0.1	0.3	0	3
	猪血	0.3	0.3	0.1	0.1	0	1
	羊血	0.2	0.2	0.1	0	0	0

表 2-4-4　禽肉类食物脂肪酸含量表

分类	食物名称	脂肪（g）	脂肪酸（g）				加权排列顺序数
			全部	饱和	单不饱和	多不饱和	
禽肉类及制品	鸭皮	50.2	47.4	14.9	27.7	4.7	335
	母麻鸭	44.8	42.3	12.8	21.2	8.3	287
	北京烤鸭	38.4	36.3	12.7	19.7	4.1	247
	公麻鸭	30.9	29.2	8.8	14.6	5.7	198
	盐水鸭（熟）	26.1	24.7	7.4	12.3	4.8	167
	鸭舌（鸭条）	19.7	18.6	3.5	11.5	3.5	143
	烧鹅	21.5	20.3	6.4	10.6	3.1	137

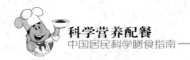

分类	食物名称	脂肪（g）	脂肪酸（g）				加权排列顺序数
			全部	饱和	单不饱和	多不饱和	
畜肉类及制品	酱鸭（加梅菜，罐头）	21.7	20.5	7.6	10.4	2.5	134
	鹅	19.9	18.8	5.5	10.2	3.1	132
	鸭（X）	19.7	18.6	5.6	9.3	3.6	126
	酱鸭	18.4	17.4	5.9	9.2	2.3	118
	鸡爪	16.4	15.5	3.8	8.4	3.4	112
	鸡肉松	16.4	15.5	5.2	9.8	0.4	111
	烤鸡	16.7	15.8	4.6	7.5	3.8	107
	鸽	14.2	13.4	3.3	8.3	1.8	100
	鸡腿	13.0	12.3	4.3	5.1	3.1	78
	鸡翅	11.8	11.2	3.4	5.5	2.4	76
	华青鸡	8.8	8.3	0.8	6.9	0.6	74
	扒鸡	11.0	11.4	3.3	4.8	2.3	68
	鸡心	11.8	9.3	2.7	4.0	2.7	62
	鸡（X）	9.4	8.9	3.1	3.7	2.2	56
	鸭肠	7.8	7.4	2.3	4.0	1.1	51
	鸭心	8.9	7.0	2.2	3.7	1.1	48
	卤煮鸡	7.9	7.5	2.3	2.9	1.9	45
	鸡胸脯肉	5.0	4.7	1.6	2.0	1.2	30
	鸭肝	7.5	5.6	2.8	2.0	0.8	30
	火鸡干	5.6	4.1	1.6	2.0	0.5	26
	鸡肝	4.8	3.6	1.7	1.1	0.6	18
	鹌鹑	3.1	2.9	1.1	1.0	0.8	17
	鸭肝（公麻鸭）	4.1	3.0	1.6	1.1	0.4	17

分类	食物名称	脂肪（g）	脂肪酸（g）				加权排列顺序数
			全部	饱和	单不饱和	多不饱和	
畜肉类及制品	鸡肫（鸡胗）	2.8	2.6	1.0	1.0	0.6	16
	鸭胰	2.9	2.7	1.8	0.8	0.2	13
	鸭肝（母麻鸭）	2.5	1.9	0.9	0.7	0.3	11
	鹅肝	3.4	2.5	1.6	0.5	0.3	10
	乌骨鸡	2.3	2.2	1.3	0.6	0.2	10
	鸭肫（鸭胗）	1.3	1.2	0.4	0.6	0.2	8
	火鸡腿	1.2	1.1	0.4	0.5	0.2	7
	鸭血（公麻鸭）	0.4	0.4	0.2	0.1	0.1	2
	鸡血	0.2	0.2	0.1	0	0	0

表 2-4-5 鱼虾蟹贝类食物脂肪酸含量表

分类	食物名称	脂肪（g）	脂肪酸（g）				加权排列顺序数
			全部	饱和	单不饱和	多不饱和	
鱼虾蟹贝	鲅鱼（罐头）	26.9	18.8	3.4	4.4	10.7	115
	颚针鱼（针量鱼）	10.4	7.3	1.6	3.5	2.2	51
	鲑鱼（大马哈鱼）	7.8	7.0	2.0	4.3	0.7	51
	堤鱼	12.8	9.0	3.7	2.3	2.7	47
	鳗鲡（鳗鱼，河鳗）	10.8	7.6	2.8	3.1	1.4	45
	鳓鱼（快鱼，力鱼）	8.5	6.0	2.3	2.8	0.7	37
	白姑鱼［白米子（鱼）］	8.2	5.7	2.1	2.7	0.9	37

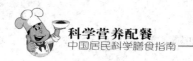

续表

分类	食物名称	脂肪（g）	脂肪酸（g）				加权排列顺序数
			全部	饱和	单不饱和	多不饱和	
鱼虾蟹贝	油抒（香梭鱼）	9.0	6.3	2.4	2.2	1.4	35
	胡子鲇（塘虱鱼）	8.0	5.6	1.8	2.6	0.9	35
	鲚鱼（大）（大凤尾鱼）	5.5	5.0	1.5	2.5	1.0	34
	鲒花	6.1	4.3	0.9	2.8	0.6	33
	黄姑鱼（黄婆鸡（鱼））	7.0	4.9	1.6	2.3	0.8	31
	鲚鱼（小）（小凤尾鱼）	5.1	4.6	1.2	2.0	1.3	30
	鲳鱼（平鱼，银鲳）	7.3	5.1	2.1	2.3	0.5	30
	鲐鱼（青鲐鱼）	7.4	5.2	2.2	1.7	1.3	29
	鳊鱼（武昌鱼）	6.3	4.4	1.2	2.0	0.8	27
	银鱼（面条鱼）	4.0	3.6	1.0	1.1	1.5	22
	鲻鱼（白眼棱鱼）	4.8	3.4	0.9	1.4	1.0	22
	草鱼（白皖，草包鱼）	5.2	3.6	1.0	1.4	0.9	21
	海鳗（鲗勾）	5.0	3.5	1.2	1.4	0.8	21
	梅童鱼（大头仔鱼，丁珠鱼）	5.0	3.5	1.3	1.4	0.7	21
	鳡鱼（猴鱼）	4.3	3.0	1.3	1.6	0.1	19
	青鱼（青皮鱼，青鳞鱼，青混）	4.2	3.8	1.5	1.3	0.4	18
	带鱼（白带鱼，刀鱼）	4.9	3.4	1.5	1.3	0.4	18
	鲤鱼（鲤拐子）	4.1	2.9	0.8	1.3	0.6	18
	鳜鱼（桂鱼，花鲫鱼）	4.2	2.9	0.9	1.2	0.7	18
	蛇鲻（沙梭鱼）	4.2	2.9	1.6	1.2	0.1	16
	螯虾	3.8	2.7	0.8	1.0	0.7	16
	香海螺	3.5	2.5	1.0	1.2	0.3	16
	鲇鱼（胡子鲇，鲢胡，旺虾）	3.7	2.6	0.8	1.1	0.5	16

续表

分类	食物名称	脂肪（g）	脂肪酸（g）				加权排列顺序数
			全部	饱和	单不饱和	多不饱和	
鱼虾蟹贝	鲹鱼（蓝圆鲹，边鱼）	3.4	2.4	0.6	1.0	0.6	15
	鲢鱼（白鲢，胖子）	3.6	2.5	0.8	1.0	0.5	15
	鲈鱼（鲈花）	3.4	2.4	0.8	0.8	0.6	13
	黄颡鱼（戈牙鱼，黄鳍鱼）	2.7	1.9	0.6	1.0	0.3	13
	鱼片干	3.4	2.4	0.6	0.7	0.8	13
	梭子蟹	3.1	2.2	0.6	0.8	0.6	13
	鲫鱼（喜头鱼，海附鱼）	2.7	1.9	0.5	0.8	0.5	12
	黄鱼（小黄花鱼）	3.0	2.1	0.8	0.8	0.4	12
	蛏干（蛏青子）	4.9	3.4	2.3	0.3	0.7	12
	扇贝（干）（干贝）	2.4	1.7	0.5	1.0	0.1	12
	鲅鱼（马鲛鱼，燕鲅鱼）	3.1	2.2	0.8	0.8	0.3	11
	河虾	2.4	1.7	0.6	0.9	0.2	11
	鲨鱼（真鲨，白斑角鲨）	3.2	2.2	1.0	0.7	0.3	11
	金线鱼（红三鱼）	2.9	2.0	0.9	0.7	0.3	11
	黄鱼（大黄花鱼）	2.5	1.8	0.7	0.7	0.3	10
	海蟹	2.3	1.6	0.5	0.6	0.5	10
	丁香鱼（干）	3.1	2.2	1.2	0.5	0.4	10
	红娘鱼（冀红娘鱼）	2.8	2.0	0.8	0.4	0.7	10
	湟鱼（裸鲤鱼）	3.2	2.2	1.4	0.5	0.3	10
	鲷（黑鲷，铜盆鱼）	2.6	1.8	0.6	0.6	0.4	10
	河蟹	2.6	1.8	0.5	0.6	0.4	9
	虾米（海米，虾仁）	2.6	1.8	0.9	0.5	0.4	9
	鳙鱼（胖头鱼）	2.2	1.5	0.5	0.6	0.3	9

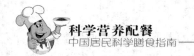
续表

分类	食物名称	脂肪（g）	脂肪酸（g）				加权排列顺序数
			全部	饱和	单不饱和	多不饱和	
鱼虾蟹贝	鲮鱼（雪鲮）	2.1	1.5	0.5	0.5	0.4	8
	泥鳅	2.0	1.4	0.4	0.5	0.4	8
	湟鱼（裸鱼）	2.3	1.6	0.9	0.5	0.2	8
	虾虎	1.7	1.2	0.3	0.5	0.4	8
	虾皮	2.2	1.5	0.9	0.5	0.2	8
	白条鱼（裸鱼）	3.3	2.3	1.9	0.1	0.4	7
	牡蛎（海蛎子）	2.1	1.5	0.5	0.3	0.5	7
	踞缘青蟹（青蟹）	1.6	1.1	0.3	0.3	0.5	7
	鱿鱼（干）	4.6	3.2	3.2	0	0	6
	基围虾	1.4	1.0	0.3	0.3	0.4	6
	黄鳝（鳝鱼）	1.4	1.0	0.3	0.4	0.2	6
	罗非鱼	1.5	1.1	0.5	0.4	0.1	6
	鲅鱼（咸）	1.6	1.1	0.4	0.3	0.3	6
	舌鳎（花纹舌头，舌头鱼）	1.4	1.0	0.4	0.4	0.1	5
	贻贝（鲜）（淡菜，壳菜）	1.7	1.2	0.6	0.3	0.2	5
	河蚬（蚬子）	1.4	1.0	0.5	0.3	0.2	5
	罗非鱼（莫桑比克）	1.0	0.7	0.2	0.3	0.2	5
	龙虾	1.1	0.8	0.2	0.3	0.3	5
	生蚝	1.5	1.1	0.4	0.2	0.3	5
	沙丁鱼（鱼鲻）	1.1	1.0	0.3	0.2	0.3	4
	江虾（沼虾）	0.9	0.6	0.1	0.3	0.2	4
	蟹肉	1.2	0.8	0.3	0.2	0.3	4
	乌鳢（黑鱼，石斑鱼，生鱼）	1.2	0.8	0.3	0.2	0.2	4

续表

分类	食物名称	脂肪（g）	脂肪酸（g）				加权排列顺序数
			全部	饱和	单不饱和	多不饱和	
鱼虾蟹贝	银蚬（蚬子）	1.4	1.0	0.3	0.2	0.2	4
	蛤蜊（X）	1.1	0.8	0.2	0.1	0.4	4
	黄鳝丝	0.8	0.6	0.1	0.2	0.2	3
	鳕鱼（明太鱼）	0.5	0.5	0.1	0.2	0.2	3
	毛蛤蜊	1.0	0.7	0.4	0.2	0.1	3
	墨鱼	0.9	0.6	0.3	0.1	0.3	3
	鲵鱼（鳖鱼）	0.9	0.6	0.2	0.1	0.3	3
	红螺	0.9	0.6	0.2	0.1	0.3	3
	河蛙	0.8	0.6	0.1	0.1	0.3	3
	海虾	0.6	0.4	0.1	0.2	0.1	3
	对虾	0.8	0.6	0.2	0.1	0.2	3
	鱿鱼（水浸）	0.8	0.6	0.3	0.2	0	3
	沙钻鱼（多鳞喜，沙梭）	0.6	0.4	0.1	0.1	0.2	2
	鲍鱼（杂色鲍）	0.8	0.6	0.3	0.1	0.1	2
	绿鳍马面鲀（面包鱼，橡皮鱼）	0.6	0.4	0.2	0.1	0.1	2
	东方对虾（中国对虾）	0.5	0.4	0.2	0.1	0.1	2
	赤贝	0.6	0.4	0.2	0.1	0.1	2
	鲜贝	0.5	0.4	0.2	0.1	0.1	2
	花蛤蜊	0.6	0.4	0.2	0.1	0.1	2
	黄鲂（赤虹，老板鱼）	0.5	0.04	0.2	0.1	0	1
	鳐鱼（夫鱼）	0.7	0.5	0.2	0.1	0	1
	石螺	0.7	0.5	0.2	0.1	0	1
	长毛对虾（大虾，白露虾）	0.4	0.3	0.1	0.1	0	1

149

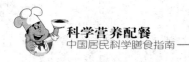
续表

分类	食物名称	脂肪（g）	脂肪酸（g）				加权排列顺序数
			全部	饱和	单不饱和	多不饱和	
鱼虾蟹贝	海蜇皮	0.3	0.2	0.1	0.1	0	1
	海蜇头	0.3	0.2	0.1	0.1	0	1
	蛏子	0.3	0.2	0.1	0	0.1	1

表 2-4-6　蛋类食物脂肪酸含量表

分类	食物名称	脂肪（g）	脂肪酸（g）				加权排列顺序数
			全部	饱和	单不饱和	多不饱和	
蛋类及制品	鸡蛋黄粉	55.1	45.7	13.7	18.9	13.3	296
	鸡蛋粉（全蛋粉）	36.2	30.0	9.0	12.4	8.7	194
	鸭蛋黄	33.8	28.1	7.8	16.0	2.1	188
	鹅蛋黄	26.4	21.9	7.2	12.6	1.7	151
	鸡蛋黄（乌骨鸡）	19.9	16.5	6.3	7.9	2.7	108
	鹅蛋	15.6	12.9	4.5	7.2	1.0	87
	鸭蛋	13.0	10.8	3.8	5.6	1.1	70
	咸鸭蛋	12.7	10.5	3.7	5.4	1.1	68
	松花蛋（鸭蛋）（皮蛋）	10.7	8.9	2.8	5.0	1.2	63
	鹌鹑蛋（五香罐头）	11.7	9.7	3.8	4.5	1.4	61
	鸡蛋（红皮）	11.1	9.2	3.3	4.2	1.4	57

续表

| 分类 | 食物名称 | 脂肪（g） | 脂肪酸（g） | | | | 加权排列顺序数 |
			全部	饱和	单不饱和	多不饱和	
蛋类及制品	鹌鹑蛋	11.1	9.2	4.1	4.1	1.0	55
	松花蛋（鸡蛋）	10.6	8.8	4.0	3.6	0.5	47
	鸡蛋（白皮）	9.0	7.5	2.7	3.4	1.2	47
	鸡蛋（土鸡）	6.4	5.3	4.2	0.8	0.3	18
	鸡蛋白（乌骨鸡）	0.1	0.1	0	0	0	0

表2-4-7 豆类食物脂肪酸含量表

| 分类 | 食物名称 | 脂肪（g） | 脂肪酸（g） | | | | 加权排列顺序数 |
			全部	饱和	单不饱和	多不饱和	
豆类及制品	腐竹	21.7	20.2	3.0	4.7	12.4	127
	黄豆粉	18.3	17.0	2.8	3.7	10.8	107
	豆腐皮	17.4	16.2	2.6	3.7	9.8	101
	油豆腐	17.6	16.4	3.0	3.0	10.4	98
	青豆（青大豆）	16.0	14.9	2.8	4.6	7.5	97
	黑豆（黑大豆）	15.9	14.8	2.3	4.1	8.4	96
	黄豆（大豆）	16.0	14.9	2.4	3.5	9.1	94
	千张（百页）	16.0	14.9	2.4	3.4	9.0	93
	素鸡丝卷	13.7	12.7	1.8	2.6	8.3	79
	素火腿	13.2	12.3	2.4	2.7	7.1	74

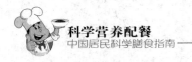
续表

分类	食物名称	脂肪（g）	脂肪酸（g）				加权排列顺序数
			全部	饱和	单不饱和	多不饱和	
豆类及制品	素鸡	12.5	11.6	1.8	2.5	7.5	74
	豆腐卷	11.6	10.8	1.8	2.5	6.5	68
	豆腐丝	10.5	9.8	1.5	2.1	6.1	61
	豆浆粉	9.4	8.7	1.4	2.0	5.2	54
	豆腐干（小香干）	9.1	8.5	1.3	2.0	5.1	53
	豆腐干（香干）	7.8	7.3	1.1	1.5	4.5	44
	豆腐（北）	4.8	4.5	0.7	1.0	2.7	28
	豆腐干（臭干）	4.6	4.3	0.7	0.9	2.7	27
	豆腐（X）	3.7	3.4	0.6	0.8	2.1	22
	豆腐干（X）	3.6	3.3	0.5	0.7	2.1	21
	豆腐花（豆腐粉）	2.6	2.4	0.4	0.6	1.5	16
	豆腐（南）	2.5	2.3	0.4	0.5	1.4	14
	豆腐（内脂）	1.9	1.8	0.3	0.4	1.1	11
	豆奶（豆乳）	1.5	1.4	0.2	0.3	0.9	9
	豆腐脑（老豆腐）	0.8	0.7	0.1	0.2	0.5	5
	豆浆	0.7	0.7	0.2	0.1	0.4	4
	绿豆	0.8	0.6	0.2	0.1	0.3	3
	绿豆面	0.7	0.5	0.2	0.1	0.3	3
	赤小豆（小豆，红小豆）	0.6	0.5	0.1	0.1	0.3	3
	烤麸	0.3	0.2	0	0	0.2	1

表 2-4-8　奶类食物脂肪酸含量表

分类	食物名称	脂肪（g）	脂肪酸（g）				加权排列顺序数
			全部	饱和	单不饱和	多不饱和	
奶类及制品	奶油	97.0	91.7	42.8	31.3	17.4	503
	黄油	98.0	92.6	52.0	34.0	5.8	479
	酥油	94.4	89.2	48.8	30.3	10.1	461
	白脱（食品工业）	82.7	78.2	46.5	26.6	4.8	388
	奶油（食品工业）	55.5	52.4	32.4	16.8	2.8	250
	奶酪（干酪）	23.5	22.2	12.9	7.4	1.9	111
	全脂羊乳粉	25.2	23.8	14.0	7.3	1.1	108
	全脂加糖奶粉	23.4	22.1	12.9	6.5	1.3	99
	全脂牛奶粉	21.2	20.0	11.7	5.9	1.2	90
	全脂速溶奶粉	18.9	17.9	10.4	5.3	1.1	80
	酸酪蛋	20.4	19.3	18.3	0.9	0.1	46
	奶疙瘩（奶酪干，干酸奶）	15.0	14.2	11.9	2.1	0.2	46
	炼乳（甜，罐头）	8.7	8.2	5.1	2.8	0.4	41
	人乳	3.4	3.2	1.4	1.2	0.7	19
	奶豆腐（鲜）	7.8	7.4	6.5	0.3	0.1	17
	牛乳（X）	3.2	3.0	1.6	1.1	0.2	15
	牛乳（美国牛）	3.2	3.0	1.6	1.1	0.2	15
	牛乳（西德牛）	3.0	2.8	1.5	1.0	0.2	14
	鲜羊乳	3.5	3.3	2.2	0.8	0.1	13
	酸奶（X）	2.7	2.6	1.5	0.9	0.1	13
	牛乳（强化 VA、VD）	2.0	1.9	1.0	0.7	0.1	10
	酸奶（中脂）	1.9	1.8	1.1	0.6	0.1	9
	酸奶（果料）	1.4	1.3	0.8	0.5	0.1	7
	奶豆腐（脱脂）	2.5	2.4	2.2	0.1	0	5
	酸奶（脱脂）	0.4	0.4	0.2	0.1	0	1
	酸奶（橘味）	0.3	0.3	0.2	0.1	0	1

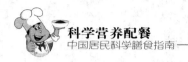

表 2-4-9　纯能类食物脂肪酸含量表

分类	食物名称	脂肪（g）	脂肪酸（g）				加权排列顺序数
			全部	饱和	单不饱和	多不饱和	
油脂	榛子油	100.0	95.6	7.4	78.0	10.2	856
	茶油	99.9	95.5	9.6	75.3	10.6	836
	橄榄油	100.0	95.6	13.5	73.7	8.4	814
	锷梨油	100.0	95.7	11.6	70.6	13.5	810
	菜籽油（青油）	99.9	95.5	12.6	56.2	23.7	729
	混合油（菜＋棕）	99.9	95.5	19.3	52.7	23.3	705
	色拉油	99.8	95.4	13.7	43.0	39.3	693
	鸭油（炼）	99.7	95.3	27.9	53.1	14.3	673
	芝麻油（香油）	99.7	95.3	13.4	37.6	44.2	668
	米糠油	98.7	94.4	14.0	35.0	45.0	648
	花生油	99.9	95.5	17.7	39.0	36.6	645
	大豆色拉油	99.5	95.5	13.5	29.6	52.4	637
	燕麦油	100.0	95.6	19.6	35.1	40.9	636
	玉米油	99.2	94.8	13.8	26.3	54.1	615
	核桃油	99.1	94.7	7.2	18.6	68.8	613
	胡麻油	100.0	95.6	9.1	17.0	69.8	607
	亚麻子油	99.5	95.5	9.6	17.2	68.7	603
	葵花子油	99.9	95.5	13.4	18.4	65.2	602

续表

分类	食物名称	脂肪（g）	脂肪酸（g）				加权排列顺序数
			全部	饱和	单不饱和	多不饱和	
油脂	豆油	99.9	95.5	15.2	23.6	55.8	601
	葡萄子油	100.0	95.6	9.6	16.1	69.9	600
	猪油（炼）	99.6	95.2	41.1	45.6	8.5	589
	红花油	99.9	95.7	9.1	12.1	74.5	586
	南瓜子油	99.5	94.8	19.8	23.5	51.5	584
	棕榈油	100.0	95.6	41.5	42.4	11.6	577
	棉籽油	99.8	95.4	23.2	25.8	42.6	560
	辣椒油	100.0	95.6	36.7	33.2	25.4	558
	奶油	97.0	91.7	42.8	31.3	17.4	503
	黄油	98.0	92.6	52.0	34.0	5.8	479
	可可脂油	100.0	95.6	59.7	32.9	3.0	466
	酥油	94.4	89.2	48.8	30.3	10.1	461
	牛油	92.0	88.0	54.4	29.9	4.0	432
	羊油	88.0	84.1	48.2	30.4	4.5	427
	大豆卵磷脂油	100.0	71.9	15.6	11.0	45.3	413
	白脱（食品工业）	82.7	78.2	46.5	26.6	4.8	388
	奶油（食品工业）	55.5	52.4	32.4	16.8	2.8	250
	椰子油	100.0	94.1	86.5	5.8	1.8	242

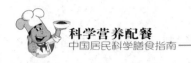

续表

分类	食物名称	脂肪（g）	脂肪酸（g）				加权排列顺序数
			全部	饱和	单不饱和	多不饱和	
水果干	桑葚（干）	6.1	4.9	0.6	0.3	4.0	28
	椰子	12.1	9.7	8.5	0.9	0.3	28
	红果（干）	2.2	1.8	0.3	0.4	1.0	11
	枣（干）	0.5	0.4	0.1	0.1	0.1	2
壳果、种子	松子仁	70.6	67.5	9.0	26.8	31.7	476
	杏仁（熟、去壳）	54.4	52.0	4.8	36.0	11.2	437
	山核桃（熟）	50.8	48.6	3.6	36.0	8.7	419
	开心果（熟）	53.0	50.7	8.0	33.8	8.9	407
	松子（炒）	58.5	55.9	7.4	22.2	26.3	395
	腰果（熟）	50.9	48.7	10.6	28.1	9.9	362
	核桃（干）（胡桃）	58.8	56.2	4.8	8.8	42.8	354
	葵花籽仁	53.4	51.1	4.5	6.9	39.4	314
	葵花子（炒）	52.8	50.5	6.9	10.1	33.0	313
	芝麻（黑）	46.1	44.1	6.3	16.5	20.8	302
	花生（炒）	48.0	45.6	9.0	17.6	17.6	300
	南瓜子（炒）（白瓜子）	46.1	44.1	7.9	16.5	19.8	300
	榛子（炒）	50.3	48.1	10.0	11.4	25.7	288
	花生仁（炒）	44.4	42.2	8.4	16.3	16.3	278
	花生仁（生）	44.3	42.1	8.3	16.3	16.3	277
	西瓜子（话梅味）	46.5	44.5	7.6	4.9	32.0	256
	西瓜子仁	45.9	43.9	5.8	4.2	33.7	256

续表

分类	食物名称	脂肪（g）	脂肪酸（g）				加权排列顺序数
			全部	饱和	单不饱和	多不饱和	
壳果、种子	西瓜子（炒）	44.8	42.8	7.1	5.3	28.7	239
	花生（鲜）	25.4	24.2	4.8	9.3	9.3	158
	莲子（干）	2.0	1.9	0.8	0.3	0.6	8
	栗子（鲜）	0.7	0.7	0.1	0.2	0.4	5
茶饮料	可可粉	8.4	7.9	4.6	3.0	0.3	41
	茶砖（砖茶）	4.0	3.2	1.7	1.3	0.2	18
	浓缩橘汁	0.3	0.2	0.1	0.1	0	1
	喜乐（乳酸饮料）	0.2	–	–	–	–	–

表 2-4-10　调味类食物脂肪酸含量表

分类	食物名称	脂肪（g）	脂肪酸（g）				加权排列顺序数
			全部	饱和	单不饱和	多不饱和	
调味	芝麻酱	52.7	50.4	7.0	19.0	24.0	348
	腐乳（白）（酱豆腐）	8.2	7.6	1.2	1.7	4.7	48
	腐乳（红）（酱豆腐）	8.1	7.5	1.2	1.7	4.6	47
	腐乳（臭）（臭豆腐）	7.9	7.3	1.2	1.6	4.6	46
	豆瓣辣酱	2.4	2.3	0.2	1.1	0.9	17

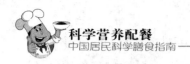

表 2-4-11　常用食用油脂中脂肪、脂肪酸成分含量表

食物名称	脂肪（g）	脂肪酸（g）					加权排列顺序数
		全部	饱和	单不饱和	多不饱和	其他	
茶油	99.9	95.5	9.6	75.3	10.6	0.1	836
橄榄油	100.0	95.6	13.5	73.7	8.4	0	814
菜子油	99.9	95.5	12.6	56.2	23.7	3.1	729
混合油（菜＋棕）	99.9	95.5	19.3	52.7	23.3	0.2	705
色拉油	99.8	95.4	13.7	43.0	39.3	0	693
鸭油（炼）	99.7	95.3	27.9	53.1	14.3	0	673
大麻油	99.9	95.5	14.0	38.4	43.1	0	671
芝麻油（香油）	99.7	95.3	13.4	37.6	44.2	0.1	668
花生油	99.9	95.5	17.7	39.0	36.6	2.3	645
玉米油	99.2	94.8	13.8	26.3	54.1	0.8	615
核桃油	99.1	94.7	7.2	18.6	68.8	0.1	613
胡麻油	100.0	95.6	9.1	17.0	69.8	0	607
亚麻子油	99.5	95.5	9.6	17.2	68.7	0	603
葵花子油	99.9	95.5	13.4	18.4	65.2	0	602
豆油	99.9	95.5	15.2	23.6	55.8	1.0	601
葡萄籽油	100.0	95.6	9.6	16.1	69.9	0	600
猪油（炼）	99.6	95.2	41.1	45.6	8.5	0	589
红花油	99.9	95.7	9.1	12.1	74.5	0	586
南瓜子油	99.5	94.8	19.8	23.5	51.5	0	584

续表

食物名称	脂肪（g）	脂肪酸（g）					加权排列顺序数
		全部	饱和	单不饱和	多不饱和	其他	
棕榈油	100.0	95.6	41.5	42.4	11.6	0.1	577
棉子油	99.8	95.4	23.2	25.8	42.6	3.8	560
辣椒油	100.0	95.6	36.7	33.2	25.4	0.3	558
奶油	97.0	91.7	42.8	31.3	17.4	0.1	503
黄油	98.0	92.6	52.0	34.0	5.8	0.7	479
酥油	94.4	89.2	48.8	30.3	10.1	0	461
牛油	92.0	88.0	54.4	29.9	4.0	0	432
羊油	88.0	84.1	48.2	30.4	4.5	1.1	427
白脱（食品工业）	82.7	78.2	46.5	26.6	4.8	0.3	388
奶油（食品工业）	55.5	52.4	32.4	16.8	2.8	0.4	250
椰子油	100.0	94.1	86.5	5.8	1.8	0	242

注：表列的天然油脂的营养都非常好，过一段换换样更好。

注意三种脂肪酸比例均衡性，一般没有必要花高价买单高油品。

表 2-4-12　饱和脂肪酸含量排列表及其百分比

食物名称	脂肪（g）	脂肪酸（g）				百分比（%）	加权排列顺序数
		全部	饱和	单不饱和	多不饱和		
椰子油	100.0	94.1	86.5			91.9	242
牛油	92.0	88.0	54.4			61.8	432
黄油	98.0	92.6	52.0			56.2	479
酥油	94.4	89.2	48.8			54.7	461
羊油	88.0	84.1	48.2			57.3	427
白脱（食品工业）	82.7	78.2	46.5			59.5	388

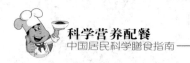

续表

食物名称	脂肪（g）	脂肪酸（g）				百分比（%）	加权排列顺序数
		全部	饱和	单不饱和	多不饱和		
奶油	97.0	91.7	42.8			46.7	503
棕榈油	100.0	95.6	41.5			43.4	577
猪油（炼）	99.6	95.2	41.1			43.2	589
辣椒油	100.0	95.6	36.7			38.4	558
奶油（食品工业）	55.5	52.4	32.4			61.8	250
鸭油（炼）	99.7	95.3	27.9			29.3	673
棉子油	99.8	95.4	23.2			24.3	560
南瓜子油	99.5	94.8	19.8			20.9	584
混合油（菜+棕）	99.9	95.5	19.3			20.2	705
花生油	99.9	95.5	17.7			18.5	645
豆油	99.9	95.5	15.2			15.9	601
大麻油	99.9	95.5	14.0			14.7	671
玉米油	99.2	94.8	13.8			14.6	615
色拉油	99.8	95.4	13.7			14.4	693
橄榄油	100.0	95.6	13.5			14.1	814
芝麻油（香油）	99.7	95.3	13.4			14.1	668
葵花子油	99.9	99.5	13.4			14.0	602
菜子油	99.9	95.5	12.6			13.2	729
茶油	99.9	95.5	9.6			10.1	836

续表

食物名称	脂肪（g）	脂肪酸（g）				百分比（%）	加权排列顺序数
		全部	饱和	单不饱和	多不饱和		
亚麻子油	99.5	95.5	9.6			10.1	603
葡萄子油	100.0	95.6	9.6			10.0	600
胡麻油	100.0	95.6	9.1			9.5	607
红花油	99.9	95.7	9.1			9.5	586
核桃油	99.1	94.7	7.2			7.6	613

表 2-4-13　单不饱和脂肪酸含量排列表及其百分比

食物名称	脂肪（g）	脂肪酸（g）				百分比（%）	加权排列顺序数
		全部	饱和	单不饱和	多不饱和		
茶油	99.9	95.5		75.3		78.8	836
橄榄油	100.0	95.6		73.7		77.1	814
菜子油	99.9	95.5		56.2		58.8	729
鸭油（炼）	99.7	95.3		53.1		55.7	673
混合油（菜＋棕）	99.9	95.5		52.7		55.2	705
猪油（炼）	99.6	95.2		45.6		47.9	589
色拉油	99.8	95.4		43.0		45.1	693
棕榈油	100.0	95.6		42.4		44.4	577
花生油	99.9	95.5		39.0		40.8	645
大麻油	99.9	95.5		38.4		40.2	671
芝麻油（香油）	99.7	95.3		37.6		39.5	668
黄油	98.0	92.6		34.0		36.7	479
辣椒油	100.0	95.6		33.2		34.7	558

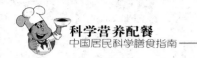
续表

食物名称	脂肪（g）	脂肪酸（g）				百分比（%）	加权排列顺序数
		全部	饱和	单不饱和	多不饱和		
奶油	97.0	91.7		31.3		34.1	503
羊油	88.0	84.1		30.4		36.1	427
酥油	94.4	89.2		30.3		34.0	461
牛油	92.0	88.0		29.9		34.0	432
白脱（食品工业）	82.7	78.2		26.6		34.0	388
玉米油	99.2	94.8		26.3		27.7	615
棉子油	99.8	95.4		25.8		27.0	560
豆油	99.9	95.5		23.6		24.7	601
南瓜子油	99.5	94.8		23.5		24.8	584
核桃油	99.1	94.7		18.6		19.6	613
葵花子油	99.9	95.5		18.4		19.3	602
亚麻子油	99.5	95.5		17.2		18.0	603
胡麻油	100.0	95.6		17.0		17.8	607
奶油（食品工业）	55.5	52.4		16.8		32.1	250
葡萄籽油	100.0	95.6		16.1		16.8	600
红花油	99.9	95.7		12.1		12.6	586
椰子油	100.0	94.1		5.8		6.2	242

表 2-4-14　多不饱和脂肪酸含量排列表及其百分比

食物名称	脂肪（g）	脂肪酸（g）				百分比（%）	加权排列顺序数
		全部	饱和	单不饱和	多不饱和		
红花油	99.9	95.7			74.5	77.8	586
葡萄籽油	100.0	95.6			69.9	73.1	600
胡麻油	100.0	95.6			69.8	73.0	607
核桃油	99.1	94.7			68.8	72.7	613
亚麻子油	99.5	95.5			68.7	71.9	603
葵花子油	99.9	95.5			65.2	68.3	602
豆油	99.9	95.5			55.8	58.4	601
玉米油	99.2	94.8			54.1	57.1	615
南瓜子油	99.5	94.8			51.5	54.3	584
芝麻油（香油）	99.7	95.3			44.2	46.4	668
大麻油	99.9	95.5			43.1	45.1	671
棉子油	99.8	95.4			42.6	44.7	560
色拉油	99.8	95.4			39.3	41.2	693
花生油	99.9	95.5			36.6	38.3	645
辣椒油	100.0	95.6			25.4	26.6	558
菜子油	99.9	95.5			23.7	24.8	729
混合油（菜+棕）	99.9	95.5			23.3	24.4	705
奶油	97.0	91.7			17.4	19.0	503
鸭油（炼）	99.7	95.3			14.3	15.0	673

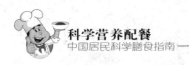
续表

食物名称	脂肪（g）	脂肪酸（g）				百分比（%）	加权排列顺序数
		全部	饱和	单不饱和	多不饱和		
棕榈油	100.0	95.6			11.6	12.1	577
酥油	94.4	89.2			10.1	11.3	461
茶油	99.9	95.5			10.6	11.1	836
猪油（炼）	99.6	95.2			8.5	8.9	589
橄榄油	100.0	95.6			8.4	8.8	814
黄油	98.0	92.6			5.8	6.3	479
白脱（食品工业）	82.7	78.2			4.8	6.1	388
羊油	88.0	84.1			4.5	5.4	427
牛油	92.0	88.0			4.0	4.5	432
奶油（食品工业）	55.5	52.4			2.8	5.3	250
椰子油	100.0	94.1			1.8	1.9	242

表 2-4-15　常用食用油脂中主要脂肪酸的百分比构成（%）

食物名称	饱和脂肪酸	不饱和脂肪酸				加权排列顺序数
		n-9	n-6	n-3	其他	
茶油	10	79	10	1.1	0.1	836
橄榄油	14	77	8	1.0	0	814
菜子油	13	59	16	8.4	3.2	729

续表

食物名称	饱和脂肪酸	不饱和脂肪酸				加权排列顺序数
		n-9	n-6	n-3	其他	
混合油（菜＋棕）	20	55	18	6.4	0.2	705
色拉油	14	45	34	6.9	0	693
鸭油（炼）	29	56	14	0.8	0	673
大麻油	15	40	45	0.5	0	671
芝麻油	14	39	46	0.8	0.1	668
花生油	19	41	38	0.4	2.4	645
玉米油	15	28	56	0.6	0.8	615
核桃油	8	20	61	11.3	0.1	613
胡麻油	10	18	37	35.9	0	607
亚麻子油	10	18	17	54.6	0	603
葵花子油	14	19	63	5.1	0	602
豆油	16	25	52	6.7	1.0	601
葡萄子油	10	17	（73.1）		—	600
猪油（炼）	43	48	9	0	0	589
红花油	10	13	（77.9）		—	586
南瓜子油	21	25	40	14.3	0	584
棕榈油	43	44	12	0	0.1	577
棉子油	24	27	44	0.4	4.0	560
辣椒油	38	35	27	0	0.3	558

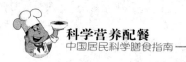

续表

食物名称	饱和脂肪酸	不饱和脂肪酸				加权排列顺序数
		n-9	n-6	n-3	其他	
奶油	47	34	15	3.6	0.1	503
黄油	56	37	5	1.3	0.8	479
酥油	55	34	7	3.9	0	461
牛油	62	34	4	1.0	0	432
羊油	57	36	3	2.4	1.3	427
白脱（食品工业）	60	34	5	1.3	0.4	388
奶油（食品工业）	62	32	4	1.1	0.8	250
椰子油	92	6	（1.9）		0	242

表2-4-16 （n-6）、（n-3）对总脂肪酸的百分比和（n-6）：（n-3）比值排序表

多不饱和脂肪酸（n-6）	百分比（%）	多不饱和脂肪酸（n-3）	百分比（%）	（n-6）：（n-3）	
葵花子油	63	亚麻子油	54.6	亚麻子油	0.311
核桃油	61	胡麻油	35.9	胡麻油	1.03
玉米油	56	南瓜子油	14.3	羊油	1.25
豆油	52	核桃油	11.3	酥油	1.79
芝麻油	46	菜子油	8.4	菜子油	1.90
大麻油	45	色拉油	6.9	南瓜子油	2.80
棉子油	44	豆油	6.7	混合油（菜+棕）	2.81
南瓜子油	40	混合油（菜+棕）	6.4	奶油（食品工业）	3.64
花生油	38	葵花子油	5.1	黄油	3.85

续表

多不饱和脂肪酸（n-6）	百分比（%）	多不饱和脂肪酸（n-3）	百分比（%）	（n-6）:（n-3）	
胡麻油	37	酥油	3.9	白脱（食品工业）	3.85
色拉油	34	奶油	3.6	牛油	4
辣椒油	27	羊油	2.4	奶油	4
混合油（棕+菜）	18	黄油	1.3	色拉油	5
亚麻子油	17	白脱（食品工业）	1.3	核桃油	5
菜子油	16	茶油	1.1	豆油	8
奶油	15	奶油（食品工业）	1.1	橄榄油	8
鸭油（炼）	14	橄榄油	1.0	茶油	9
棕榈油	12	牛油	1.0	葵花子油	12
茶油	10	鸭油（炼）	0.8	鸭油（炼）	18
猪油（炼）	9	芝麻油	0.8	芝麻油	58
橄榄油	8	玉米油	0.6	大麻油	90
酥油	7	大麻油	0.5	玉米油	93
黄油	5	花生油	0.4	花生油	95
白脱（食品工业）	5	棉子油	0.4	棉子油	110
牛油	4	猪油（炼）	0	猪油（炼）	>110
奶油（食品工业）	4	棕榈油	0	棕榈油	>110
羊油	3	辣椒油	0	辣椒油	>110

注：X 是几种相同食物数据的均值。

第五章　食谱脂肪酸计算

制定了全天的配餐与营养计算方法，接下来就是计算食谱脂肪酸，目的是调整摄入三种脂肪酸的比例，达到人体需要的理想状态。这是确保人体健康、预防各种代谢性疾病的最后一关，通常用食用油来调节，必要时，可调节食谱。

三种脂肪酸的理想比例：

饱和脂肪酸：单不饱和脂肪酸：多不饱和脂肪酸 =1∶1∶1

下面举出 11 个实例，包括食谱与营养计算，以及该食谱的脂肪酸计算。计算结果全面达标并保持均衡，饱和、单不饱和、多不饱和三种脂肪酸也达到了理想比例 1∶1∶1。

例 1. 一日三餐食谱与营养计算（2400 kcal），食谱脂肪酸计算。

例 2. 全天配餐与营养计算（2400 kcal），食谱脂肪酸计算。

例 3. 全天食谱和营养计算（2496 kcal），食谱脂肪酸计算。

例 4. 全天营养配餐食谱（2239 kcal），食谱脂肪酸计算。

例 5. 全天食谱与营养计算（2490 kcal），食谱脂肪酸计算。

例 6. 全天食谱与营养计算（2211 kcal），食谱脂肪酸计算。

例 7. 全天食谱与营养计算（3000 kcal），食谱脂肪酸计算。

例 8. 西餐宴会（996 kcal）10 人量，食谱脂肪酸计算。

例 9. 素斋宴会（995 kcal）10 人量，食谱脂肪酸计算。

例 10. 素斋宴会（1009 kcal）10 人量，食谱脂肪酸计算。

例 11. 清真宴会（1003 kcal）10 人量，食谱脂肪酸计算。

具体内容详列于表 2-5-1（1）~ 表 2-5-11（3）。

表 2-5-1（1）　例 1.　一日三餐食谱与营养计算（2400 kcal）

餐比 (%)	食 谱	原 料	食量 (g)	能量 (kcal)	蛋白质 (g)	脂肪 (g)	碳水化合物 (g)	维生素A (µgRE)	维生素B₁ (mg)	维生素B₂ (mg)	维生素C (mg)	钙 (mg)	铁 (mg)	锌 (mg)	供能比 (%) 蛋白质	供能比 (%) 脂肪	供能比 (%) 碳水化合物
早 28	麻酱花卷 牛奶 柑橘	富强粉 110、芝麻酱 14 鲜牛奶 250 柑橘 100	474	658	22.2	16.8	104.4	210	0.36	0.49	30	489	11	2.76	13	23	64
午 39	红小豆米饭 鱼块炖豆腐 西兰花烧鲜蘑 鸡蛋炒青椒 河虾鲜磨汤	红小豆 26、大米 145 鲤鱼块 93（净肉 50）、豆腐 30 西兰花 100、鲜蘑 60 鸡蛋 35、青椒 50 河虾 29（净肉 25）、鲜蘑 15 豆油 9、黄油 8	553	944	42.6	26	135.1	1340	0.43	0.65	88	295	10.6	6.96	18	25	57
晚 33	发糕 海带烧肉 炒三丝 菠菜炒豆腐 红薯粥	标准粉 40、玉米面 40 水发海带 50、猪肉 60（猪瘦肉 30、后臀肉 30） 鸡胸肉 15、土豆 35、胡萝卜 25 菠菜 100、豆腐 70 红薯 40、大米 20 豆油 6 苹果 100、梨 100	701	797	30.8	23.4	116	282	0.67	0.35	33	297	9.3	4.82	15	26	59
	供给量		1728	2399	95.6	66.2	355.5	1832	1.46	1.49	151	1081	30.9	14.54	15	25	60
	推荐量		1560	2400	96	66.7	354	800	1.4	1.4	100	800	15	15	16	25	59

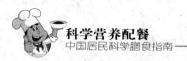

表2-5-1（2） 例1的脂肪酸计算

食物	食量（g）	饱和脂肪酸（g）	单不饱和脂肪酸（g）	多不饱和脂肪酸（g）
富强粉	110	0.22	0.22	0.33
红小豆	26	0.03	0.03	0.08
大米	165	0.17	0.33	0.33
标准粉	40	0.12	0.08	0.20
玉米面	40	0.24	0.44	0.88
红薯	40	—	—	—
芝麻酱	14	0.98	2.66	3.36
鲜牛奶	250	4.00	2.75	0.50
鲤鱼块	50	0.40	0.65	0.30
鸡蛋	35	1.16	1.47	0.49
河虾	25	0.15	0.23	0.05
猪肉	60	4.05	5.01	1.35
鸡胸肉	15	0.24	0.30	0.18
豆腐	70	0.49	0.70	1.89
豆油	15	2.28	3.54	8.37
黄油	8	4.16	2.72	0.46
合计		18.69	21.13	18.77
比例		1.00	1.13	1.00

表 2-5-2（1）　例 2.　全天配餐与营养计算（2400 kcal）

餐比 (%)	食谱	原料 (g)	食量 (g)	能量 (kcal)	蛋白质 (g)	脂肪 (g)	碳水化合物 (g)	维生素A (μgRE)	维生素B₁ (mg)	维生素B₂ (mg)	维生素C (mg)	钙 (mg)	铁 (mg)	锌 (mg)	供能比(%) 蛋白质	供能比(%) 脂肪	供能比(%) 碳水化合物
早 28	烙饼 牛奶卧鸡蛋 水果	全麦粉110　核桃仁7 鲜牛奶250　鸡蛋50 柑橘150	567	676	29.4	18.2	98.6	399	0.7	0.67	45	381	7.9	4.43	17	24	59
午 38	红小豆米饭 蒸红薯 海带烧牛肉 鲜蘑油菜 番茄豆腐汤	大米100　红小豆30 红薯175 海带50　牛肉60 鲜蘑30　油菜100 番茄50　豆腐25 虾皮3 牛油10　胡麻油8	641	916	33.1	24.2	141.4	404	0.37	0.52	92	394	11.6	6.48	14	24	62
晚 34	馒头 小白菜烧丸子 麻酱拌茄子	富强粉140 小白菜75　猪瘦肉35 猪后臀20　鸡肝5 豆腐20　芝麻酱15 茄子100　香油5	415	798	32.0	24.2	113.2	759	0.56	0.34	26	343	15.6	4.14	16	27	57
	全天供给量		1623	2390	94.5	66.6	353.2	1562	1.63	1.53	163	1118	35.1	15.05	16	25	59
	全天推荐量		1680	2400	96	66.7	354	800	1.4	1.4	100	800	15	15	16	25	59

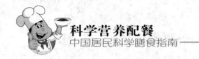

表 2-5-2（2） 例 2 的脂肪酸计算

食物	食量（g）	饱和脂肪酸（g）	单不饱和脂肪酸（g）	多不饱和脂肪酸（g）
全麦粉	110	0.33	0.22	0.55
大米	100	0.10	0.20	0.20
红小豆	30	0.03	0.03	0.09
红薯	175	——	——	——
富强粉	140	0.28	0.28	0.42
牛肉（X）	60	1.20	1.02	0.12
猪瘦肉	35	0.95	1.16	0.32
猪后臀	20	2.16	2.68	0.72
鸡肝	5	0.09	0.06	0.03
鸡蛋	50	1.65	2.10	0.70
虾皮	3	0.03	0.02	0.01
鲜牛奶	250	4.00	2.75	0.50
豆腐	45	0.27	0.36	0.95
核桃仁	7	0.34	0.62	3.00
胡麻油	8	0.73	1.36	5.58
牛油	10	5.44	2.99	0.40
香油	5	0.67	1.88	2.21
芝麻酱	15	1.05	2.85	3.60
合　计		19.32	20.58	19.40
比　例		1.00	1.07	1.00

表2-5-3（1）　例3.　全天食谱和营养计算（2496 kcal）

餐比(%)	食谱	原料 (g)	食量 (g)	能量 (kcal)	蛋白质 (g)	脂肪 (g)	碳水化合物 (g)	维生素A (μgRE)	维生素B₁ (mg)	维生素B₂ (mg)	维生素C (mg)	钙 (mg)	铁 (mg)	锌 (mg)	供能比(%) 蛋白质	脂肪	碳水化合物
早 30	火烧夹肉 鸡蛋汤面	标准粉 120、芝麻 5、蛋清肠 25 富强粉 30、鸡蛋 30、小白菜 75 香油 8	293	740	25.6	20.6	112.9	285	0.62	0.3	21	168	8.5	3.51	14	25	61
午 40	米饭 香菇烧油菜 香辣鸡丝 豉椒牛肉片 番茄鸡蛋汤	大米 175 油菜 100、香菇（干 25） 鸡胸肉 30、豆腐干 20、蒜苗 60 牛瘦肉 50、柿子椒 25、红椒 10 葱头 25 番茄 50、鸡蛋 10、香菜 2 牛油 14、豆油 5	601	1005	38.9	26.7	153.3	250	0.43	0.5	102	390	14.4	6.95	15	24	61
晚 30	麻酱花卷 生菜沙拉 清蒸鲈鱼 草菇西兰花 榨菜豆苗汤	标准粉 120、芝麻酱 8 生菜 60、紫甘蓝 20、番茄 20、酸奶 150 鲈鱼 69（含净肉 40） 草菇 25、西兰化 75 榨菜 15、豌豆苗 20 豆油 9	562	751	32.3	21.2	108.9	1250	0.54	0.68	73	481	13.1	5.47	17	25	58
	供给量		1456	2496	96.8	68.5	375.1	1785	1.59	1.48	196	1039	36	15.93	15	25	60
	推荐量		1625	2500	100.0	69.4	368.8	833	1.46	1.46	104	833	15.63	15.63	16	25	59

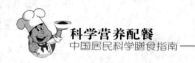
表 2-5-3（2） 例 3 的脂肪酸计算

食物	食量（g）	饱和脂肪酸（g）	单不饱和脂肪酸（g）	多不饱和脂肪酸（g）
标准粉	240	0.72	0.48	1.20
富强粉	30	0.06	0.06	0.09
大米	175	0.18	0.35	0.35
蛋清肠	25	0.40	0.50	0.30
鸡蛋	40	1.32	1.68	0.56
鸡胸肉	30	0.48	0.60	0.36
牛瘦肉	50	0.55	0.45	0.05
鲈鱼	40	0.32	0.32	0.24
豆腐干	20	0.10	0.14	0.42
酸奶	150	2.25	1.35	0.15
芝麻	5	0.32	0.83	1.04
香油	8	1.07	3.01	3.54
豆油	14	2.13	3.30	7.81
牛油	14	7.62	4.19	0.56
芝麻酱	8	0.56	1.52	1.92
合　计		18.08	18.78	18.59
比　例		1.00	1.04	1.03

表 2-5-4（1） 例 4. 营养配餐食谱（2239 kcal）

餐比(%)	食谱	原料(g)	食量(g)	能量(kcal)	蛋白质(g)	脂肪(g)	碳水化合物(g)	维生素A(μgRE)	维生素B₁(mg)	维生素B₂(mg)	维生素C(mg)	钙(mg)	铁(mg)	锌(mg)	丰度	供能比(%)蛋白质	脂肪	碳水化合物
早25	馒头 牛奶 凉拌菜	富强粉 75 鲜牛奶 250、燕麦片 25 青椒 40、豆腐 25、芝麻酱 7	422	545	23.9	16	74.7	85	0.29	0.48	27	445	9.7	3.03	304	18	26	56
午36	发糕 烧黄花鱼 鸡蛋炒薯叶杏仁拌菠菜 罗宋汤 水果	玉米面 60、小米面 60 黄花鱼 40 鸡蛋 30、甘薯叶 120 大杏仁 16、菠菜 75 牛肉 10、番茄 25、葱头 10、土豆 10、圆白菜 15 豆油 5 梨 150	626	813	35.6	21.2	119.2	1682	0.66	1.05	119	372	14	5.44	730	18	23	59
晚39	米饭 蒸红薯 慈姑烧肉 西芹百合	大米 80 红薯 150 猪肉 55、慈姑 100 芹菜茎 40、百合 60 豆油 12	497	881	29	22.5	140.7	1224	0.63	0.74	62	102	12.3	5.51	547	13	23	64
	供给量		1545	2239	88.5	59.7	336.6	2991	1.58	2.27	208	919	36	13.98	1581	16	24	60
	推荐量		1575	2250	90	62.5	331.9	750	1.3	1.31	94	750	14.1	14.06	937	16	25	59

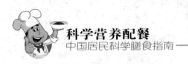

表2-5-4（2） 例4的脂肪酸计算

食物	食量（g）	饱和脂肪酸（g）	单不饱和脂肪酸（g）	多不饱和脂肪酸（g）
富强粉	75	0.15	0.15	0.23
燕麦片	25	0.08	0.05	0.13
玉米面	60	0.36	0.66	1.32
小米面	60	0.36	0.18	0.54
大米	80	0.08	0.16	0.16
红薯	150	—	—	—
黄花鱼	40	0.32	0.32	0.16
鸡蛋	30	0.99	1.26	0.42
牛肉（X）	10	0.11	0.09	0.01
猪肉	55	5.94	7.32	1.93
鲜牛奶	250	4.00	2.75	0.50
豆腐（X）	25	0.15	0.2	0.53
芝麻酱	7	0.49	1.33	1.68
豆油	17	2.58	4.01	9.49
合　计		15.61	18.48	16.10
比　例		1.00	1.18	1.03

表2-5-5（1） 例5. 全天食谱与营养计算（2490 kcal）

餐比(%)	食谱	原料 (g)	食量 (g)	能量 (kcal)	蛋白质 (g)	脂肪 (g)	碳水化合物 (g)	维生素A (μgRE)	维生素B₁ (mg)	维生素B₂ (mg)	维生素C (mg)	钙 (mg)	铁 (mg)	锌 (mg)	供能比(%) 蛋白质	脂肪	碳水化合物
早 29	面包 火腿肠 牛奶 糖拌番茄	面包 140 火腿肠 40 鲜牛奶 250 番茄 100、白糖 10	540	716	25.6	19.5	109.4	154	0.25	0.63	22	344	5.8	3.53	14	25	61
午 40	米饭 青豆红烧肉 鲜蘑烧油菜 海带猪肝汤	大米 170 青豆 40　猪后臀肉 40 鲜蘑 110　油菜 150 海带 25　猪肝 10 猪油 5	550	987	39.8	26.4	147.6	725	0.61	0.93	58	334	13.9	6.67	16	24	60
晚 31	肉菜包 燕麦粥	标准粉 130　鸡蛋 35 韭菜 150　虾皮 10 燕麦 30、胡麻油 14	369	787	30.5	21.9	117.5	436	0.52	0.38	36	281	10.7	4.15	16	25	59
	供给量		1459	2490	95.9	67.8	374.5	1315	1.38	1.94	116	959	30.4	14.35	15	25	60
	推荐量		1625	2500	100	69.5	368.8	833	1.45	1.45	105	833	15.6	15.6	16	25	59

表2-5-5（2） 例5的按能量分配、核算各类食物重量

食物分类	粮 薯		蔬 果		肉 蛋			豆 奶		纯能调味			合计
	粮谷	薯芋	蔬菜	果品	畜禽	鱼虾	蛋	豆	奶	油脂	糖	调味品	
重量（g）	470		525		135			290		29			1449
重量比（g）	32.5		36.2		9.3			20		2			100

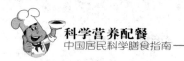

表 2-5-5（3） 例 5 的脂肪酸计算

食物	食量（g）	饱和脂肪酸（g）	单不饱和脂肪酸（g）	多不饱和脂肪酸（g）
面包	140	0.56	1.12	0.98
大米	170	0.17	0.34	0.34
标准粉	130	0.39	0.26	0.65
燕麦	30	0.09	0.06	0.15
火腿肠	40	1.52	1.84	0.40
猪后臀	40	4.32	5.36	1.44
猪肝	10	0.11	0.07	0.07
鸡蛋	35	1.16	1.47	0.49
虾皮	10	0.09	0.05	0.02
鲜牛奶	250	4.00	2.75	0.50
青豆	40	1.12	1.84	3.00
白糖	10	—	—	—
胡麻油	14	1.27	2.38	9.77
猪油	5	2.06	2.28	0.43
合　　计		16.86	19.82	18.24
比　　例		1.00	1.18	1.08

表 2-5-6（1） 例 6. 全天食谱与营养计算（2211 kcal）

餐比(%)	食谱	原料 (g)	食量 (g)	能量 (kcal)	蛋白质 (g)	脂肪 (g)	碳水化合物 (g)	维生素A (μgRE)	维生素B₁ (mg)	维生素B₂ (mg)	维生素C (mg)	钙 (mg)	铁 (mg)	锌 (mg)	供能比(%) 蛋白质	脂肪	碳水化合物
早 26	豆沙包 五香茶鸡蛋 豆腐脑 三色杏仁	面粉80 豆沙酱15 鸡蛋50 豆腐脑200 杏仁15 芹菜茎75 胡萝卜20	455	579	24.9	16	84.1	298	0.26	0.54	12	725	8.1	3.2	17	25	58
午 39	二米饭 鲜蘑烧毛豆 蛏肉炒蒜苗 清炒木耳菜 丝瓜木耳汤	大米100 黑米25 鲜蘑100 毛豆25 红椒15 净蛏肉100 蒜苗60 木耳菜100 丝瓜50 水发木耳15 猪肉15 棕榈油12 豆油5	622	866	31.4	25.9	126.7	477	0.6	0.78	88	397	44.7	7.99	15	27	58
晚 35	发糕 烧罗非鱼 清炒空心菜 南瓜小米粥 水果	富强粉60 玉米面55 大豆粉5 白糖10 罗飞鱼109（净肉60） 空心菜150 南瓜50 小米20 猕猴桃100 棕榈油10 豆油5	525	766	28.7	20.4	116.3	464	0.45	0.36	42	212	9.3	3.17	15	24	61
	供给量		1602	2211	85	62.3	327.1	1239	1.31	1.68	142	1334	62.1	14.36	16	25	59
	推荐量		1430	2200	88	61.2	324.5	733	1.28	1.28	92	733	13.8	13.8	16	25	59

表 2-5-6（2） 例 6 按能量分配、核算各类食物重量

食物分类	粮薯 粮谷	薯芋	蔬果 蔬菜	果品	肉蛋 畜禽	鱼虾	蛋	豆奶 豆	奶	纯能调味 油脂	糖	调味品	合计
重量（g）	380		775		274			205		42			1676
重量比（%）	22.7		46.2		16.4			12.2		2.5			100

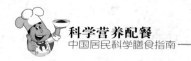
表 2-5-6（3） 例 6 的脂肪酸计算

食物	食量（g）	饱和脂肪酸（g）	单不饱和脂肪酸（g）	多不饱和脂肪酸（g）
面粉	80	0.24	0.16	0.40
大米	100	0.10	0.20	0.20
黑米	25	0.35	0.50	0.15
富强粉	60	0.12	0.12	0.18
玉米面	55	0.33	0.61	1.21
小米	20	0.12	0.06	0.18
鸡蛋	50	1.65	2.10	0.70
净蛏肉	100	0.10	0	0.10
猪肉	15	0.41	0.50	0.14
罗非鱼	60	0.30	0.24	0.06
豆沙酱	15	0.02	0.02	0.05
豆腐脑	200	0.20	0.40	1.00
毛豆	25	0.60	0.88	2.28
大豆粉	5	0.14	0.19	0.54
棕榈油	22	9.13	9.33	2.55
豆油	10	1.52	2.36	5.58
合　计		15.33	17.67	15.32
比　例		1.00	1.15	1.00

表 2-5-7（1） 例 7. 全天食谱与营养计算（2961 kcal）

餐比 (%)	食 谱	原 料 (g)	食量 (g)	能量 (kcal)	蛋白质 (g)	脂肪 (g)	碳水化合物 (g)	维生素 A (μgRE)	维生素 B₁ (mg)	维生素 B₂ (mg)	维生素 C (mg)	钙 (mg)	铁 (mg)	锌 (mg)	供能比 (%) 蛋白质	脂肪	碳水化合物
早 26	小笼包 紫米小豆粥 拌木耳菜	富强粉 110、猪肉 35、鸡肝 15、韭菜 110、猪油 6 紫米 25、红小豆 15、木耳菜 100、香油 3	419	757	28.8	20.6	113.9	144	0.53	0.47	58	256	11.8	3.99	15	24	61
午 39	二米饭 五彩鳝鱼丝 鱼香油菜薹 糯米藕 紫菜虾皮汤	大米 80、玉米糁 80 黄鳝 149（净肉 100）、胡萝卜 20、彩椒 40 油菜薹 150 糯米 30、鲜藕 100、白糖 10 紫菜（干）3、虾皮 10、鸡蛋 10、香菜 5、豆油 12、黄油 12	662	1157	45	30.7	175	391	0.51	1.33	175	506	16	6.68	16	24	60
晚 35	烙饼 四彩肉丁 炝炒圆白菜 酸辣海带丝 水果	标准粉 180 猪瘦肉 50、鲜豌豆 50、鲜玉米粒 20、红椒 15 圆白菜 100 水发海带 80、胡萝卜 15、大杏仁 25 豆油 12、 柿子 200	747	1047	39	28.9	157.8	272	1.01	0.84	140	340	12	6.7	15	25	60
	供给量		1828	2961	112.8	80.2	446.7	807	2.05	2.64	373	1102	39.8	17.37	15	24	60
	推荐量		1950	3000	120.0	83.4	442.5	1000	1.75	1.75	125	1000	18.75	18.75	16	25	59

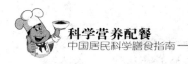
表 2-5-7（2） 例 7 的脂肪酸计算

食物	食量（g）	饱和脂肪酸（g）	单不饱和脂肪酸（g）	多不饱和脂肪酸（g）
富强粉	110	0.22	0.22	0.33
紫米	25	0.18	0.25	0.08
红小豆	15	0.015	0.015	0.045
大米	80	0.08	0.16	0.16
玉米粉	80	0.48	0.88	1.76
糯米	30	0.03	0.06	0.06
标准粉	180	0.54	0.36	0.90
猪肉	35	4.20	6.83	0.74
鸡肝	15	0.26	0.17	0.09
黄鳝	100	0.30	0.40	0.20
虾皮	10	0.09	0.05	0.02
鸡蛋	10	0.33	0.42	0.14
猪瘦肉	50	1.35	1.65	0.45
猪油	6	2.47	2.74	0.51
香油	3	0.40	1.13	1.33
豆油	24	3.65	5.66	13.39
黄油	12	6.24	4.08	0.70
合　计		20.84	25.08	20.91
比　例		1.00	1.20	1.00

表 2-5-8（1）　例 8.　西餐宴会（996 kcal）10 人量

3 冷菜　5 热菜　1 汤　2 主食　1 果盘		人均营养素		供给量	推荐量
食谱	原料（g）				
火腿番茄沙拉	火腿 50、番茄 50、鲜豌豆 150、菠萝 100、生菜 50	食量	（g）	712	650
西式泡菜	圆白菜 50、胡萝卜 50、菜花 50、柿子椒 50、葱头 50	能量	（kcal）	996	1000
果蔬沙拉	油麦菜 150、葱头 100、苹果 150	蛋白质	（g）	39.1	40
填陷鱿鱼	鲜鱿鱼 200（净肉 100）、猪瘦肉 100、胡萝卜 50、葱头 50、草莓酱 50	脂肪	（g）	29.3	27.8
炸大虾	对虾 330（净肉 200）、富强粉 50、鸡蛋 30	碳水化合物	（g）	141.8	147.5
奶汁烧猪排	猪小排 200（净肉 100）、富强粉 50、煮土豆 100、鲜豌豆 100	维生素 A	（μgRE）	460	333
皮衣罗非鱼	罗非鱼 350（净肉 200）、番茄 100、苹果 100、萝卜 50	维生素 B_1	（mg）	0.81	0.58
		维生素 B_2	（mg）	0.58	0.58
		维生素 C	（mg）	84	42
		钙	（mg）	309	333
什锦豆腐	南豆腐 300、香菇（干）20、冬笋 50、胡萝卜 100、鲜蘑 50、水发木耳 30、黄瓜 50	铁	（mg）	12.7	6.25
番茄酸奶汤	水发海带 150、虾皮 20、鸭肝 70、番茄酱 50、酸奶 400	锌	（mg）	6.73	6.25
可可排	全麦粉 400、玉米面 500、鸡蛋 50、牛奶 250、奶油蛋糕 500、胡麻油 70、奶油 30、黄油 20、白糖 30	胆固醇	（mg）	285	300
奶油蛋糕		能量比（%）	蛋白质	16	16
果盘	猕猴桃 500、橙 500、梨 500		脂肪	27	25
			碳水化合物	57	59

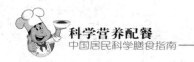

表2-5-8（2） 例8的按能量分配、核算各类食物重量

食物分类	粮 薯		蔬 果		肉 蛋			豆 奶		纯能调味			合计
	粮谷	薯芋	蔬菜	果品	畜禽	鱼虾	蛋	豆	奶	油脂	糖	调味品	
重量（g）	150		337		90			95		15			687
重量比（%）	21.8		49.1		13.1			13.8		2.2			100
能量比（%）	53.1		13.5		15.1			6.7		11.6			100

表2-5-8（3） 例8的脂肪酸计算

食物	食量（g）	饱和脂肪酸（g）	单不饱和脂肪酸（g）	多不饱和脂肪酸（g）
富强粉	100	0.20	0.20	0.30
全麦粉	400	1.20	0.80	2.00
玉米面	500	3.00	5.50	11.00
奶油蛋糕	500	21.00	18.50	7.00
火腿	50	4.60	6.55	1.25
鲜鱿鱼	100	0.30	0.20	0
猪瘦肉	100	10.80	13.40	3.60
对虾	200	0.40	0.20	0.40
鸡蛋	80	2.64	3.36	1.12

食物	食量（g）	饱和脂肪酸（g）	单不饱和脂肪酸（g）	多不饱和脂肪酸（g）
猪排	100	5.10	8.80	1.70
非鱼	200	1.00	0.80	0.20
虾皮	20	0.18	0.10	0.04
鸭肝	70	1.96	1.40	0.56
南豆腐	300	1.20	1.50	4.20
酸奶	400	6.00	3.60	0.40
牛奶	250	4.00	2.75	0.50
胡麻油	70	6.37	11.90	48.86
奶油（X）	30	12.84	9.39	5.22
黄油	20	10.40	6.80	1.16
合　计		93.19	95.75	89.51
比　例		1.04	1.07	1.00

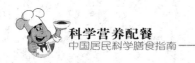
表2-5-9（1） 例9. 素斋宴会（995 kcal）10人量

食谱	原料（g）	人均营养素		供给量	推荐量
7菜 1甜食 1汤 1主食 1果盘					
炒素什锦	鲜口蘑350、冬笋片100、腐竹50、花生仁50、胡萝卜50、青椒200	食量	（g）	712	650
卤煮豆腐	豆腐800、香菜50、芝麻酱50	能量	（kcal）	995	1000
烧熘海带	水发海带400、冬笋25、油菜梗25	蛋白质	（g）	38.5	40
		脂肪	（g）	27.3	27.8
生煸豆苗	豌豆苗500	碳水化合物	（g）	145.7	147.5
素四喜丸子	豆腐250、水发冬菇50、冬笋50、鲜藕75、胡萝卜50、茶油85、椰子油95	维生素A	（μgRE）	621	333
鱼香豌豆	鲜豌豆400、胡萝卜100	维生素B$_1$	（mg）	0.99	0.58
		维生素B$_2$	（mg）	0.55	0.58
锅贴清蚕豆	青鲜蚕豆瓣250 土豆100	维生素C	（g）	105	42
玉兔贺春	糯米粉250、糯米100、葵瓜子仁50、核桃仁50、黑芝麻25、白糖50、青红丝20、金糕100	钙	（mg）	524	333
		铁	（mg）	18.4	6.25
		锌	（mg）	7.11	6.25
菜叶土豆汤	芹菜叶150、土豆150、圆白菜50、胡萝卜50、香油10、	胆固醇	（mg）	0	300
小枣发糕	玉米面250、小米面300、黄豆粉50、小红枣100、红糖50	能量比（%）	蛋白质	16	16
			脂肪	25	25
团圆果盘	荔枝150、草莓150、香蕉150、萝卜150		碳水化合物	59	59

表2-5-9（2） 例9的按能量分配、核算各类食物重量

食物分类	粮薯		蔬果		肉蛋			豆奶		纯能调味			合计
	粮谷	薯芋	蔬菜	果品	畜禽	鱼虾	蛋	豆	奶	油脂	糖	调味品	
食物重量（g）	135		413		0			142		22			712
重量比（%）	19		58		0			19.9		3.1			100
能量比（%）	38.6		21.8		0			27.7		11.9			100

表 2-5-9（3） 例 9 的脂肪酸计算

食物	食量（g）	饱和脂肪酸（g）	单不饱和脂肪酸（g）	多不饱和脂肪酸（g）
糯米粉	250	0.25	0.50	0.50
糯米	100	0.10	0.20	0.20
玉米面	250	1.50	2.75	5.50
小米面	300	1.80	0.90	2.70
腐竹	50	1.50	2.35	6.20
豆腐	105	6.30	8.40	22.05
豆腐皮	20	0.52	0.74	1.96
黄豆粉	50	1.40	1.85	5.40
花生仁	50	4.20	8.15	8.15
芝麻酱	50	3.50	9.50	12.00
葵瓜子仁	50	2.25	3.45	19.70
核桃仁	50	2.40	4.40	21.40
黑芝麻	25	1.58	4.13	5.20
茶油	85	8.16	64.01	9.01
椰子油	95	82.18	5.51	1.71
香油	10	1.34	3.76	4.42
合　计		118.98	120.60	126.10
比　例		1.00	1.01	1.06

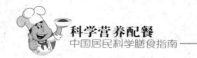

表 2-5-10（1） 例 10. 素斋宴会（1009 kcal）10 人量

3 冷菜 7 热菜 1 汤 2 主食 1 水果			人均营养素		供给量	推荐量
	食谱	原料（g）				
冷菜	黄瓜拌腐竹	水发腐竹 120、黄瓜 150、烤杏仁 50、胡萝卜 50、香菜段 50	食量	（g）	676	650
	芝麻芹菜段	芹菜茎 400、芝麻 40	能量	（kcal）	1009	1000
	拌生菜	生菜 400、芝麻酱 50、甜面酱 20	蛋白质	（g）	45.9	45
	糖醋脆皮	豆腐皮 50、藕 100、番茄 100、香菇 100	脂肪	（g）	27.8	27.8
热菜	百叶炒蚕豆 韭菜炒豆腐丝 油豆腐烧青菜 麻香胡萝卜条 红烧口蘑 甜椒炒银芽	百叶 150、蚕豆 250、榨菜 50 韭菜 300、豆腐丝 50 油豆腐 100、油菜 300、金针菇 100 胡萝卜 250、白芝麻 25、面粉 75 水发口蘑 300、冬笋 30、油菜心 150、水发木耳 50 柿子椒 200、绿豆芽 100	碳水化合物	（g）	143.8	142.5
			维生素 A	（μgRE）	626	333
			维生素 B_1	（mg）	0.58	0.58
			维生素 B_2	（mg）	0.58	0.58
汤	豆腐汤	豆腐 120、平菇 100、小白菜 100	维生素 C	（mg）	73	42
主食	发糕 瓢蒸窝瓜饼	全麦粉 300、黑米粉 300、小米粉 300 老窝瓜 600、糯米 200、橘饼 100、红枣 100、葡萄干 10、核桃仁 10	钙	（mg）	438	333
			铁	（mg）	24.4	6.25
果点	水果	香蕉 250	锌	（mg）	9.11	6.25
			胆固醇	（mg）	0	300
纯能调味		茶油 45 椰子油 60	能量比（%）	蛋白质	18	18
				脂肪	25	25
				碳水化合物	57	57

表 2-5-10（2） 例 10 的按能量分配、核算各类食物重量

食物分类	粮薯		蔬果		肉蛋			豆奶		纯能调味			合计
	粮谷	薯芋	蔬菜	果品	畜禽	鱼虾	蛋	豆	奶	油脂	糖	调味品	
重量（g）	120		456		0			81		10.5			668
重量比（%）	18		68.3		0			12.1		1.6			100
能量比（%）	43		23		0			13		21			100

表 2-5-10（3）　例 10 的脂肪酸计算

食物	食量（g）	饱和脂肪酸（g）	单不饱和脂肪酸（g）	多不饱和脂肪酸（g）
面粉	75	0.15	0.15	0.23
全麦粉	300	0.90	0.60	1.50
黑米粉	300	2.10	3.00	0.90
小米粉	300	1.80	0.90	2.70
糯米	200	0.20	0.40	0.40
百叶	150	3.60	5.10	13.50
水发腐竹	120	3.60	5.64	14.88
豆腐皮	50	1.30	1.85	4.90
豆腐丝	50	0.75	1.05	3.05
油豆腐	100	3.00	3.00	10.40
豆腐	120	0.72	0.96	2.52
芝麻	40	2.52	6.60	8.32
芝麻酱	50	3.50	9.50	12.00
白芝麻	25	1.58	4.13	5.20
核桃仁	10	0.48	0.88	4.28
茶油	45	4.32	33.89	4.77
椰子油	60	51.90	3.48	1.08
合　计		82.42	81.13	90.63
比　例		1.02	1.00	1.12

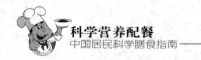

表 2-5-11（1） 例 11. 清真宴会（1003 kcal）10 人量

6 菜　　1 汤　　3 主食　　1 果点			人均营养素		供给量	推荐量
热菜	煎黄鱼 鸡丝扒豆苗 干煸牛肉丝 芥蓝虾仁 牛肉末烧豆腐 草菇扒菜心	黄鱼肉 300、鸡蛋 50、面粉 50 豌豆苗 500、鸡脯肉 100、鸡蛋清 15 牛瘦肉 100、芹菜 250 芥蓝 300、鲜虾仁 100 豆腐 300、鲜牛肉 50、榨菜 25、白芝麻 10、 菜心 400、草菇 200	食量　　　　　（g）		635	650
			能量　　　　（kcal）		1003	1000
			蛋白质　　　　（g）		44.5	42.5
			脂肪　　　　　（g）		26.9	27.8
			碳水化合物　　（g）		145.6	145
			维生素 A　　（μgRE）		1092	333
			维生素 B$_1$　　（mg）		1.08	0.58
汤	蛋丝菜汤	菠菜 250、鸡蛋 50、枸杞 25	维生素 B$_2$　　（mg）		0.58	0.58
主食	面条 蒸红薯 油酥火烧	全麦粉 600、鸡蛋 50 红薯 500 全麦粉 1000	维生素 C　　　（mg）		83	42
			钙　　　　　　（mg）		383	333
			铁　　　　　　（mg）		18.6	6.25
果点		小叶橘 750	锌　　　　　　（mg）		7.66	6.25
			胆固醇　　　　（mg）		142	300
纯能 调味		牛油 80 豆油 85 茶油 20	能 量 比 （％）	蛋白质	18	17
				脂肪	24	25
				碳水化合物	58	58

表2-5-11（2） 例11的按能量分配、核算各类食物重量

食物分类	粮 薯		蔬 果		肉 蛋			豆 奶		纯能调味			合计
	粮谷	薯芋	蔬菜	果品	畜禽	鱼虾	蛋	豆	奶	油脂	糖	调味品	
食物重量（g）	235		268		92.5			30		18.5			644
重量比（%）	37.2		42.4		12.8			4.8		2.8			100
能量比（%）	63.8		7.8		9			3		16.4			100

表2-5-11（3） 例11的脂肪酸计算

食物	食量（g）	饱和脂肪酸（g）	单不饱和脂肪酸（g）	多不饱和脂肪酸（g）
面粉	50	0.10	0.10	0.15
全麦粉	1600	4.80	3.20	8.00
红薯	500	—	—	—
黄鱼肉	300	2.10	2.10	0.90
鸡蛋	100	1.65	2.10	0.70
鸡脯肉	100	1.60	2.00	1.20
鸡蛋清	15	0	0	0
牛瘦肉	100	1.10	0.90	0.10
鲜虾仁	100	0.90	0.50	0.40
鲜牛肉	50	0.45	0.40	0.05
豆腐	300	1.80	2.40	6.30
白芝麻	10	0.63	1.65	2.08
牛油	80	43.52	23.92	3.20

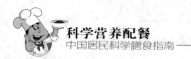
续表

食物	食量（g）	饱和脂肪酸（g）	单不饱和脂肪酸（g）	多不饱和脂肪酸（g）
豆油	85	12.92	20.06	47.43
茶油	20	1.92	15.06	2.12
合　计		73.49	74.39	72.63
比　例		1.01	1.02	1.00

第三部分　科学营养配餐

第一章　配餐基础

一、膳食重量的合理组成

（一）膳食重量由五大类食物重量合理组成

膳食重量合理组成见表 3-1-1。该表从左向右分三个板块：第一板块是食物供给量，将食物分成五大类（粮薯类、蔬果类、肉蛋类、豆奶类、纯能调味类），从主到次，从量大到量小排列；第二板块是食物分类，把五大类食物按特性进一步细分成 13 个分类；第三板块是每一分类食物所具有的营养价值。

膳食重量合理组成表 3-1-1 的第一大类食物是粮薯类，每人每天所需粮薯类约占膳食总量的 25.5%，是人体能量的主要来源，约占能量的 60%。粮薯类中的薯芋，既具有粮谷的营养成分又具有新鲜蔬菜的特点，它含胡萝卜素、维生素 C 和较多的膳食纤维，所以薯芋可作主食也可作菜。本书大力倡导粮豆混食、粮薯混食，以解决膳食中维生素 B_1、维生素 B_2 短缺的问题，同时起到蛋白质互补的作用。

膳食重量合理组成表 3-1-1 的第二大类蔬菜、果品。约占膳食总量的 38%，是人体维生素、矿物质、膳食纤维和生物活性物质的主要来源。蔬菜所含营养素因品种不同而差异较大，应有选择地吃一些人体所需营养素含量高的蔬果，在满足营养素需求的前提下，还应掌握蔬菜的用量。水

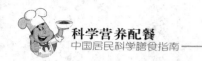

果是蔬菜的补充，水果生吃其中的维生素 C 不宜被破坏，目前膳食中每人每天维生素 C 的推荐量是 100 mg，如果食物中维生素 C 不被破坏，40 mg 就能满足需求。

膳食重量合理组成表 3-1-1 的第三大类是肉蛋类，每人每天应食用肉蛋类食物，约占膳食总量的 11%。畜禽肉富含优质蛋白质、动物脂肪、矿物质（铁、锌、磷）、维生素 B_1、维生素 B_2，其中动物脂肪的饱和脂肪酸含量最高，应少食用肥肉、动物内脏。虾、蟹、贝类的钙、铁、锌和维生素 A、维生素 D 含量高，但胆固醇含量也高，应适量食用。各种禽蛋的成分相似，有丰富的完全蛋白质、矿物质、维生素、卵磷脂，但蛋黄中的胆固醇含量高，是美中不足之处。

膳食重量合理组成表 3-1-1 的第四大类是豆奶类，每人每天应食用大豆制品、壳果、种子和奶类，约占膳食总量的 23%。这里所说的豆类是指大豆及其制品，它们共同的特点是维生素 B_1、维生素 B_2 含量远高于大米和面粉，大豆含有丰富的优质蛋白质、不饱和脂肪酸、卵磷脂、矿物质（钙、铁、硒）、维生素（维生素 B_1、维生素 B_2、维生素 E、维生素 K）、烟酸和生物活性物质，大豆的再制性强，可制作成多种豆制品。

壳果和种子除维生素 C 和胡萝卜素成分欠缺外，其它营养素高度浓缩，如维生素 B_1、维生素 B_2、矿物质（钙、铁、锌）的含量十分丰富。壳果和种子中的脂肪多数是人体所必需的不饱和脂肪酸，并含有卵磷脂，是神经系统所需的重要物质。壳果和种子所含蛋白质量多质优。

奶（包括奶制品）含优质蛋白质、奶脂、矿物质（钙、锌、磷）、维生素（维生素 A、维生素 D、维生素 B_1、维生素 B_2）、卵磷脂，奶中含钙量高，吸收利用率也高，是人体的补钙源。奶及奶制品在中国居民膳食中的比重将会不断地增加。

膳食重量合理组成表 3-1-1 中的第五大类是纯能调味类，每人每天食用量约占膳食总量的 2.5%。纯能调味类包括两类：一类是纯能类，另一类是调味类。纯能类有植物油、动物脂肪、糖、蜜饯、茶、饮料、酒等；调味类虽用料不多，但其品种多、应用广，通常调味料分：咸、甜、酸、鲜、香、辛等味道。纯能调味品只计算纯能食物的重量。

表 3-1-1　膳食重量的合理组成

食物供给量	食物分类	食物的营养价值
粮薯类 25.5% 其中 粮谷 21.3% 杂豆 0.95% 薯芋 3.19%	粮谷	含碳水化合物、蛋白质、膳食纤维及B族维生素、钙、铁，其中钙、铁的可吸收率低
	杂豆	杂豆蛋白质的质量较好，富含赖氨酸、维生素B$_1$、维生素B$_2$和钙、铁、锌
	薯芋	含碳水化合物、蛋白质、膳食纤维、B族维生素、胡萝卜素、维生素C、矿物质（钙、铁、钾）
蔬果类 38% 其中 蔬菜 25.3% 果品 12.7%	蔬菜	含胡萝卜素、维生素B$_2$、维生素C、叶酸、矿物质（钙、磷、钾、镁、铁）、膳食纤维及植物化学物质。红、黄、绿等深色蔬菜中维生素含量更丰富
	果品	水果中除含维生素、矿物质外，还含有葡萄糖、蔗糖、果糖、果酸、果胶。红、黄色水果富含维生素C和胡萝卜素；干果富含蛋白质、脂肪、维生素和矿物质
肉蛋类 11% 其中 畜禽 3.9% 水产 3.9% 蛋 3.2%	畜禽	畜禽富含优质蛋白质、动物脂肪、维生素B$_1$、维生素B$_2$、矿物质（铁、锌、磷）。动物内脏中维生素B$_1$、维生素B$_2$和矿物质（铁、锌）含量更高，其胆固醇含量比肥肉要高。动物的矿物质吸收率高
	鱼虾	水产动物肉质细嫩，脂肪含量低，而且为不饱和脂肪酸，是最佳的蛋白质来源。水产动物尤其是虾、蟹、贝类，是钙、铁、锌的丰富宝库。部分水产动物（虾、蟹类）的胆固醇含量较高
	蛋	含有优质蛋白质、矿物质（钙、铁、锌、磷）、维生素（维生素A、维生素D、维生素B$_1$、维生素B$_2$）、卵磷脂和胆固醇。蛋黄的胆固醇含量和吸收率都较高
豆奶类 23% 其中 大豆制品 3.2% 坚果 0.7% 奶 19.1%	大豆	大豆类富含优质植物蛋白质、不饱和脂肪酸、卵磷脂、矿物质（钙、铁、硒）、维生素B$_1$、维生素B$_2$、维生素E、维生素K、烟酸及生物活性物质，不含胆固醇
	坚果	坚果（壳果、种子）中富含不饱和脂肪酸、卵磷脂和矿物质，所含蛋白质量多质优
	奶	奶类含优质蛋白质、奶脂肪、矿物质（钙、锌、磷）、维生素（维生素A、维生素D、维生素B$_1$、维生素B$_2$）、卵磷脂，含钙量高，钙的吸收利用率也高
纯能调味类 2.5% 其中 摄入油 1.8% 糖 0.7%	纯能	植物油、动物油脂、糖，所含能量高
	调味	调味品大体可分为副食类、蔬菜类、香料类、油脂类、酒类及合成类。在营养计算中，除计算其油脂和糖的含量外，其余不计算

注：（1）食盐重量与放盐食物重量的比值为1%。
　　（2）每人每天饮水量约1500 mL。

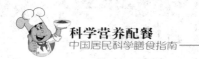

（二）各类食物的食量与能量

各类食物的食量与能量的关系见表 3-1-2（设食量为 S，能量为 Q），表中列举了 5 大类 13 分类食物中能食比是能量 x（kcal）与 100 g 食量的比值；能量比是食量 y（g）与 100 g 食量的比值，通过这两行的比值，我们清晰地了解各分类食物中，$\dfrac{x(\text{kcal})}{100\ \text{g}}$ 和 $\dfrac{y(\text{g})}{100\ \text{kcal}}$ 的差异，从而为选择食物配餐和膳食营养计算奠起了基础。

举例说：粮谷类 $\dfrac{346\ \text{kcal}}{100\ \text{g}}$、$\dfrac{29\ \text{g}}{100\ \text{kcal}}$

叶菜类：$\dfrac{23\ \text{kcal}}{100\ \text{g}}$、$\dfrac{434\ \text{g}}{100\ \text{kcal}}$

具体到每一分类食物中的不同品种、这种比值关系还有差别。

表 3-1-2　各类食物的食量与能量

类别	粮薯			蔬果			肉蛋豆奶					纯能	
分类 S=100 g	粮谷	杂豆	薯芋	叶菜	瓜茄	水果	畜禽肉	蛋	豆制品	壳果种子	奶	油	糖
能食比 $\dfrac{Q}{S}$ = $\dfrac{x(\text{kcal})}{100\ \text{g}}$	346	322	161	23	19	73	209	88	156	596	54	900	400
食能比 $\dfrac{S}{Q}$ = $\dfrac{y(\text{g})}{100\ \text{kcal}}$	29	31	62	434	526	137	48	114	64	17	185	11	25

每人每天膳食总量与总能量的统计比值较稳定。

$$\frac{S_{\text{m}}}{Q_{\text{m}}} = 0.65$$

我们知道某类人群每天需要的能量（Q_{m}），就可以计算出每天所需的食量（S_{m}）。

$$S_{\text{m}} = 0.65 Q_{\text{m}}$$

计算出每人每天所需的食量，按合理的比例分配，就可以按食量估算各类食物重量（见表 3-1-3），为配餐选择食物及食物重量提供参考依据。

按食量估算各类食物重量

表 3-1-3 适用于各餐的配餐

各类食物量 食量（g）	粮薯 30% （g）	蔬果 40% （g）	肉蛋 11% （g）	豆奶 16.5% （g）	纯能调味 2.5% （g）
100	30	40	11	17	3
200	60	80	22	33	5
300	90	120	33	50	8
400	120	160	44	66	10
500	150	200	55	83	13
600	180	240	66	99	15
700	210	280	77	116	18
800	240	320	88	132	20
900	270	360	99	149	23
1000	300	400	110	165	25
1100	330	440	121	182	28
1200	360	480	132	198	30
1300	390	520	143	215	33
1400	420	560	154	231	35
1500	450	600	165	225	38
1600	480	640	176	264	40
1700	510	680	187	281	43
1800	540	720	198	297	45
1900	570	760	209	314	48
2000	600	800	220	330	50
2100	630	840	231	347	53
2200	660	880	242	363	55
2300	690	920	253	380	58

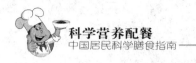
二、膳食的重量与膳食营养素

按食量分配各类食物重量（见表3-1-3）和配餐营养计算参考量（见表3-1-4）适用于各餐的配餐计算。一日三餐，各餐有各餐的特点。早餐吃好，早餐制作时间短、种类少，又要注重营养，所以早餐常食用面制品（馒头、面包、包子等）、牛奶、酸奶、粥、油炸食品（油条油饼、炸糕、狮子头等）以及咸菜；午餐较丰富，食物种类齐全，营养搭配较好；晚餐要考虑补充早餐、午餐中缺少

的食物品种，补全一日所需营养素。举例说明：早餐喝奶补钙充分，就减轻午餐、晚餐补钙的压力；如果早餐不喝奶，晚餐就要喝奶补充钙。

按食量估算各类食物重量（见表3-1-5），计算配餐营养，推荐（见表3-1-6）适用于全天膳食营养素的用量。因为一日三餐有相互补充食物品种、相互调剂、平衡营养素的作用。所以在全天营养素供给量一栏的下面，有全天营养素推荐量一栏作对比，以权衡营养素均衡的程度。

每人每天膳食营养素参考量

表3-1-4 适合于各餐的配餐参考量

适合人群	食量(g)	能量	蛋白质(g)	脂肪(g)	碳水化合物(g)	维生素A(μgRE)	维生素B₁(mg)	维生素B₂(mg)	维生素C(mg)	钙(mg)	铁(mg)	锌(mg)
女6岁轻	845	1300	48.8	34.7	198.3	379	0.65	0.65	54	379	10	5.4
男6岁轻，女7岁轻	910	1400	52.5	37.3	213.5	408	0.7	0.7	58	408	8.8	5.8
男7岁轻，女6岁中，女8岁轻，女80岁轻~	975	1500	56.3	40	228.8	438	0.75	0.75	63	438	9.4	6.3
男6岁中，男7岁中，女9岁轻	1040	1600	60	42.7	244	467	0.8	0.8	67	467	10	6.7
男8岁轻，男7岁中，女6岁重，女8岁中，女10岁轻，女65岁轻~	1105	1700	63.8	45.3	259.3	496	0.85	0.85	71	496	10.6	7.1
男9岁轻，男6岁重，男10岁轻，女7岁重，女9岁中，女11岁轻~，女18岁轻~，女50岁轻~，女80岁中~	1170	1800	67.5	48	274.5	525	0.9	0.9	75	525	11.3	7.5
男7岁重，男8岁中，男80岁轻~，女8岁重，女10岁中	1235	1900	71.3	50.7	289.8	554	0.95	0.95	79	554	11.9	7.9

续表

适合人群	食量（g）	能量	蛋白质（g）	脂肪（g）	碳水化合物（g）	维生素A（μgRE）	维生素B₁（mg）	维生素B₂（mg）	维生素C（mg）	钙（mg）	铁（mg）	锌（mg）
男9岁中，女9岁重，女14岁轻~，女65中~	1300	2000	75	53.3	305	583	1	1	83	583	12.5	8.3
男11岁轻~，男10岁中，男8岁重，男50岁轻~，男65岁轻~，女11岁中~，女18岁中~，女50岁中~	1365	2100	78.8	56	320.3	613	1.05	1.05	88	613	13.1	8.8
女10岁重，男80岁中~	1430	2200	82.5	58.7	335.5	642	1.1	1.1	92	642	13.7	9.2
男9岁重，男10岁重，男18岁轻~，女11岁重~，女14岁中~	1495	2300	86.3	61.3	350.8	671	1.15	1.15	96	671	14.4	9.6
男11岁中~，男65岁中~，女18岁重~，女50岁重~	1560	2400	90	64	366	700	1.2	1.2	100	700	15	10
男14岁轻~，男50岁中~	1625	2500	93.8	66.7	381.3	729	1.25	1.25	104	729	15.6	10.4
男11岁重~，男18岁中~，女14岁重~	1690	2600	97.5	69.3	396.5	758	1.3	1.3	108	758	16.2	10.8
	1755	2700	101.3	72	411.8	786	1.35	1.35	113	786	16.9	11.3
男50岁重~	1820	2800	105	74.7	427	817	1.4	1.4	117	817	17.5	11.7
男14岁中~	1885	2900	108.8	77.3	442.3	846	1.45	1.45	121	846	18.1	12.1
男18岁重~	1950	3000	112.5	80	57.3	875	1.5	1.5	125	875	18.8	12.5
	2015	3100	116.3	82.7	472.8	904	1.55	1.55	129	904	19.4	12.9
男14岁重~	2080	3200	120	85.3	488	933	1.6	1.6	133	933	20	13.3

注：1. 孕妇在原有的活动强度上增加能量，分三期：前期 +0；中期 +300 kcal；晚期 +450 kcal。哺乳期 +500 kcal。

2. 蛋白质、脂肪、碳水化合物的产能比合理范围分别为 13%~17%、23%~27%、56%~64%。

3. 推荐量和参考量构成每人每天膳食营养素值的局部区域，在配餐时，有更宽范、更合理的选择食物的空间。

4. 轻代表轻活动强度者，中代表中等活动强度者，重代表重活动强度者。

5. "~" 代表以上，例如 80 岁轻 ~ 代表 80 岁以上的轻活动强度者。

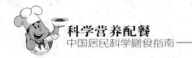

按食量估算各类食物重量

表 3-1-5 适用于全天营养配餐

各类食物量 食量（g）	粮薯类 25.5% （g）	蔬果类 38% （g）	肉蛋类 11% （g）	豆奶类 23% （g）	纯能调味类 2.5% （g）
100	25.5	38	11	23	2.5
200	51	76	22	46	5
300	76.5	114	33	69	7.5
400	102	152	44	92	10
500	127.5	190	55	115	12.5
600	153	228	66	138	15
700	178.5	266	77	161	17.5
800	204	304	88	184	20
900	229.5	342	99	207	22.5
1000	255	380	110	230	25
1100	280.5	418	121	253	27.5
1200	306	456	132	276	30
1300	331.5	494	143	299	32.5
1400	357	532	154	322	35
1500	382.5	570	165	345	37.5
1600	408	608	176	368	40
1700	433.5	646	187	391	42.5
1800	459	684	198	414	45
1900	484.5	722	209	437	47.5
2000	510	760	220	460	50
2100	535.5	798	231	483	52.5
2200	561	836	242	506	55
2300	586.5	874	253	529	57.5

每人每天膳食营养素推荐量

表 3-1-6 适用于全天膳食营养素推荐量

适合人群	食量 (g)	能量	蛋白质 (g)	脂肪 (g)	碳水化合物 (g)	维生素A (μgRE)	维生素B₁ (mg)	维生素B₂ (mg)	维生素C (mg)	钙 (mg)	铁 (mg)	锌 (mg)
女 6 岁轻	845	1300	48.8	36.1	195	433	0.76	0.76	54	433	10	6.5
男 6 岁，女 7 岁轻	910	1400	52.5	38.9	210	467	0.82	0.82	58	467	8.8	7
男 7 岁轻，男 6 岁中，女 8 岁轻，女 80 岁轻~	975	1500	56.3	41.7	225	500	0.88	0.88	63	500	9.4	7.5
男 6 岁中，女 7 岁中，女 9 岁轻	1040	1600	60	44.7	240	533	0.93	0.93	67	533	10	8
男 8 岁轻，男 7 岁中，女 6 岁重，女 8 岁中，女 10 岁轻，女 65 岁轻~	1105	1700	63.8	47.4	255	568	0.99	0.99	71	568	10.6	8.5
男 9 岁轻，男 6 岁重，男 10 岁轻，女 7 岁重，女 9 岁中，女 11 岁轻~，女 18 岁轻~，女 50 岁轻~，女 80 岁中~	1170	1800	67.5	50	270	600	1.05	1.05	75	600	11.3	9
男 7 岁重，男 8 岁中，男 80 岁轻~，女 8 岁重，女 10 岁中	1235	1900	71.3	52.7	285	633	1.1	1.1	79	533	11.9	9.5
男 9 岁中，男 9 岁重，女 14 岁轻~，女 65 岁中~	1300	2000	75	55.4	300	667	1.17	1.17	83	667	12.5	10
男 11 岁轻~，男 10 岁中，男 8 岁重，男 50 岁轻~，男 65 轻~，女 11 岁中~，女 18 岁中~，女 50 岁中~	1365	2100	78.8	58.3	315	700	1.23	1.23	88	700	13.1	10.5
女 10 岁重，男 80 岁中~	1430	2200	82.5	61.4	330	736	1.28	1.28	92	736	13.7	11
男 9 岁重，男 10 岁重，男 18 岁轻~，女 11 岁重，女 14 岁中~	1495	2300	86.3	64	345	768	1.34	1.34	96	768	14.4	11.5
男 11 岁中~，男 65 岁中~，女 18 岁重~，女 50 岁重~	1560	2400	90	66.7	360	800	1.4	1.4	100	800	15	12

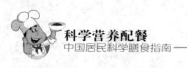
续表

适合人群	食量 (g)	能量	蛋白质 (g)	脂肪 (g)	碳水化合物 (g)	维生素 A (μgRE)	维生素B₁ (mg)	维生素B₂ (mg)	维生素C (mg)	钙 (mg)	铁 (mg)	锌 (mg)
男14岁轻~，男50岁中~	1625	2500	93.8	69.4	375	833	1.46	1.46	104	833	15.6	12.5
男11岁重~，男18岁中~，女14岁重~	1690	2600	97.5	72	390	867	1.52	1.52	108	867	16.2	13
	1755	2700	101.3	75.4	405	900	1.58	1.58	113	900	16.9	13.5
男50岁重~	1820	2800	105	78	420	933	1.63	1.63	117	933	17.5	14
男14岁中~	1885	2900	108.8	80.7	435	967	1.69	1.69	121	967	18.1	14.5
男18岁重~	1950	3000	112.5	83.4	450	1000	1.75	1.75	125	1000	18.8	15
	2015	3100	116.3	86	465	1033	1.81	1.81	129	1033	19.4	15.5
男14岁重~	2080	3200	120	88.7	480	1067	1.87	1.87	133	1067	20	16

注：具体含义见表3-1-4下文字注释。

三、营养配餐

营养配餐分步骤进行

（一）确定就餐者及餐饮标准

对所有的供餐者，需要考虑以下内容：①就餐者身份。②就餐人数。③餐饮标准。④餐饮地点、环境。⑤餐次。⑥就餐者食量、饮食习惯、特殊要求。对于以上内容要一一落实、确认后，食谱编制方可往下进行。

这里以全天膳食提供能量 2400 kcal 为例，见表3-1-7。

1. 根据人们的生活习惯，一日三餐的能量分配比例：早餐约 28%、午餐约 38%、晚餐约 34%。

2. 全天膳食提供能量 2400 kcal 的适宜人群有：男 11~13 岁中等体力活动者，男 65~79 岁中等体力活动者，女 18~49 岁重体力活动者。

3. 餐饮标准 ×× 元 / 天。

● 根据季节变化及当地市场原料的品种、价格等情况选择食谱中所需食材，以便调剂好饭菜的品种、营养与口味。设计食谱时应充分考虑时令、应季菜点以及地域特色菜，做到供应充足、质量上乘、价格合理。

● 设计的同一餐食谱中不重复使用其主料，在同一道菜中尽可能避免味道或颜色的重复，做到原料、调料、色泽、口感的巧妙搭配，使食物的色、香、味、形、营养达到最佳水平。

● 食谱名称应和所用原料、烹饪方法及口味相联系。就餐者可从食谱名称看出食物的用料、做法等，将所选食谱与其本人的意愿与爱好挂钩。

4.估算食谱原料的重量

当食谱和食谱原料确定后，如何确定原料的重量呢？根据就餐者所需能量及食量，再按食量估算各类食物重量表（表3-1-3）查找各类食物重量，作为营养计算时的参考。

（二）编制食谱

科学的膳食结构要靠食谱来实施。一般食谱包括主食、副食和烹饪制作。主食要品种多样化、粗细搭配、粮豆混食、粮薯巧用、干稀适宜。

副食通常分：荤、半荤、素、汤粥、冷菜等。这几个品种的结合，要巧妙地把人体每天所需的粮薯、蔬果、肉蛋、豆奶、纯能调味品包括进去，只有满足主副食的合理搭配，才能确保各种营养素供给量的均衡、全面、合理。

（三）进行营养计算

1.利用电脑中的营养计算器和编制的食谱，进行营养计算。

通常营养计算中的操作程序，以全天配餐营养计算为例：输入食谱及其原料→三餐能量比（餐比）→每餐食量、能量和各营养素量比→全天食量、能量和各营养素量→供能营养素能（供能比）→调整各项营养素，使计算出的营养素供给量与推荐量相适应。

2.检查并调整食物的用量或食物的品种是否满足营养配餐的需求，再进行食谱调整，直到满意。

科学营养配餐的目的：通过合理膳食促进人体的正常发育，维持身体健康，满足人体的生理需要，增强人体的免疫系统功能。支持人体相应的活动强度，使各种代谢性疾病的发病率降至最低，延长人类寿命。当然，除保证合理膳食以外，人体健康还与遗传基因、生活环境、生活方式等因素有关。

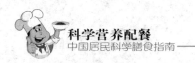
表 3-1-7　配餐营养计算

餐比 (%)	食谱	原料(g)	食量 (g)	能量 (kcal)	蛋白质 (g)	脂肪 (g)	碳水化合物 (g)	维生素A (μgRE)	维生素B₁ (mg)	维生素B₂ (mg)	维生素C (mg)	钙 (mg)	铁 (mg)	锌 (mg)	供能比(%) 蛋白质	供能比(%) 脂肪	供能比(%) 碳水化合物
早 28	鸡蛋汤面 酸奶	面条103、鸡蛋50、小白菜105、芝麻油8 酸奶200	466	672	24.5	18.2	102.4	463	0.43	0.58	31.4	366	14	3.7			
午 38	米饭 豆沙包 宫保鸡丁 烩三丁 丸子蘑菇汤 蒜茸苋菜 摄入油	大米90 标准粉30、红豆馅25、绵白糖5 鸡腿25、辣椒5、花生仁10、大葱10 豌豆40、豆腐干10、双胞蘑菇25 猪后臀尖25、藕20、金针菇10、番茄25 苋菜150、大蒜3 花生油8	516	912	33.1	26.8	133.9	661	0.62	0.51	90.6	365	14	7.24			
晚 34	馒头 豆腐烧鱼块 葱头炒牛柳 凉拌菜 紫米粥 摄入油 水果	富强粉100 鲤鱼50、豆腐20 瘦牛肉25、洋葱95 芹菜茎25、甜椒25、 海带25 黑米16、小米15 植物油16 梨125	537	816	30.9	21.7	123.7	140	0.4	0.34	35.1	214	8	5.36			
	供给量		1519	2400	88.5	66.7	360	1264	1.45	1.43	157.1	945	36	16.3	15	25	60
	推荐量		1560	2400	90	66.7	360	800	1.4	1.4	100	800	15	12	15	25	60

204

四、换算配餐

换算配餐又称克隆配餐，建立在营养配餐的基础上，选择现代的优秀营养配餐表。例如表 3-1-8，在此基础上，把该营养配餐表，换算到所需就餐者的食谱，以满足不同就餐者的能食需求。

（一）换算公式

1. 能量换算公式

$$Q_m = \frac{Q_m}{Q_n} \cdot Q_n = KQ_n = K(Q_{n_1}+Q_{n_2}+Q_{n_3})$$

$$= K(Q_n \cdot 28\%+Q_n \cdot 38\%+Q_n \cdot 34\%)$$

$$= 28\% KQ_n+28\% KQ_n+24\% KQ_n$$

式中：Q_m——就餐者每天所需膳食能量

Q_n——营养配餐表的全天能量

$K = \dfrac{Q_m}{Q_n}$——能量系数

$Q_m = Q_{m_1}+Q_{m_2}+Q_{m_3}$

今天膳食能量 Q_m 等于早餐能量 Q_{m_1}，午餐能量 Q_{m_2}，晚餐能量 Q_{m_3} 之和。

通常人们三餐的能量分配比为：早餐 28%；午餐 38%；晚餐 34%。

2. 食能公式

食能公式是把就餐者的膳食能量换算成对应的食量。

$$S_m = \frac{Q_m}{Q_n} \cdot S_n = K \cdot S_n$$

$$= K(S_{n_1}+S_{n_2}+S_{n_3})$$

$$= K \cdot S_{n_2}+K \cdot S_{n_2}+K \cdot S_{n_3}$$

式中：S_m——就餐者全天三餐的食量

S_n——营养配餐表的全天食量

$K \cdot S_n$——就餐者全天三餐的食量

$K \cdot S_{n_1}$——就餐者早餐食量

$K \cdot S_{n_2}$——就餐者午餐食量

$K \cdot S_{n_3}$——就餐者晚餐食量

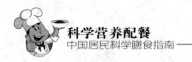

（二）以每人每天配餐营养计算表

以表 3-1-8 为基础进行换算并配餐。

例如一位成年男性（10~49 岁）中体力活动者一天的配餐食谱。

1. 能量换算

$$Q_m = \frac{Q_m}{Q_n} \cdot Q_n = \frac{2600}{2300} \cdot Q_n = 1.13 Q_n = K \left(Q_{n_1} + Q_{n_2} + Q_{n_3} \right)$$

$$= K \cdot Q_{n_1} + K \cdot Q_{n_2} + K \cdot Q_{n_3}$$

$$= 735 + 993 + 872 = 2600 \text{ kcal}$$

2. 食能公式

$$S_m = K \cdot S_{n_1} + K \cdot S_{n_2} + K \cdot S_{n_3}$$

$$= 533 + 440 + 680 = 1653 \text{ g}$$

换算出的食谱见表 3-1-9。

（三）利用配餐营养计算表

以表 3-1-8 为基础进行换算配餐，换算一位

女性（18~49 岁）轻体力活动者一天需要膳食能量为 1800 kcal 的食谱。

1. 能量分配公式

$$Q_m = \frac{Q_m}{Q_n} \cdot Q_n = K \cdot Q_n$$

$$= K \cdot Q_{n_1} + K \cdot Q_{n_2} + K \cdot Q_{n_3}$$

$$= 503 + 683 + 614 = 1800 \text{ kcal}$$

2. 食能公式

$$S_m = \frac{Q_m}{Q_n} \cdot S_n = K \cdot S_{n_1} + K \cdot S_{n_2} + K \cdot S_{n_3}$$

$$= \frac{1800}{2300} \times S_{n_1} + \frac{1800}{2300} \times S_{n_2} + \frac{1800}{2300} \times S_{n_3}$$

$$= 369 + 305 + 491 = 1165 \text{ g}$$

换算出的食谱见表 3-1-10。

表 3-1-8　配餐营养计算

餐比(%)	食谱	原料(g)	食量(g)	能量(kcal)	蛋白质(g)	脂肪(g)	碳水化合物(g)	维生素A(μgRE)	维生素B₁(mg)	维生素B₂(mg)	维生素C(mg)	钙(mg)	铁(mg)	锌(mg)	供能比(%) 蛋白质	脂肪	碳水化合物
早 28	红枣发糕 牛奶麦片粥 素拌三丝	玉米面50、标准粉35、红枣10、白糖7 牛奶250、燕麦片20 香干15、青椒55、鲜藕25、香油3	470	644	22.6	16	102	96	0.42	0.49	53.1	498	10	3.45			
午 38	麻酱烙饼 红烧鸡块 白扒菜花 猪肝菠菜汤 摄入油	标准粉140、芝麻酱12 鸡块70、白芸豆10 菜花82、水发木耳20 菠菜30、猪肝15 植物油12	391	875	39.5	27.9	116.3	933	0.53	0.65	62.8	236	18	5.27			
晚 34	米饭 香菇油菜 酸辣汤 摄入油 水果 西式牛肉	大米106 油菜102、香菇7 鸭血10、豆腐25、紫菜2、香菜3 植物油14 苹果183 牛腩肋50、洋葱20、番茄55、土豆32	609	781	26	19.6	124.9	179	0.4	0.43	66.4	211	12	5.95			
	供给量		1470	2300	88.1	63.5	343.2	1208	1.35	1.57	182.3	945	40	14.67	15	25	60
	推荐量		1495	2300	86.3	64	345	768	1.34	1.34	96	768	14.4	11.5	15	25	60

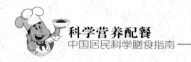

表 3-1-9　配餐营养计算

餐比 (%)	食谱	原料 (g)	食量 (g)	能量 (kcal)	蛋白质 (g)	脂肪 (g)	碳水化合物 (g)	维生素 A (μgRE)	维生素 B₁ (mg)	维生素 B₂ (mg)	维生素 C (mg)	钙 (mg)	铁 (mg)	锌 (mg)	供能比 (%) 蛋白质	供能比 (%) 脂肪	供能比 (%) 碳水化合物
早 28	红枣发糕 牛奶麦片粥 素拌三丝	玉米面57、标准粉40、红枣11、白糖9 牛奶283、燕麦片23 香干17、青椒62、鲜藕28、香油3	533	735	25.5	17.9	117.8	108	0.48	0.55	59.7	565	11	3.95			
午 38	麻酱烙饼 红烧鸡块 白扒菜花 猪肝菠菜汤 摄入油	标准粉158、芝麻酱14 鸡块79、白芸豆11 菜花90、水发木耳23 菠菜34、猪肝17 植物油14	440	993	44.6	32.3	131.3	1056	0.6	0.73	69.4	273	21	5.95			
晚 34	米饭 香菇油菜 酸辣汤 摄入油 水果 西式牛肉	大米119 油菜117、香菇7 鸭血11、豆腐28、紫菜2、香菜3 植物油16 苹果200 牛腩肋57、洋葱23、番茄62、土豆35	680	872	29.3	22.4	138.5	202	0.43	0.47	74.9	237	13	6.63			
供给量			1653	2600	99.4	72.6	387.6	1366	1.51	1.75	204	1075	45	16.53	15	25	60
推荐量			1690	2600	97.5	72	390	867	1.52	1.52	108	867	16.2	13	15	25	60

表 3-1-10　配餐营养计算

餐比 (%)	食谱	原料 (g)	食量 (g)	能量 (kcal)	蛋白质 (g)	脂肪 (g)	碳水化合物 (g)	维生素A (μgRE)	维生素B₁ (mg)	维生素B₂ (mg)	维生素C (mg)	钙 (mg)	铁 (mg)	锌 (mg)	供能比(%) 蛋白质	供能比(%) 脂肪	供能比(%) 碳水化合物
早 28	红枣发糕 牛奶麦片粥 素拌三丝	玉米面39、标准粉27、红枣8、白糖6 牛奶195、燕麦片16 香干12、青椒43、鲜藕21、香油2	369	503	17.6	12.3	80.4	76	0.32	0.38	42.2	392	7	2.71			
午 38	麻酱烙饼 红烧鸡块 白扒菜花 猪肝菠菜汤 摄入油	标准粉111、芝麻酱9 鸡块55、白芸豆8 菜花62、水发木耳16 菠菜23、猪肝12 植物油9	305	683	31	21.3	91.7	740	0.42	0.52	47.8	179	14	4.12			
晚 34	米饭 香菇油菜 酸辣汤 摄入油 水果 西式牛肉	大米80 油菜78、香菇5 鸭血12、豆腐20、紫菜2、香菜2 植物油11 苹果156 牛腩肋39、洋葱16、番茄43、土豆27	491	614	20.7	15.4	97.9	138	0.3	0.33	52.3	162	11	4.63			
	供给量		1165	1800	69.3	49	270	954	1.04	1.23	142.3	733	33	11.46	15	25	60
	推荐量		1170	1800	67.5	50	270	600	1.05	1.05	75	600	11.3	9	15	25	60

第二章 合理膳食

一、早餐吃饱

上午劳动、工作、学习负担最重，用脑也最多，消耗的能量多，仅靠前一天晚餐摄入的能量和营养远远不够，要想维持旺盛的精力，只有摄入新的食物补充能量和营养。有些家庭有上班、上学的成员，养成了晚睡晚起的作息习惯，形成了"早餐马虎、午餐凑合、晚餐丰富"的饮食方式。有些人认为，早餐不是正餐，可以不吃，或者随便吃一点，应付一下了事；还有人则认为早餐既然要吃好，就要吃一些质高价贵的食品。事实上，这两种观点都不科学。因为，早晨人从睡眠中醒来，体内消耗了不少水分，已经处于相对缺水状态。人体各个组织器官活动转换加强，但是，在这个转换过程中，人的大脑食欲中枢不会立即兴奋起来，胃肠处于呆滞状态，所以大多数人起床后并未有明显饥饿感。前一天晚餐人们吃的混合性食物在胃中停留大约 4~6 h 后，基本都排入肠道，第二天如果不吃早餐或早餐吃不好，上午必然产生饥饿感、血糖浓度降低、身体乏力、大脑反应迟钝、思维能力差，表现为注意力不集中、敏感性减弱，从而造成劳动、工作、学习效率低下。如长期不吃早餐，晚餐到第二天早餐的时间间隔超过 12 h，即便是健康人，也会出现胆固醇增多、胆汁中水分减少的现象，从而增加胆石症的发病率。

早餐包括以下几类食物：主食，如馒头、烧饼、油条、炸糕、馅饼、糕点、饼干、包子、面条、粥等，属于碳水化合物。为保证人体正常的营养需求，还必须从副食中吃些富含蛋白质、脂肪的食物，如鸡蛋、咸鸭蛋、牛奶、豆奶、豆浆、豆制品、香肠酱肉、火腿等，以及含维生素丰富的水果、果汁、凉拌菜，最好能增加含油脂、矿物质丰富的壳果、种子。另外，还需要补充有助于神经细胞之间联系和神经传递的含卵磷脂较多的食物，如鸡蛋、鸭蛋、核桃、杏仁、花生仁、芝麻酱、香蕉、红枣、柿饼等，它们在体内分解出胆碱，可转化为乙酰胆碱，有助于加强记忆功能，维持大脑的兴奋性，保持充沛的精力。

早餐时间一般安排在 6：00~8：00 为宜。早餐每人营养素推荐摄入量为全天营养素摄入量的 28% 左右。

早餐与营养计算见表 3-2-1，奶制品早餐食谱见表 3-2-2，蛋制品早餐食谱见表 3-2-3，豆制品早餐食谱见表 3-2-4。早餐实例按能量由低到高排列，便于选用。

表 3-2-1　早餐与营养计算

食谱	原料 (g)	食量 (g)	能量 (kcal)	蛋白质 (g)	脂肪 (g)	碳水化合物 (g)	维生素A (μgRE)	维生素B₁ (mg)	维生素B₂ (mg)	维生素C (mg)	钙 (mg)	铁 (mg)	锌 (mg)	供能比 (%) 蛋白质	供能比 (%) 脂肪	供能比 (%) 碳水化合物
紫米发糕 四宝菠菜 牛奶	紫米面 40、全麦粉 40 菠菜 60、花生仁 8、胡萝卜 20、水发木耳 10 鲜牛奶 250	428	463	20.1	13.2	66.5	490	0.46	0.53	25	331	6.1	4.31	17	26	57
发糕 牛奶 甜椒拌海带	全麦粉 70、小米面 30 鲜牛奶 200 水发海带 40、芝麻 7、甜椒 30	377	512	21.7	12.5	78	91	0.49	0.46	24	540	11.7	4.02	17	22	61
面包 青豆芥兰 牛奶	面包 150 青豆 10、芥兰 50 鲜牛奶 250	460	593	26.2	15.6	86.9	361	0.16	0.42	40	478	6.8	3.24	18	24	58
麻酱烧饼 炝拌芥兰 牛奶	全麦粉 120、芝麻酱 10 芥兰 80、水发木耳 20、胡萝卜 20、香油 2 鲜牛奶 250	502	621	26.4	17.2	90.5	661	0.6	0.58	66	533	14.8	5.45	17	25	58
包子 红枣小米粥 杏仁菠菜	富强粉 90、大白菜 60、猪后臀肉 15、鸡肝 10、香油 2 红枣 10、小米 25 大杏仁 20、菠菜 100	332	641	23.3	18	96.8	1546	0.37	0.7	56	150	8.9	3.6	15	25	60
芝麻烧饼 小米红豆粥 茶鸡蛋 水果	标准粉 100、芝麻 5、芝麻酱 15 小米 30、红小豆 15 鸡蛋 50 草莓 100	315	718	28.4	17	112.8	132	0.52	0.34	47	307	17.1	4.03	16	21	63
茴香肉包 牛奶麦片	富强粉 90、猪肉 30、茴香 150 鲜牛奶 250、燕麦片 25	545	659	29.3	18.1	95.2	670	0.5	0.6	42	563	7.3	4.17	18	25	57
芝麻烧饼 热汤面	标准粉 110、芝麻酱 10、白芝麻 5 富强粉 35、鸡蛋 50、菠菜 100、香油 6	316	738	28	20	111.8	606	0.51	0.39	32	386	14.5	4.16	15	24	61
窝头 牛奶卧蚕 炝拌芹菜	玉米面 70、小米 70 鲜牛奶 250、鸡蛋 50 芹菜 60、香干 20、青椒 40、香油 2	562	771	30.8	20.9	114.7	251	0.58	0.68	36	590	13.3	4.63	16	24	60
麻酱鸡丝面	面条 220、芝麻酱 27、小白菜 100、鸡胸肉 50、香油 3	400	891	35.1	23.5	134.9	293	0.87	0.44	28	437	21.6	4.21	16	24	60

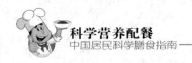

表 3-2-2　奶制品早餐食谱

食谱	原料
果仁蛋糕 冲奶粉 凉拌番茄	面粉、鸡蛋、白糖、瓜子仁、核桃仁 奶粉 番茄、白糖
汉堡包 牛奶 双丝藕片	牛肉末、鸡蛋、面包心、小圆面包 葱头、植物油 牛奶、白糖 胡萝卜、黄瓜、鲜藕、白糖
蛋糕 豆奶 拌生菜	鸡蛋、白糖、面粉、黑芝麻 豆浆、牛奶 生菜
火腿肠 面包 香蕉酸奶	火腿肠 面包 香蕉、酸奶
枣豆发糕 牛奶麦片粥 素拌四丝	玉米面、白糖、红小豆、小红枣 牛奶、麦片、白糖 香干、青椒、胡萝卜、芹菜
面包 草莓酱 牛奶	面包 草莓、白糖 牛奶
桃酥 猕猴桃豆奶	面粉、植物油、桃仁、鸡蛋 猕猴桃、豆浆、牛奶
热狗 鲜桃豆奶 鹌鹑蛋	圆面包、小红肠、植物油、黄油 鲜桃、酸奶、豆浆 鹌鹑蛋
面包 橘子鸡蛋奶	面粉、植物油 橘子、鸡蛋、牛奶
蛋糕 牛奶米粥 花生拌腐竹	蛋糕 牛奶、大米 花生米、腐竹、西兰花
饼干 青菜花生奶	面粉、植物油 青菜、花生米、牛奶

续表

食谱	原料
夹肉烧饼 苹果番茄奶	烧饼、红烧猪肉、香菜、葱花 苹果、番茄、牛奶
牛奶面饼 番茄西瓜汁	面粉、牛奶、白糖、果酱、植物油 番茄、西瓜
糖酥饼 牛奶米粥 白藕配红莲	精白粉、白糖、黑芝麻、香油 牛奶、大米 鲜藕、番茄、白糖
果酱面包 牛奶 橘子	面包、苹果酱 牛奶 橘子
三明治 凉拌三样 姜蜜奶	面包、黄油、火腿、鸡蛋、熟鸡肉 酸黄瓜、番茄、生菜 牛奶、蜂蜜、生姜
麻酱花卷 牛奶 香蕉	面粉、芝麻酱、香油 牛奶 香蕉
豆沙包 蒸蛋奶 三丝拌花生	面粉、豆沙馅 鸡蛋、牛奶、海米、香油 莴笋、胡萝卜、芹菜、花生米
夹火腿馒头 豆奶 鲜桃	馒头、方火腿、黄瓜条、甜面酱 豆奶 鲜桃
面包 甜牛奶 猕猴桃	面包 甜牛奶 猕猴桃
卷肉煎饼 豆奶 泡菜 挂霜核桃仁	小米面、黄豆面、鸡蛋、香肠、香菜 豆奶 圆白菜、胡萝卜、青椒 白糖、核桃仁

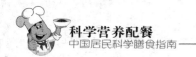

续表

食谱	原料
馒头 京葱拌猪耳 红油胚蓝丝 牛奶	富强粉 猪耳、大葱、香菜 胚蓝、辣蒜、油 牛奶
烤馒头片 牛奶 煮鸡蛋 椒油白菜丁	富强粉 牛奶 鸡蛋 大白菜、椒油
玉米粉双面焦 凤尾鱼 牛奶 清拌青椒	玉米粉、鸡蛋 凤尾鱼（罐头） 鲜牛奶 青椒、香菜、黄瓜
馒头 燕麦牛奶 炝拌三样	富强粉 牛奶、燕麦片 豆腐丝、芹菜、水发香菇
馒头 火腿肠 双色菜花 牛奶	富强粉 火腿肠 菜花、西兰花、茶油 鲜牛奶
鸡蛋炒饭 拍黄瓜 牛奶	稻米、鸡蛋、胡萝卜、毛豆、香肠、水发香菇 黄瓜 鲜牛奶
花卷 咸鸭蛋 牛奶 拌海带丝	富强粉 咸鸭蛋 鲜牛奶 水发海带、黄豆（干）、胡萝卜
烤窝头片 油条 牛奶 余拌豇豆	黄玉米粉 油条 鲜牛奶 长豇豆、胡萝卜、香油

食谱	原料
夹肉面包 牛奶 生菜	面包片、肉肠 牛奶 生菜、香菜
桃酥 牛奶 凉拌海带	桃酥 牛奶、白糖 鲜海带、豆腐干、青椒
花卷 馄饨 拌豆腐丝	面粉 面粉、猪肉、虾皮、紫菜、香菜、香油 豆腐丝、胡萝卜、青椒
面包 煎鸡蛋 火腿 牛奶 橘子汁	面包 鸡蛋、植物油 火腿 鲜牛奶、白糖 橘子

表 3-2-3　蛋制品早餐食谱

食谱	原料
油酥火烧 五彩馄饨 咸鸭蛋	面粉、植物油 馄饨皮、猪瘦肉、虾米、虾子、蛋皮丝、小白菜 咸鸭蛋
榨菜肉丝汤面 卧鸡蛋 酸辣萝卜丝	切面、里脊肉、榨菜、菠菜 鸡蛋 白萝卜、蒜苗、青椒、白糖
粽子 籽鸡蛋 芝麻糊 姜汁菠菜	糯米、五花肉、白糖 鸡蛋、植物油 黑芝麻、大米、核桃仁、白糖 菠菜、香油
安徽炒饭 韭菜猪肉汤	大米饭、豆腐干、鲜豌豆、猪肉丁、柿子椒、胡萝卜、水发香菇 韭菜、猪肉丝

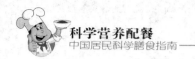

食谱	原料
炸糕 两面粥 五香茶蛋 凉拌四丝	面粉、豆沙馅、芝麻 黄豆粉、玉米面、白糖 鸡蛋 豆腐干、胡萝卜、芹菜、青椒
打卤面 腐竹黄瓜条	面条、猪肉、鸡蛋、水发海米、水发木耳、水发黄花 腐竹、黄瓜、胡萝卜
鸡蛋煎饼 煮芋薯 香干胡萝卜丝	面粉、鸡蛋、植物油 芋头、红薯 胡萝卜、小香干、香菜、白糖
面包 牛奶 雪梨煎蛋	面包 牛奶 鸡蛋、雪花梨、白糖、黄油
麻酱花卷 煮鹅蛋 奶油茶 酱豇豆	面粉、芝麻酱、香油、白糖 鹅蛋 面粉、白糖、桂花、芝麻、牛奶 长豇豆
元宵 卧鸡蛋 酸甜水萝卜	江米面、白糖、饴糖、芝麻、桂花酱、碎果脯 鸡蛋 水萝卜、白糖、醋
馒头 煮鸡蛋 凉拌海带丝 绿豆粥	面粉 鸡蛋 水发海带、豆腐干、水发海米 大米、绿豆
糖三角 盐茶蛋 凉拌四丝	面粉、红糖 鸡蛋 猪瘦肉、水发粉丝、黄瓜、胡萝卜
青菜羊肉包 盐茶蛋 小枣秫米粥	富强粉、鲜羊肉、青菜、白萝卜 鸡蛋 秫米、小枣、白糖
蛋炒饭 苋菜豆瓣汤	大米饭、鸡蛋、葱花、植物油 苋菜、鲜蚕豆

续表

食谱	原料
三明治 番茄豆腐汤 鲜葡萄	面包、黄油、火腿肠、鸡蛋、熟鸡肉、酸黄瓜、番茄、生菜 番茄、豆腐 鲜葡萄
红枣粽子 煎鸡蛋饺 香干胡萝卜丝	江米、红枣 鸡蛋、植物油 小香干、胡萝卜、香菜、白糖
葱油花卷 豆沙煎蛋 菠萝粥	富强粉 鸡蛋、豆沙、白糖 菠萝、大米
鸡丝蛋面 凉拌苦瓜	苦瓜、白糖、大蒜
发面饼 煮挂面	标准粉 挂面、鸡蛋、大白菜、香油
发面饼 疙瘩汤 咸鸭蛋 杏仁三色	富强粉 富强粉、番茄、鸡蛋 咸鸭蛋 大杏仁、芹菜、胡萝卜
方面包 莲子银耳蛋花汤 红椒笋叶丝	方面包 莲子、银耳、鸡蛋、枸杞 莴笋叶、红椒
千层蒸饼 豆腐脑 茶鸡蛋 青笋拌红根	富强粉 豆腐脑（带卤） 鸡蛋 莴笋、胡萝卜、茶油
香菇肉丝面 香肠煎蛋	切面、香菇、油菜 鸡蛋、熟香肠、香菜
鸡蛋灌饼 绿豆粥 腐竹拌黄瓜	富强粉、鸡蛋 稻米、绿豆 腐竹、黄瓜

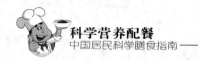
食谱	原料
汤圆 火腿煎蛋 烙饼 牛奶蒸蛋	汤圆 鸡蛋、熟火腿、黄瓜、番茄、白糖 标准粉 鸡蛋、牛奶、白糖
火烧 鸡蛋汤面	标准粉 富强粉、鸡蛋、小白菜、香油
馒头 芸豆紫米粥 五香鹌鹑蛋 三色土豆丝	富强粉 紫米、虎皮芸豆 鹌鹑蛋 土豆、青椒、胡萝卜、茶油
发糕 核桃粥 煮鸡蛋 什锦泡菜	玉米粉、富强粉 稻米、核桃 鸡蛋 大白菜、白萝卜、胡萝卜、心里美萝卜
紫米花卷 皮蛋瘦肉粥 四宝菠菜	紫米面、富强粉 稻米、松花蛋、瘦肉 菠菜、花生米、胡萝卜、水发木耳
芝麻火烧 三丝卧蚕 荔枝小米粥	标准粉、芝麻 鸡蛋、熟肉丝、金针菇、芹菜 小米、荔枝
馒头抹麻酱 紫菜虾皮卧鸡蛋 拍黄瓜	富强粉、芝麻酱 鸡蛋、紫菜、虾皮、香菜 黄瓜
红烧牛肉面 葱头炒鸡蛋	切面、红烧牛肉 鸡蛋、葱头、生菜、番茄
豆包 绿豆大米粥 茶鸡蛋 拌虾皮油菜	面粉、豆沙馅 绿豆、大米 鸡蛋 虾皮、油菜

食谱	原料
麻酱花卷 煮蛋 芋头粥 拌三丝	面粉、麻酱 鸡蛋 芋头、大米 胡萝卜、土豆丝、豆腐丝
包子 红枣糯米粥 咸鸭蛋 糖拌番茄	面粉、猪肉、茴香 糯米、红枣 咸鸭蛋 番茄、白糖
馒头 韭菜鸡蛋饼 南瓜粥	面粉 韭菜、鸡蛋 南瓜、绿豆、大米

表 3-2-4　豆制品早餐食谱

食谱	原料
芝麻烧饼 猪肉馄饨 小葱拌豆腐	面粉、芝麻、麻酱 面粉、猪瘦肉、香菜末、小海米、蛋皮丝 豆腐、小葱
白菜肉馅包 豆腐脑 糖醋胚蓝丝	面粉、肉馅、白菜 豆腐脑、水发木耳、黄花菜、榨菜 胚蓝、白糖、醋
葱花卷 豆腐脑 什锦泡菜	面粉、植物油、葱花 豆腐脑 圆白菜、胡萝卜、苹果、雪花梨
油饼 甜豆浆 鲜枣	面粉、植物油 豆浆、白糖 鲜枣
枣豆发糕 绿豆粥 凉拌海带丝	面粉、小米面、红小豆、小枣、白糖 大米、绿豆 水发海带、豆腐干、水发海米

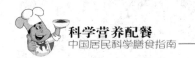
续表

食谱	原料
烤馒头片 煎鸡蛋 甜豆浆 泡菜	面粉 鸡蛋、植物油 豆浆、白糖 青椒、蒜苗
鲜蘑鸡肉包 红枣粥 青椒拌干丝	富强粉、鸡胸肉、鲜蘑 大米、红枣 青椒、豆腐干
馅饼 豆浆 酸甜白菜心	面粉、猪肉、甜面酱、植物油 豆浆 白菜心、白糖、醋
甜奶馒头 豆腐脑 糖拌番茄	面粉、牛奶、白糖 豆腐脑 番茄、白糖
油饼 芝麻糊 三丝拌花生	面粉、植物油 黑芝麻、大米、核桃仁、白糖 莴笋、胡萝卜、芹菜、花生米
油条 豆浆 麻酱拌豇豆	面粉、植物油 豆浆 豇豆、芝麻酱
烧饼夹火腿 玉米糁粥 拌三丝	面粉、芝麻、麻酱、火腿肠 玉米糁 豆腐丝、青椒丝、胡萝卜丝
番茄鸡蛋面 盐水毛豆	富强粉、番茄、鸡蛋、香油 鲜毛豆
生煎包 豆腐脑 四川泡菜	富强粉、猪肉末、大葱 豆腐脑 酸豇豆、胡萝卜
发面火烧 大麦米粥 黄豆拌雪里蕻	富强粉、麻酱 大麦米、红小豆 黄豆（干）、雪里蕻、胡萝卜

续表

食谱	原料
烧饼 红豆粥 香干拌青椒	标准粉 大麦米、红小豆 小香干、青椒、胡萝卜
包子 豆奶	富强粉、猪肉末、茴香 豆奶

二、午餐吃好

每天午餐营养素推荐摄入量占全天营养素摄入量的 38% 左右。

午餐营养起着兼顾两头、确保中间的作用，弥补早餐食物品种少、制作简单、营养素（如维生素 A、维生素 B、维生素 C、钙、铁、锌）短缺等缺陷。配制午餐的同时要考虑不要造成晚餐负担过重，避免出现能量堆积的现象。

注重午餐营养是因为人体自身进行基础代谢需要营养，食物消化也需要营养支持，以及人体上午从事的体力活动和脑力活动消耗了大量的营养物质，午后还要继续劳动、工作、学习。午餐的平衡膳食要主食粗杂粮兼有，副食荤素搭配，品种、花色多样。午餐根据全天的能量配比和三大供能营养素的分配，主食应为食量的 30% 左右，可在米、面、薯芋、粗杂粮及杂豆中选择搭配；副食中的蔬果应为食量的 40% 左右，以满足人体对蛋白质、脂肪、维生素和矿物质的需求。副食种类的选择很广泛，肉、禽、蛋、奶、水产品、蔬菜类、鲜果、豆制品类均可，按照食谱中各种食物等能互换原则，挑选搭配食用。一般选择 50~100 g 的肉禽蛋类，50 g 豆制品，再配上 200~250 g 蔬菜，其中必有鲜叶菜。

这里特别值得一提的是团体包餐中餐标与营养配餐处理不当出现的一些问题，如高餐标的自选午餐中，由于饭菜口味好，食欲好，敞开量地吃，每逢集体体检时，脂肪肝、肥胖症、高血脂的比例大增；在低餐标的建筑工地，某些工厂只顾及餐饮成本限制，却忽略了配餐不当，造成营养不足。举例来说，午餐是两主食，四菜一汤，主食是大米饭、白面馒头，副食是酱烧茄子、黄瓜片炒圆白菜、蒜茸豆角、黄豆烧雪里蕻，一汤是

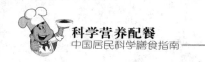

冬瓜汤。其花色、品种虽不少，但大都是减肥美容食品，副食的能量低、营养不全，强体力活动者常吃这样的食物，干起活来易乏力、出虚汗。营养配餐固然与餐标密不可分，但却是两个概念，如果按营养配餐的方法加以调配，即使不增加餐标，也能吃好。

分析午餐营养素的来源，要求动物蛋白质加大豆蛋白质（优质蛋白）占总蛋白质的 1/3~1/2。脂肪来源于动物本身和植物油，烹饪以植物油为主，因植物油多为不饱和脂肪酸，有利于人体吸收利用；动物油多为饱和脂肪酸，多胆固醇，烹饪用油最好不用动物油脂。有针对性地补充膳食中易缺乏的营养素，多选用深色叶类蔬菜、胡萝卜等，获取较多的维生素 C、胡萝卜素和膳食纤维。每月食用 2~3 次动物肝脏，经常食用菇、菌、藻及水产品，补充维生素 B$_2$、钙、铁、锌、碘等营养素。

午餐时间一般安排在 11：00~12：30 为宜。饭后应当安静休息 30 min 左右，保持精神放松，不要看报、下棋、打扑克、喝浓茶，让血液集中流向消化系统，使食物得到充分的消化吸收。

午餐与营养计算见表 3-2-5，午餐食谱见表 3-2-6。

表 3-2-5　午餐与营养计算

食谱	原料 (g)	食量 (g)	能量 (kcal)	蛋白质 (g)	脂肪 (g)	碳水化合物 (g)	维生素 A (μgRE)	维生素 B$_1$ (mg)	维生素 B$_2$ (mg)	维生素 C (mg)	钙 (mg)	铁 (mg)	锌 (mg)	供能比 (%) 蛋白质	供能比 (%) 脂肪	供能比 (%) 碳水化合物
二米饭 四色肉片 香干炒芹菜 清炒苋菜 鸡蛋番茄汤	大米70、小米30 猪瘦肉50、水发木耳10、黄瓜10、胡萝卜10 芹菜茎100、香干10、香菇（干）5 苋菜100 鸡蛋20、番茄40、香菜3 花生油14	472	765	29.5	22.2	111.5	722	0.58	0.48	93	448	16.4	5.57	15	26	59

续表

食谱	原料(g)	食量 (g)	能量 (kcal)	蛋白质 (g)	脂肪 (g)	碳水化合物 (g)	维生素A (μgRE)	维生素B₁ (mg)	维生素B₂ (mg)	维生素C (mg)	钙 (mg)	铁 (mg)	锌 (mg)	供能比(%) 蛋白质	脂肪	碳水化合物
紫米发糕 滑熘肉片 火腿烩鲜蘑 炝拌西兰花 菠菜鸡蛋汤	紫米面80、标准粉80 猪肘脊30、藕50 火腿10、鲜蘑120 西兰花80、豆干尖10 菠菜50、鸡蛋15 花生油11	536	904	35	24.3	136.4	428	0.81	1.85	56	374	13.7	7.99	15	24	59
发糕 芫爆鳝鱼丝 鱼香肉片 拌海带虾皮	黑米粉90、小米粉90 黄鳝丝70、香菜30 猪瘦肉20、甜椒50、胡萝卜40 水发海带80、虾皮4 花生油17	491	904	35	24.3	136.4	428	0.81	1.85	56	374	13.7	7.99	15	24	59
二米饭 鱼香肉丝 蒜茸苋菜 小葱拌豆腐 银耳莲子汤	大米100、小米40 猪瘦肉60、水发木耳20、胡萝卜20 绿苋菜100、大蒜8 内酯豆腐80、小葱15 银耳（干）3、莲子（干）10、红枣10、白糖10 花生油18	494	927	33.5	25.9	139.7	545	0.69	0.34	54	283	15	6.29	14	25	61
米饭 蒸红薯 清炖排骨藕 翡翠鸡片 凉拌苦瓜 三鲜汤	大米135 红薯125 猪大排83（净肉60）、莲藕60 鸡胸肉30、芥兰70 苦瓜100、红椒15 河虾10、香菇（干）3、鸡蛋10、豌豆苗10 花生油10	638	999	35.4	28.5	150.1	692	0.51	0.46	197	234	9.4	6.83	14	26	60
二米饭 豌豆烧肉丁 三色杏仁 蒜茸木耳菜	大米90、小米80 鲜豌豆60、西兰花60、猪肉40 胡萝卜25、大杏仁25、柿子椒50 木耳菜125、大蒜10 花生油8	573	1022	36.3	29.3	153.7	1391	0.95	0.86	128	341	13.9	6.85	14	26	60

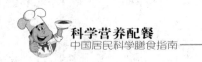
食谱	原料(g)	食量 (g)	能量 (kcal)	蛋白质 (g)	脂肪 (g)	碳水化合物 (g)	维生素A (µgRE)	维生素B₁ (mg)	维生素B₂ (mg)	维生素C (mg)	钙 (mg)	铁 (mg)	锌 (mg)	供能比(%) 蛋白质	供能比(%) 脂肪	供能比(%) 碳水化合物
绿豆米饭 火锅烧菜花 肉丝炒蒜苗 香干拌西芹 海米冬瓜汤	大米150、绿豆40 火腿肠20、菜花80 猪瘦肉30、蒜苗80 香干15、西芹50、胡萝卜30、杏仁25 海米6、冬瓜50 花生油11	587	1069	43.4	29.6	157.1	306	0.61	0.88	100	356	15.6	7.53	16	25	59
二米饭 五彩鳝鱼丝 鱼香油菜薹 糯米藕 紫菜虾皮汤	大米80、玉米糁80 黄鳝149（净肉100）、胡萝卜20、彩椒40 油菜薹150 糯米30、鲜藕100、白糖10 紫菜（干）3、虾皮10、鸡蛋10、香菜5 花生油20	658	1157	45	30.7	175	391	0.51	1.33	175	506	16	6.68	16	24	60
发糕 四喜丸子 鸡蛋炒苦瓜 腐竹拌海带 虾皮青菜汤	玉米面60、全麦粉65 猪肉20、猪肝10、鲜藕10、油菜20 鸡蛋10、苦瓜60 腐竹10、水发海带60 小白菜30、虾皮5 花生油6	366	629	27.6	16.5	92.8	677	0.6	0.59	56	308	13.5	4.79	18	24	58

表 3-2-6　午餐食谱

食谱	原料
二米豆饭 红烧带鱼 香菇油菜 虾皮紫菜汤	大米、小米、红芸豆 带鱼（带骨） 香菇、油菜、胡萝卜 虾皮、紫菜、香菜、香油 植物油

食谱	原料
紫米发糕 芸豆烧牛肉 炒苋菜 番茄菜丁汤	标准粉、玉米面、紫米面 白芸豆、胡萝卜、牛肉 苋菜 番茄、鲜蘑、芹菜 植物油
米饭 紫米发糕 双红炖牛腩 鸡蛋炒韭菜 尖椒土豆丝 榨菜瓜片汤	大米 紫米面、玉米面、标准粉 胡萝卜、红枣、牛腩 鸡蛋、韭菜 尖椒、土豆 榨菜、黄瓜、葱花 植物油
金银卷 肉丝炒蒜苗 香干芹菜 酸辣汤	富强粉、玉米粉 猪肉、蒜苗 香干、胡萝卜、芹菜 猪血、豆腐、水发木耳、香菜 植物油
麻酱花卷 香干西兰花 地三鲜 酸辣肚丝汤	标准粉、芝麻酱 香干、西兰花 青椒、土豆、茄子 熟猪肚、番茄 植物油
二米豆饭 馒头 三色肉丁 蒜茸空心菜	大米、小米、红芸豆 富强粉 猪肉丁、芹菜、胡萝卜、豆腐干 空心菜、大蒜 植物油
馒头 海带烧肉 虾皮菠菜 番茄鸡蛋汤	富强粉 海带、豆腐、猪肉 虾皮、菠菜 番茄、鸡蛋 植物油
红豆米饭 馒头 熘丸子 海米烧油菜 酸辣干丝汤	红小豆、米饭 富强粉 猪肉、鸡肝、香菜、鸡腿蘑 海米、油菜 豆腐干、水发木耳、鸡蛋 植物油

225

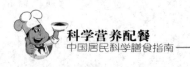

食谱	原料
绿豆米饭 馒头 红烧鲤鱼 奶油菜花 糖醋圆白菜 猪肝汤	大米、绿豆 富强粉 鲤鱼（带骨） 牛奶、菜花 虾皮、圆白菜 金针菇、猪肝 植物油
芸豆米饭 花卷 鲜蘑熘肉片 虾皮菠菜 南瓜豆腐汤	虎皮芸豆、大米 富强粉、芝麻酱 鲜蘑、猪瘦肉、水发木耳 虾皮、菠菜 南瓜、豆腐 植物油

三、晚餐适量

晚餐每天营养素推荐量应占全天营养素摄入量的34%左右。

晚餐一定要注意营养恰当，以适量为好，切不可狂饮暴食，也不可饥肠辘辘。晚餐后，身体活动量减少，生理特征逐渐处于有规律的活动状态，晚餐营养除了部分用于家务劳动、夜间生理活动消耗外，大部分用于一整天生理功能活动后的修补和调节。

对于处在生长发育旺盛期的儿童和青少年，重视晚餐营养更有用利于其生长发育和智能开发。因为儿童、青少年生长激素分泌最多的是在夜间，

特别是熟睡时，这时生长激素以脉冲形式释放，释放量为白天的2倍以上。因此，晚餐营养对于处在长身体、长知识阶段的儿童和青少年是必不可少的。晚餐后学生往往还要复习功课、做作业，晚餐也就成为了学生精力的"加油站"。

重视晚餐营养，对于中老年人，少吃荤腻食物有利于延缓衰老，保持旺盛的生命力；对于妇女，吃美容健体的食物有利于永保健美的身姿和青春魅力。晚餐营养要根据不同年龄和性别的需求进行科学的调整。晚餐营养过剩，就会增加心脏和血管负担，导致肥胖症、结石症、高血压、冠心病、糖尿病等"代谢性疾病"。

在晚餐中，不论哪一个年龄段或性别组，都

应做到营养的"均衡、适量、全面",对于各年龄段中的肥硕者和老年人,要适量控制饮食,少吃肥腻食物;处在青春期的女性还应注意铁的充足供给,以确保正常生理和发育的需要;生长旺盛的儿童和青少年要确保锌、钙的供给量,促进身体成长和智力发展。晚餐后喝牛奶,老幼皆宜,既可补钙,又可安神入眠。

晚餐的时间一般安排在 17:30~19:30 为宜,不宜过晚,对于那些需加夜班学习和工作的人,应适当加点夜宵、喝些奶、吃些水果,填充饥肠,保持精力。

晚餐食物多样化,营养搭配要合理。主食要粗细搭配、粮豆混食、粮薯共有,如红豆饭、绿豆粥、二米饭、蒸红薯、煮玉米、芋头、蒸窝头发糕,其中的维生素、矿物质、膳食纤维含量远比大米、白面高得多,好吃且有营养。那些费工、费时但在口感和营养上有特色的食物都是晚餐的好选择,如泡木耳、银耳、香菇、海带,摘筋削皮的豆角、莴笋,吃起来麻烦的鱼、海蛎、文蛤等。此外,晚餐还要特别选购西兰花、菠菜、油菜、苋菜、鲜豌豆、毛豆、青椒、胡萝卜等深色的高营养蔬菜。

晚餐与营养计算见表 3-2-7,晚餐食谱见表 3-2-8。

表 3-2-7 晚餐与营养计算

食谱	原料(g)	食量 (g)	能量 (kcal)	蛋白质 (g)	脂肪 (g)	碳水化合物 (g)	维生素A (μgRE)	维生素B₁ (mg)	维生素B₂ (mg)	维生素C (mg)	钙 (mg)	铁 (mg)	锌 (mg)	供能比(%) 蛋白质	脂肪	碳水化合物
麻酱花卷 草菇西兰花 榨菜炒豌豆苗 生菜沙拉	标准粉90、芝麻酱10 草菇25、西兰花75 榨菜15、豌豆苗60 生菜80、紫甘蓝20、酸奶200、花生油4	579	621	24.8	17.2	91.4	1475	0.48	0.71	99	519	14.1	4.51	16	25	59
贴饼 蒸河蟹 炒土豆丝 香葱拌豆腐 水果	玉米面50、富强粉50、黄豆粉15 河蟹(净肉70) 土豆55、红椒25、青蒜50 豆腐20、香葱40 花生油13 芒果150	538	731	31.5	20.8	104	601	0.42	0.44	91	183	8.5	5.2	17	26	57

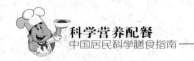
续表

食谱	原料(g)	食量 (g)	能量 (kcal)	蛋白质 (g)	脂肪 (g)	碳水化合物 (g)	维生素A (μgRE)	维生素B₁ (mg)	维生素B₂ (mg)	维生素C (mg)	钙 (mg)	铁 (mg)	锌 (mg)	供能比(%)		
														蛋白质	脂肪	碳水化合物
发面饼 鱼香肉丝 蒜茸木耳菜 炝拌土豆丝 酸奶	全麦粉107 猪瘦肉40、青椒20、水发木耳15 木耳菜103、大蒜10 土豆80、青红椒20 酸奶200 花生油10	605	746	30.4	19.8	111.0	451	0.85	0.58	94	465	13	5.75	16	24	60
馒头 鲜豌豆猪肉粒 炝炒圆白菜 酸辣海带丝 酸奶	富强粉90 猪瘦肉35、鲜豌豆60、鲜玉米粒20、红椒15 圆白菜100 水发海带50、胡萝卜15、大杏仁20 花生油5 酸奶200	610	779	33.1	22.9	109.7	265	0.74	0.91	82	466	8.3	5.41	17	26	57
奶香馒头 韭菜炒豆腐丝 猪肝菠菜汤	全麦粉160、多维奶粉15 韭菜150、豆腐丝20、猪瘦肉20 猪肝10、菠菜20 花生油13	408	818	35.7	22.6	117.7	967	0.86	1.56	46	608	19.4	6.85	17	25	58
金银卷 辣椒泥鳅 枸杞菜花 白灼芥兰	全麦粉110、玉米面70 泥鳅117(净肉70)、青椒20、红椒10 菜花80、枸杞子5 芥兰125 花生油75	565	871	37.5	22.9	128.4	853	0.76	0.61	175	451	14.3	7.62	17	24	59

续表

食谱	原料 (g)	食量 (g)	能量 (kcal)	蛋白质 (g)	脂肪 (g)	碳水化合物 (g)	维生素 A (μgRE)	维生素 B₁ (mg)	维生素 B₂ (mg)	维生素 C (mg)	钙 (mg)	铁 (mg)	锌 (mg)	供能比 (%) 蛋白质	供能比 (%) 脂肪	供能比 (%) 碳水化合物
紫米发糕 咖啡鸡块 素炒三片 凉拌四样 豆腐烧苋菜	黑米粉80、标准粉80 鸡块76（净肉50）、土豆30、葱头20 藕70、胡萝卜20、青椒20 生菜60、圆白菜20、红椒10、花生仁20 豆腐20、苋菜100 花生油8	608	957	39.3	26.2	141.1	735	0.83	0.48	135	345	13.6	7.11	16	25	59
红枣发糕 宫保鹌鹑蛋 香菇荷兰豆	全麦粉100、玉米面80、红枣 10 鸡胸肉20、花生仁20、大葱20、 鹌鹑蛋40 香菇（干）10、荷兰豆70、胡萝卜20	390	987	40.3	27.4	144.5	392	0.83	0.73	57	365	18.5	9.21	16	25	59

表 3-2-8 晚餐食谱

食谱	原料
五彩焖米饭 家常豆腐 炒塌菜	豌豆、甜玉米粒、香肠、大米 豆腐、猪肉、口蘑 水发木耳、青红椒、塌棵菜、虾皮
茴香肉包 黑米粥	富强粉、干酵母、猪肉焰、鸡肝、茴香、香油 虎皮芸豆、黑米
紫米发糕 虾皮菠菜 葱爆牛肉	紫米面、标准粉 虾皮、菠菜 大葱、羊后腿肉 植物油
米饭 金针菜炒蛋 虾仁蒜苗	大米 水发黄花菜、鸡蛋、水发木耳、青椒 虾仁、蒜苗、胡萝卜
肉丝炒饼 虾皮青菜汤	富强粉大饼、猪肉、圆白菜、胡萝卜、韭菜、植物油 虾皮、小白菜

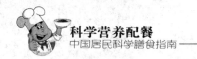

续表

食谱	原料
二米豆饭 酥炸草虾 鸡片双椒 菠菜粉丝汤	大米、小米、芸豆 标准粉、草虾 鸡胸肉、青椒、红椒 菠菜、粉丝 植物油
金银卷 肉丝炒韭菜 木耳拌菜花 番茄鸡蛋汤	富强粉、玉米粉 猪肉、豆腐丝、韭菜 水发木耳、菜花、红椒 番茄、鸡蛋 植物油
打卤面 菜码 焖豆	切面、水发木耳、黄花菜、松蘑、鸡蛋 黄瓜、青蒜 红芸豆、蚕豆、花生米
南瓜饼 宫保肉丁 小米粥	面粉、南瓜 猪瘦肉、熟花生米、植物油 小米
米饭 清蒸鲫鱼 麻酱拌海带	大米 鲫鱼 水发海带、芝麻酱、香菜
红豆饭 清蒸鳊鱼 青椒毛豆炒蛋	大米、红小豆 鳊鱼、香菇、植物油 鸡蛋、毛豆、青椒
绿豆米饭 青大豆焖肉 炒苋菜	大米、绿豆 青大豆、瘦肉 红苋菜、植物油
糖火烧 肉炒蒜苗 紫菜干丝汤	面粉、白糖 猪肉、蒜苗、胡萝卜、植物油 豆腐片、紫菜、香油
馒头 青蒜河虾 牛肉土豆汤	面粉 青蒜、河虾 牛肉、土豆、圆白菜、胡萝卜、番茄

续表

食谱	原料
烙饼 炒藕片 丸子汤	面粉 鲜藕、植物油 猪肉、鸡肝、小白菜、虾皮
千层饼 爆三样 油菜烧豆腐	面粉 猪肝、猪里脊、青椒 油菜、豆腐、植物油
二米饭 烧带鱼 芹菜炒干丝 清炒塌棵菜	大米、小米 带鱼、植物油 芹菜、豆腐干 塌棵菜
米饭 海带鸡块 韭菜炒鸡蛋	大米 水发海带、鸡块 韭菜、鸡块、植物油
馒头 西兰花炒肉 拌豆腐 玉米糁粥	面粉 猪瘦肉、西兰花、植物油 豆腐、芝麻酱、香菜、香油 玉米

四、加餐及时

加餐形式多种多样，其基本要求是：

1. 加餐要及时。

2. 供餐营养要有针对性。

3. 加餐要适量，少则不足所需，多则影响正餐。加餐所供能力一般宜为全天所需能量的 10%~15%。

对于这些基本要求，加餐者要灵活掌握，好自运用，满足需求。

加餐与营养计算见表 3-2-9，加餐食谱见表 3-2-10。

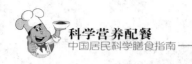

表 3-2-9　加餐与营养计算

食谱	原料 (g)	食量 (g)	能量 (kcal)	蛋白质 (g)	脂肪 (g)	碳水化合物 (g)	维生素 (μgRE)	维生素B₁ (mg)	维生素B₂ (mg)	维生素C (mg)	钙 (mg)	铁 (mg)	锌 (mg)	供能比(%) 蛋白质	供能比(%) 脂肪	供能比(%) 碳水化合物
菜肉馄饨	富强粉30、猪肉馅25、小白菜60、虾皮3、紫菜1、冬菜5、香油2	126	177	10.5	4.2	24.4	183	0.2	0.1	17	104	4	1.48	24	21	55
发面饼 凉拌海带丝 紫菜蛋花汤	标准粉30 水发海带50、枸杞子3、大葱5 鸡蛋15、紫菜2、虾皮3、小白菜40、香油3	151	184	8.5	4.9	25.9	228	0.14	0.18	14	211	5.3	1.36	18	24	58
肝片汤面	标准粉35、猪肝15、菠菜70、豆腐丝15、香油3	138	213	11.8	5.8	28.6	1088	0.17	0.44	25	89	8.1	2.36	22	25	53
芝麻烧饼 豆奶 小番茄	标准粉40、芝麻酱6、芝麻2 豆奶200 小番茄125	373	269	12	7.8	38	116	0.21	0.21	24	152	6.4	1.62	48	26	56
夹肉烧饼 小白菜 豆腐汤	标准粉50、白芝麻5、方火腿20、辣椒5、香菜3 小白菜30、豆腐30、鲜蘑10、香油2	155	271	13	7	39.6	93	0.29	0.17	13	128	4.5	2.15	19	23	58
米饭 小白菜 烧丸子	大米50 小白菜60、猪后臀肉20、鸭肝10、虾仁10	150	282	13.3	7.9	39.7	277	0.15	0.21	19	119	5.8	2.02	19	25	56
麻酱花卷 凉拌菜	标准粉50、芝麻酱6 鹌鹑蛋40、青椒30、胡萝卜20	146	287	12.4	8.5	40.3	291	0.21	0.27	24	115	6.5	1.81	17	27	56
煎饼卷菜 豆腐脑	标准粉20、黑米粉20、鸡蛋40、柿子椒30、香菜5 豆腐脑（带卤）200	315	297	15	8	40.8	121	0.2	0.2	24	641	5.5	2.51	20	24	56
维生素面包 酸奶 猕猴桃	维生素面包30 酸奶200 猕猴桃135	365	298	8.6	7.9	48.0	80	0.13	0.49	80	285	2.8	2.07	12	24	61
烤馒头片 酱牛肉 菠菜豆腐汤	富强粉50、芝麻酱10 酱牛肉20 菠菜40、豆腐20	140	312	16	9.1	41.4	199	0.15	0.14	13	194	8.8	2.86	21	26	53
面包夹肉 牛奶麦片 凉拌菜	面包50、方火腿20 鲜牛奶250、燕麦片20 胡萝卜10、西兰花30	380	382	19.6	12.5	48.1	490	0.28	0.46	19	364	4.6	2.75	21	29	50

续表

食谱	原料 (g)	食量 (g)	能量 (kcal)	蛋白质 (g)	脂肪 (g)	碳水化合物 (g)	维生素 (μgRE)	维生素 B₁ (mg)	维生素 B₂ (mg)	维生素 C (mg)	钙 (mg)	铁 (mg)	锌 (mg)	供能比 (%) 蛋白质	脂肪	碳水化合物
鸡蛋面条 拌三丁	面条100、鸡蛋20、菠菜50、虾皮6、香油3 芹菜茎25、花生米10、香干10	224	431	18	12	63	306	0.46	0.25	18	213	7.5	2.35	17	25	58
饼干 酸奶 胚蓝拌干丝	饼干75 酸奶200 胚蓝50、小香干30、胡萝卜30、香油2	387	498	18.2	14	74.2	236	0.13	0.22	28	602	8.9	2.38	15	25	60

表 3-2-10　加餐食谱

食谱	原料
肉笼 高粱米粥 凉拌菜	富强粉、猪肉末、大葱 高粱米、青豆 榨菜、芥兰
小笼包 玉米面粥 花生米拌双丁	富强粉、猪肉、大葱 玉米面 煮花生米、莴笋、胡萝卜
葱花饼 小米豆粥 酱鸡 杏仁菠菜	标准粉、大葱、花生油 小米、花豇豆 酱鸡 大杏仁、菠菜
金银卷 馄饨 香干拌菠菜	富强粉、玉米面 富强粉、猪肉、大葱 小香干、菠菜
芝麻烧饼 红薯小米粥 酱牛肉 拌白菜心	标准粉、芝麻酱、芝麻 小米、红薯 酱牛肉 大白菜
豆包 肉菜烫饭	富强粉、红豆馅 稻米、猪肉末、菠菜、香油

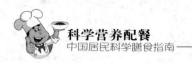
续表

食谱	原料
面包 苹果酱 陈皮牛肉	面包 苹果、白糖 牛肉、陈皮、植物油
馅饼 花生猪骨粥 麻辣胚蓝	面粉、猪肉馅、甜面酱、植物油 花生米、猪骨、大米 胚蓝、白糖、辣椒粉、麻椒粉
广东炒饭 三鲜汤	大米饭、鸡蛋、海米、熟牛肉、黄瓜、番茄、葱头、植物油 笋丝、香菇丝、豆苗
扬州炒饭 莴笋叶汤	大米饭、河虾仁、猪瘦肉、熟火腿丁、熟鸡肉丁、熟鸡胗丁、水发香菇丁、熟笋丁、青豆、鸡蛋 莴笋叶、番茄

五、全天配餐

（一）确定合理的食物结构

　　全天配餐应根据本书中所讲的营养配餐的规律确定合理的膳食结构。

　　主食以粮谷、薯芋为主，做到粮杂豆混食、粗细搭配，提高维生素 B_1 和维生素 B_2 的供给量。薯芋既具有粮食多碳水化合物的优势，同时又具有新鲜蔬菜含有胡萝卜素、维生素 C、膳食纤维的特点。

　　副食要做好畜禽、水产动物的巧搭配，提高白肉供给，增加铁、锌的含量，适当控制红肉的食量，避免畜肉中脂肪过量。充分发挥我国食物资源优势，增加蛋奶类及蛋奶类制品、大豆及大豆制品的供给比例，增加优质蛋白质、钙的供给。

　　蔬菜是多种维生素、矿物质、微量元素、营养保健因子、抗癌物质的"宝库"，宁可一日无肉、不可一日无蔬。蔬菜的季节生长性极强，夏秋多选用鲜豌豆、鲜蚕豆、毛豆、青椒、蒜苗，补充丰富的营养，冬春除腌雪里蕻烧豆腐（腌雪里蕻、动物血、冻豆腐）外，还应充分利用果品（如苹果、山里红、橘子、梨、桃、香蕉等）及果汁作为蔬菜的补充和替代，如早餐缺菜可增加水果、壳果、种子类，提供必要的维生素。东春气候寒冷、干燥，适当吃些干果、坚果、壳果，可提供各种矿物质和御寒的油脂。另外，可常选用大棚菜和反季节运输菜，改善生活，增强体质。纯能调味品中的油是人们经常谈论的话题，炒菜时应避免用动物油，我国多为粮农种植区，最佳食用植物油可选用花生油、混合油、菜籽油、豆油、香油、色拉油、玉米油、茶油、葵花子油、橄榄油等。

(二)制定食谱及营养计算

在选择食物时就要考虑配餐食谱,选定食物后一定要组合成有益健康的食谱。应用营养计算器,输入食物名称及用量,得出食物中各种营养素的相加值,然后与营养素推荐量作对比,如有较大出入,应调整食物供给种类或供给量,直到可以满足科学配餐、平衡膳食的需要。

配餐不仅要满足营养素需求,而且要考量食物的色、香、味、形、质。利用原料的天然色泽、质地,经过刀工美化、配菜、烹饪调味,制作出一桌赏心悦目、营养丰富的美味佳肴。日常饮食以清淡为宜,每人每天用盐约 6 g。营养计算中的用油量指的是吃进口中的油量,烹饪用油根据烹制方法不同由操作者掌握,精心操持,不可旺油重味。

全天食谱与营养计算见表 3-2-11 至表 3-2-20。

(三)制定合理的膳食制度

制定能够满足人体生理需求的膳食制度特别重要,用餐时应和作息制度相配合。就餐间隔时间恰当,可保证食物被充分消化、吸收和利用。间隔太短,缺乏很好的食欲,间隔太长则会引起强烈的饥饿感,血糖降低,白天影响工作、学习效率,夜晚影响睡眠质量。正常的一日三餐就餐时间为:早餐 6:00~8:00,午餐 11:00~12:30,晚餐 17:30~19:30。

吃零食应根据自身需要,合理把握零食的种类和数量。

表 3-2-11　全天食谱与营养计算表 1

餐比 (%)	食谱	原料 (g)	食量 (g)	能量 (kcal)	蛋白质 (g)	脂肪 (g)	碳水化合物 (g)	维生素A (μgRE)	维生素B₁ (mg)	维生素B₂ (mg)	维生素C (mg)	钙 (mg)	铁 (mg)	锌 (mg)	供能比 (%) 蛋白质	供能比 (%) 脂肪	供能比 (%) 碳水化合物
早 29	紫米发糕 四宝菠菜 牛奶	紫米面40、全麦粉40 菠菜60、花生仁8、胡萝卜20、水发木耳10 鲜牛奶250	428	463	20.1	13.2	66.5	490	0.46	0.53	25	331	6.1	4.31	17	26	57

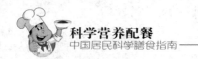
续表

餐比 (%)	食谱	原料(g)	食量 (g)	能量 (kcal)	蛋白质 (g)	脂肪 (g)	碳水化合物 (g)	维生素A (μgRE)	维生素B₁ (mg)	维生素B₂ (mg)	维生素C (mg)	钙 (mg)	铁 (mg)	锌 (mg)	供能比(%) 蛋白质	供能比(%) 脂肪	供能比(%) 碳水化合物
午 39	发糕 四喜丸子 鸡蛋炒苦瓜 腐竹拌海带 虾皮青菜汤	玉米面60、全麦粉65 猪肉20、猪肝10、鲜藕10、油菜20 鸡蛋10、苦瓜60 腐竹10、水发海带60 小白菜30、虾皮5 花生油6	366	629	27.6	16.5	92.8	677	0.6	0.52	56	308	13.5	4.79	18	24	58
晚 32	绿豆米饭 葱爆里脊丝 地三鲜 金针菇拌胡萝卜 青菜木耳汤 水果	大米55、绿豆25 猪瘦肉25、大葱10、香菜30 青椒40、土豆30、茄子30 金针菇70、胡萝卜30 小白菜30、水发木耳10 花生油11 芒果100	496	521	19.8	14.3	78.8	547	0.44	0.36	91	118	8.4	3.36	15	25	60
	供给量		1290	1613	67.5	44	238.1	1714	1.5	1.41	172	757	28	12.46	17	25	58
	推荐量		1120	1600	60	44.7	240	533	0.9	0.9	67	533	10	8	16	25	59

表 3-2-12　全天食谱与营养计算表 2

餐比 (%)	食谱	原料 (g)	食量 (g)	能量 (kcal)	蛋白质 (g)	脂肪 (g)	碳水化合物 (g)	维生素A (µgRE)	维生素B₁ (mg)	维生素B₂ (mg)	维生素C (mg)	钙 (mg)	铁 (mg)	锌 (mg)	供能比 (%) 蛋白质	供能比 (%) 脂肪	供能比 (%) 碳水化合物
早 27	火烧夹肉 虾仁汤面	标准粉75、芝麻5、蛋清肠20 标准粉20、虾仁15、小白菜75、香油4	214	486	21.7	12.6	71.4	217	0.44	0.19	21	216	7.5	2.98	18	23	59
午 38	米饭 豉椒牛肉片 肉丝炒蒜苗 香菇烧油菜 番茄鸡蛋汤	大米110 牛瘦肉35、青椒25、红椒10、葱头25 猪瘦肉20、豆腐干10、蒜苗60 香菇（干）5、油菜100 番茄50、鸡蛋10、香菜2 花生油14	476	690	27.5	19.6	99.8	253	0.42	0.44	102	278	10.3	5.46	16	26	58
晚 35	麻酱花卷 草菇西兰花 榨菜炒豌豆苗 生菜沙拉	标准粉90、芝麻酱10 草菇25、西兰花75 榨菜15、豌豆苗60 生菜80、紫甘蓝20、酸奶200 花生油4	579	621	24.8	17.2	91.4	1475	0.48	0.71	99	519	14.1	4.51	16	25	59
供给量			1269	1797	74	49.4	262.6	1945	1.34	1.34	222	1013	31.9	12.95	17	25	59
推荐量			1260	1800	67.5	50	265.5	600	1.05	1.05	75	600	11.3	9	16	25	59

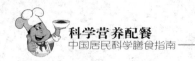

表 3-2-13　全天食谱与营养计算表 3

餐比(%)	食谱	原料 (g)	食量(g)	能量(kcal)	蛋白质(g)	脂肪(g)	碳水化合物(g)	维生素A(μgRE)	维生素B₁(mg)	维生素B₂(mg)	维生素C(mg)	钙(mg)	铁(mg)	锌(mg)	供能比(%) 蛋白质	供能比(%) 脂肪	供能比(%) 碳水化合物
早 27	发糕 牛奶 甜椒拌海带	全麦粉70、小米面30 牛奶200 水发海带40、芝麻7、甜椒30	377	512	21.7	12.5	78	91	0.49	0.46	24	540	11.7	4.02	17	22	61
午 39	二米饭 蒸红薯 四色肉片 清炒苋菜 炝拌三丝 枸杞冬瓜汤	大米70、小米30 红薯100 猪瘦肉50、黄瓜10、水发木耳10、胡萝卜10 绿苋菜100 芹菜茎100、香菇5、香干10 冬瓜40、枸杞5、香菜3 花生油14	557	745	27.3	20.5	112.6	724	0.57	0.44	95	444	16.2	5.4	15	25	60
晚 34	金银卷 爆炒肝尖 香辣土豆丝 香椿拌豆腐 水果	玉米面50、富强粉50 猪肝40、青蒜50、水发木耳20 土豆55、青椒25、香菜10 豆腐50、香椿20 花生油13 芒果100	483	650	23.4	18.2	98.1	2273	0.42	1.05	93	95	16.3	4.91	14	25	61
	供给量		1417	1907	72.4	51.2	288.7	3088	1.48	1.95	212	1079	44.2	14.33	15	24	61
	推荐量		1330	1900	71.3	52.7	285	633	1.1	1.1	79	633	11.9	9.5	16	25	59

表 3-2-14　全天食谱与营养计算表 4

餐比 (%)	食谱	原料 (g)	食量 (g)	能量 (kcal)	蛋白质 (g)	脂肪 (g)	碳水化合物 (g)	维生素 A (μgRE)	维生素 B₁ (mg)	维生素 B₂ (mg)	维生素 C (mg)	钙 (mg)	铁 (mg)	锌 (mg)	供能比 (%) 蛋白质	供能比 (%) 脂肪	供能比 (%) 碳水化合物
早 26	面包 青豆芥兰 牛奶	面包150 青豆10、芥兰50 鲜牛奶250	460	593	26.2	15.6	86.9	361	0.16	0.42	40	478	6.8	3.24	18	24	58
午 38	紫米发糕 滑熘肉片 火腿烩鲜蘑 炝拌西兰花 菠菜鸡蛋汤	紫米面80、标准粉80 猪里脊30、藕50 火腿10、鲜蘑120 西兰花80、豆干尖10 菠菜50、鸡蛋15 花生油11	536	856	36.7	22.8	126.3	1249	0.92	0.87	81	161	10.4	7.93	17	24	59
晚 36	葱花饼 酸辣瓦块鱼 毛豆烧海带 红椒拌芹菜 水果	标准粉125、芝麻5、大葱20 鲤鱼74（净肉40） 毛豆30、胡萝卜15、水发海带80 红椒10、芹菜茎80 花生油13 猕猴桃200	618	808	29.9	21.6	123.4	277	0.58	0.36	158	458	13.4	5.67	15	24	61
	供给量		1614	2257	92.8	60	336.6	1887	1.66	1.65	279	1097	30.6	16.84	17	24	59
	推荐量		1575	2250	84.4	62.5	337.5	750	1.31	1.31	94	750	14.1	11.25	16	25	59

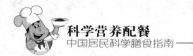

表 3-2-15　全天食谱与营养计算表 5

餐比 (%)	食谱	原料(g)	食量 (g)	能量 (kcal)	蛋白质 (g)	脂肪 (g)	碳水化合物 (g)	维生素A (μgRE)	维生素B₁ (mg)	维生素B₂ (mg)	维生素C (mg)	钙 (mg)	铁 (mg)	锌 (mg)	供能比 (%) 蛋白质	供能比 (%) 脂肪	供能比 (%) 碳水化合物
早 30	花卷 煮鸡蛋 小米粥 炝拌芹菜	富强粉105 鸡蛋50 小米40 芹菜60、香干40、青椒40、香油8	343	746	29.3	18.6	115.6	181	0.4	0.32	34	535	16.3	3.57	16	22	62
午 40	红豆饭 拌三丝 鲜蘑烧油菜薹 豌豆鸡丁 荠菜汤	红小豆40、大米125 土豆80、胡萝卜20、青椒20 鲜蘑80、油菜薹70 鲜豌豆40、鸡胸肉40、胡萝卜20 荠菜80 植物油25	640	989	37	27.2	148.4	728	0.64	0.7	128	428	16	6.05	15	25	60
晚 30	焯拌菠菜 甜椒炒丝瓜 烧泥鳅 榨菜海带汤 馒头	菠菜100 甜椒30、丝瓜80 泥鳅133（净肉80）、芹菜30 榨菜15、水发海带50 植物油16 富强粉135	536	757	33.2	19.9	109.8	528	0.4	0.57	60	525	12.4	5.17	16	24	58
供给量			1519	2492	99.5	65.7	373.8	1437	1.44	1.59	222	1488	44.7	14.79	16	24	60
推荐量			1750	2500	93.8	69.4	375	833	1.46	1.46	104	833	15.6	12.5	16	25	59

表 3-2-16　全天食谱与营养计算表 6

餐比(%)	食谱	原料(g)	食量(g)	能量(kcal)	蛋白质(g)	脂肪(g)	碳水化合物(g)	维生素A(μgRE)	维生素B₁(mg)	维生素B₂(mg)	维生素C(mg)	钙(mg)	铁(mg)	锌(mg)	供能比(%) 蛋白质	脂肪	碳水化合物
早 30	包子 牛奶	富强粉100、猪肉35、猪肝10、茴香100、香油5 牛奶250、燕麦片25	525	747	31.9	23.7	100.8	969	0.54	0.78	30	490	9.5	4.61	17	29	54
午 40	二米饭 小葱拌豆腐 清炒苋菜 鱼香肉丝 银耳莲子汤	大米125、小米40 豆腐80、小葱15 绿苋菜130 猪瘦肉60、水发木耳15、胡萝卜20 银耳(干)3、莲子(干)10、红枣10、白糖10 植物油17	535	1000	35.6	25.2	157.5	650	0.73	0.39	68	337	16.8	6.84	14	23	63
晚 30	金银卷 枸杞菜花 白灼芥兰 油爆鱿鱼卷 燕麦粥	玉米面60、富强粉50 菜花80、枸杞5 芥兰125 鲜鱿鱼70、青椒20、红椒10 燕麦片30 植物油15	465	747	33	21.5	104.6	866	0.42	0.37	175	304	10.4	5.91	18	26	56
	供给量		1525	2494	100.5	70.4	362.9	2485	1.69	1.54	273	1131	36.7	17.36	16	26	58
	推荐量		1750	2500	93.8	69.4	375	833	1.46	1.46	104	833	15.6	12.5	16	25	59

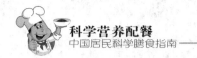
表 3-2-17　全天食谱与营养计算表 7

餐比(%)	食谱	原料(g)	食量(g)	能量(kcal)	蛋白质(g)	脂肪(g)	碳水化合物(g)	维生素A(μgRE)	维生素B₁(mg)	维生素B₂(mg)	维生素C(mg)	钙(mg)	铁(mg)	锌(mg)	供能比(%)蛋白质	供能比(%)脂肪	供能比(%)碳水化合物
早30	奶香馒头	富强粉100、多维奶粉10	305	756	28.2	21.5	112.2	145	0.51	1.02	16	474	14.8	5.05	15	26	59
	大麦粥	大麦糁40															
	麻酱拌豇豆	长豇豆85、芝麻酱15、香油5															
	煮鸡蛋	鸡蛋50															
午40	米饭	大米135	635	999	35.4	28.5	150.1	692	0.51	0.46	197	234	9.4	6.83	14	26	60
	蒸红薯	红薯125															
	清炖排骨藕	猪大排83（净肉60）、莲藕60															
	翡翠鸡片	鸡胸肉30、芥兰70															
	凉拌苦瓜	苦瓜100、红椒15															
	三鲜汤	河虾10、香菇（干）、鸡蛋10、豌豆苗10、花生油10															
晚30	馒头	富强粉110	641	745	33.8	19.7	108.5	347	0.75	0.43	76	212	12.2	5.54	18	24	58
	芦笋熘肉片	猪瘦肉40、芦笋60															
	琥珀冬瓜条	冬瓜70、毛豆15、香菇（干）5															
	拌白菜心	大白菜75、豆腐丝15、大葱10、香菜10															
	银耳木须汤	银耳10、鸡蛋10、菠菜50、花生油11															
	水果	苹果150															
供给量			1581	2500	97.4	69.7	370.8	1184	1.77	1.91	289	920	36.4	17.42	16	25	59
推荐量			1750	2500	93.8	69.4	375	833	1.46	1.46	104	833	15.6	12.5	16	25	59

表 3-2-18 全天食谱与营养计算表 8

餐比 (%)	食谱	原料 (g)	食量 (g)	能量 (kcal)	蛋白质 (g)	脂肪 (g)	碳水化合物 (g)	维生素 A (μgRE)	维生素 B₁ (mg)	维生素 B₂ (mg)	维生素 C (mg)	钙 (mg)	铁 (mg)	锌 (mg)	供能比 (%) 蛋白质	供能比 (%) 脂肪	供能比 (%) 碳水化合物
早 34	面包 牛奶 煎鸡蛋 泡菜	面包 160 牛奶 250 鸡蛋 40、番茄 50、香油 2 圆白菜 70、胡萝卜 20	592	739	27.8	21.9	107.6	346	0.21	0.6	43	405	5.7	3	15	27	58
午 40	拌菠菜 鲜蘑扒菜花 清炖牛肉 鸡丝莼菜汤 米饭 煮玉米	菠菜 100、香干 20 鲜蘑 60、菜花 10、青椒 20 牛腩 55、胡萝卜 20、土豆 50 鸡胸肉 10、莼菜 50 植物油 15 大米 135 鲜玉米 150	695	994	40.1	24	154.4	678	0.62	0.78	149	361	18.1	8.89	16	22	62
晚 26	凉拌三鲜 肉片苦瓜 白虾炒韭菜 酸辣汤 发糕	西兰花 50、鲜藕 40、煮花生仁（生）10 苦瓜 70、猪瘦肉 20、红椒 10 白米虾 35、韭菜 100 豆腐 15、鸭血 10、鸡蛋 10、水发木耳 5、香菜 2 植物油 10 标准粉 45、玉米面 80	512	749	34.1	21.4	105.1	939	0.68	0.37	122	320	13.4	5.09	18	26	56
	供给量		1799	2482	102	67.3	367.1	1963	1.51	1.75	313	1086	37.2	16.98	16	25	59
	推荐量		1750	2500	93.8	69.4	375	833	1.46	1.46	104	833	15.6	12.5	16	25	59

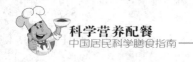
表 3-2-19　全天食谱与营养计算表 9

餐比(%)	食谱	原料(g)	食量(g)	能量(kcal)	蛋白质(g)	脂肪(g)	碳水化合物(g)	维生素A(μgRE)	维生素B₁(mg)	维生素B₂(mg)	维生素C(mg)	钙(mg)	铁(mg)	锌(mg)	供能比(%) 蛋白质	供能比(%) 脂肪	供能比(%) 碳水化合物
早 26	面包 牛奶 卧鸡蛋 拌凉菜	面包140 牛奶250、白糖10 鸡蛋40 圆白菜70、番茄50、胡萝卜20	580	702	26.1	18.8	106.7	346	0.2	0.58	43	397	5.2	2.85	15	24	61
午 39	米饭 煮玉米 清炖牛肉 鲜蘑扒菜花 香干拌菠菜 鸡丝菊花菜汤	大米140 鲜玉米150 牛腩60、胡萝卜20、土豆50 鲜蘑60、菜花100、青椒20 香干20、菠菜100 鸡胸肉10、菊花菜50 花生油18	798	1048	42.1	27.3	158.7	734	0.66	0.84	171	434	18.7	9.21	16	23	61
晚 35	发糕 白虾炒韭菜 肉片苦瓜 凉拌三鲜 酸辣汤 水果	标准粉80、玉米面70 白米虾40、韭菜100 猪瘦肉20、苦瓜70、红椒10 西兰花50、鲜藕40、花生仁10 豆腐10、鸭血10、鸡蛋10、水发木耳5、香菜2 花生油14 西瓜250	791	935	38.8	25.8	136.8	1130	0.97	0.47	137	360	15.1	5.81	17	25	58
供给量			2169	2685	107	71.9	402.2	2210	1.83	1.89	351	1191	39	17.87	16	24	60
推荐量			1890	2700	101.3	75.4	405	900	1.58	1.58	113	900	16.9	13.5	16	25	59

表 3-2-20　全天食谱与营养计算表 10

餐比 (%)	食谱	原料 (g)	食量 (g)	能量 (kcal)	蛋白质 (g)	脂肪 (g)	碳水化合物 (g)	维生素 A (μgRE)	维生素 B₁ (mg)	维生素 B₂ (mg)	维生素 C (mg)	钙 (mg)	铁 (mg)	锌 (mg)	供能比 (%) 蛋白质	供能比 (%) 脂肪	供能比 (%) 碳水化合物
早 26	窝头 牛奶卧蛋 炝拌芹菜	玉米面 70、小米面 70 鲜牛奶 250、鸡蛋 50 芹菜 60、香干 20、青椒 40、香油 2	562	771	30.8	20.9	114.7	251	0.58	0.68	36	590	13.3	4.63	16	24	60
午 38	红豆米饭 豌豆鸡丁 鲜蘑炒菜薹 拌三丝 水果	红小豆 40、大米 125 鲜豌豆 50、鸡胸肉 60、胡萝卜 20 鲜蘑 80、菜薹 70 土豆 80、胡萝卜 40、青椒 20 花生油 24 杏 150	759	1105	42.8	29.4	167.6	639	0.73	0.67	104	231	13.8	6.31	15	24	61
晚 36	烙饼 烧泥鳅 甜椒炒丝瓜 清炒菠菜 榨菜海带汤	全麦粉 220 泥鳅 117（净肉 70）、芹菜 30 甜椒 30、丝瓜 80 菠菜 100 榨菜 15、水发海带 50 花生油 23	618	1035	43.7	28.1	152.4	581	1.04	0.68	60	535	19.9	8.74	17	24	59
供给量			1939	2911	117.3	78.4	434.7	1471	2.35	2.03	200	1356	47	19.68	16	24	60
推荐量			2030	2900	116	80.7	427.8	967	1.69	1.69	121	967	18.1	18.12	16	25	59

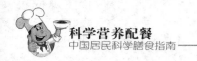

上夜班人群就餐时间宜为：早餐 6:00~7:00，午餐 11:00~12:00，晚餐 16:30~17:00，夜餐 0:00~0:30。

六、外出就餐

外出就餐一般指外出办事、出差在外就餐，工作会议餐，工薪族在单位或在外用餐，旅游者或集体用餐，招待亲朋好友宴会用餐，商务招待用餐等。外出用餐的配餐很难针对不同性别、年龄、活动强度的人来具体确定所需营养素组合标准，但餐标可以确定下来。根据以往对外出就餐者的大量统计，一般认为每人每天 2400 kcal 较适宜。在保证每餐营养素供给标准的前提下，餐标自行选择。

（一）外出就餐的膳食原则

外出就餐往往以自选为主，外出就餐者或配餐供应者应掌握以下膳食基本原则。

1. 食物

在食物的选择上，合理搭配五大类食物，各类食物都应适量按需摄取，且应在同一类食物中选择不同品种合理搭配，使所含营养素种类齐全、数量充足、比例恰当，所供给的能量和营养物质与就餐者的生理需求相适应，并保持平衡。

2. 烹调

食物的烹调要合乎营养原则：符合季节特点、科学加工、粗细搭配、荤素兼备、多食用豆制品、少用盐、使用油脂适量。烹调过程中应采取有效措施去除干扰营养吸收利用的不利因素，尽量保存食物中的营养素，减少其损毁、流失。

3. 饮食制度

餐次的安排应与消化器官活动规律相协调，并与就餐者的生活和活动特点相适应，以维持其血糖浓度处于正常水平，保持精力旺盛。全天能量合理分配于三餐，膳食有规律，饥饱适中，适时适量。力戒偏食、择食、暴饮暴食等不良饮食习惯。不饮酒或少饮酒。甜食、甜饮料不可饮用过量。经常食用新鲜水果，适量食用些壳果，种子类食物。

4. 食品卫生

食品质量必须符合"餐饮业和集体用餐配送单位卫生规范"的要求，无害无毒。杜绝膳食中出现威害人体健康的因素，严防"病从口入"尤其是"癌从口入"。

（二）外出就餐食谱及营养计算

外出就餐食谱与营养计算分早餐（见表 3-2-

21）、午餐（见表 3-2-22）、晚餐（见表 3-2-23）、全天餐（见表 3-2-24 至表 3-2-28），供配餐者或就餐者使用。饮食爱好者可根据需要在此基础上更新、补充、完善，以达到更好的营养效果。

外出就餐食谱的使用人群很广泛，在同一桌上的用餐者都适用，同时也适用于各种餐饮形式。

表 3-2-21　早餐食谱与营养计算表

食谱	原料(g)	食量 (g)	能量 (kcal)	蛋白质 (g)	脂肪 (g)	碳水化合物 (g)	维生素A (μgRE)	维生素B₁ (mg)	维生素B₂ (mg)	维生素C (mg)	钙 (mg)	铁 (mg)	锌 (mg)	供能比 (%) 蛋白质	脂肪	碳水化合物
火烧夹肉 鸡蛋汤面	标准粉120、芝麻5、蛋清肠25 富强粉30、鸡蛋30、小白菜75、香油8	293	740	25.6	20.6	112.7	285	0.62	0.3	21	168	8.5	3.51	14	25	61
玉米发糕 莲子大米粥 香干拌芹菜 酱口条	玉米面50、富强粉50 莲子（干）25、大米25、枸杞子5 小香干25、芹菜70、香油4 猪口条50	304	740	29.2	18.5	114.2	133	0.4	0.33	9	372	12.8	4.25	16	23	61
双面焦 荞麦粥 酱牛肉 炝拌芥兰	玉米粉130、鸡蛋25 荞麦40 酱牛肉30 芥兰80、水发木耳20、胡萝卜20、香油5	350	741	29.7	16.1	119.2	669	0.52	0.37	64	226	12.8	6.63	16	20	64
面包 牛奶 煎鸡蛋 泡菜	面包160 牛奶250 鸡蛋40、番茄50、香油2 圆白菜70、胡萝卜20	592	742	27.8	21.9	108.5	346	0.21	0.6	43	405	5.7	3	15	27	58

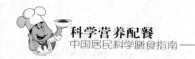
续表

食谱	原料 (g)	食量 (g)	能量 (kcal)	蛋白质 (g)	脂肪 (g)	碳水化合物 (g)	维生素A (µgRE)	维生素B₁ (mg)	维生素B₂ (mg)	维生素C (mg)	钙 (mg)	铁 (mg)	锌 (mg)	供能比(%) 蛋白质	供能比(%) 脂肪	供能比(%) 碳水化合物
咸面包 牛奶 青豆芥兰	咸面包 190 牛奶 250、白糖 10 青豆 10、芥兰 50	510	743	29.9	17.2	117.1	361	0.17	0.43	40	514	7.9	3.57	16	21	63
芝麻烧饼 小米红豆粥 五香鸡蛋 拌老虎菜	标准粉 105、芝麻酱 15、芝麻 3 小米 30、红小豆 15 鸡蛋 50 青椒 60、黄瓜 30、香菜 15、香油 3	326	744	28.8	19.4	114.2	194	0.54	0.39	53	309	16.4	4.13	15	23	62
花卷 煮鸡蛋 小米粥 炝拌芹菜	富强粉 105 鸡蛋 50 小米 40 芹菜 60、香干 40、青椒 40、香油 8	343	746	29.3	18.6	114.8	181	0.4	0.32	34	535	16.3	3.57	16	22	62
汤面 卤猪心	切面 185、油菜 80、海米 6、猪后臀 25、香油 6 猪心 50	352	746	31.6	19.9	110	93	0.84	0.55	31	151	9	3.65	17	24	59
包子 红枣小米粥 杏仁菠菜	富强粉 100、大白菜 60、猪后臀 25、香油 6 红枣 10、小米粥 30 大杏仁 20、菠菜 100	351	746	25.5	23.8	107.9	1548	0.42	0.72	56	156	9.5	3.9	14	29	57
紫米发糕 皮蛋瘦肉粥 四宝菠菜	紫米面 60、标准粉 60、白糖 10 大米 25、猪瘦肉 15、松花蛋 20、香油 3 菠菜 60、花生米 10、胡萝卜 20、水发木耳 10、香油 6	299	747	24.4	19.2	119.4	480	0.59	0.29	22	79	7.6	5.31	13	23	64

续表

食谱	原料 (g)	食量 (g)	能量 (kcal)	蛋白质 (g)	脂肪 (g)	碳水化合物 (g)	维生素 A (μgRE)	维生素 B₁ (mg)	维生素 B₂ (mg)	维生素 C (mg)	钙 (mg)	铁 (mg)	锌 (mg)	供能比 (%) 蛋白质	供能比 (%) 脂肪	供能比 (%) 碳水化合物
包子 牛奶	富强粉 100、猪肉 35、猪肝 10、茴香 100、香油 5 牛奶 250、燕麦片 25	525	747	31.9	23.7	101.8	969	0.54	0.78	30	490	9.5	4.61	17	29	54
小笼包 紫米粥 拌木耳菜	富强粉 110、猪肉 45、韭菜 100、香油 6 紫米 25、红小豆 15 木耳菜 75、香油 3	379	749	28	20.4	112.9	503	0.52	0.3	50	213	9.4	3.84	15	25	60
芝麻烧饼 热汤面	标准粉 100、芝麻 5、芝麻酱 10 切面 60、鸡蛋 50、小白菜 100、香油 7	332	750	27.2	21.5	112.1	399	0.61	0.4	28	306	13.9	3.96	15	26	59
馒头片抹麻酱 牛奶 煮鸡蛋 椒油茼蒿	富强粉 100、芝麻酱 15 牛奶 250、白糖 10 鸡蛋 40 茼蒿 100、植物油 2	517	750	28.9	22.9	106.7	409	0.37	0.65	20	562	14.7	3.53	15	27	58
麻酱麻卷 牛奶 凉拌三丝	富强粉 100、芝麻酱 15 牛奶 250、燕麦片 20、白糖 10 豆腐丝 20、青椒 40、胡萝卜 30	485	751	28.9	20.6	112.6	293	0.36	0.52	31	558	14.8	3.72	15	25	60

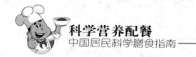

表 3-2-22　午餐食谱与营养计算表

食谱	原料 (g)	食量 (g)	能量 (kcal)	蛋白质 (g)	脂肪 (g)	碳水化合物 (g)	维生素 A (μgRE)	维生素 B₁ (mg)	维生素 B₂ (mg)	维生素 C (mg)	钙 (mg)	铁 (mg)	锌 (mg)	供能比 (%) 蛋白质	脂肪	碳水化合物
发面火烧 涮羊肉 水果	标准粉 150 羊后腿肉 100、豆腐 25、鲜蘑 50、茼蒿 75、香菜 10 芝麻酱 25 橘子 150	585	905	47.2	20.3	133.4	443	0.71	0.69	61	505	24.1	6.8	21	20	59
水饺	富强粉 180 猪肉 60、猪肝 10 绿苋菜 200、香油 10	460	946	35.9	26.4	141.2	1216	0.6	0.62	96	428	19.2	4.89	15	25	60
米饭 煮玉米 胡萝卜煲鲜鱼 爆炒素鱿鱼 金针菇香干	大米 130 鲜玉米 150 胡萝卜 40、鲤鱼 70 魔芋精粉 50、青椒 40、红椒 10 金针菇 50、豆腐干 30、植物油 18	588	957	37.7	26.8	141.2	341	0.52	0.5	73	405	15.1	7.3	16	25	59
米饭 豌豆烧牛肉 鲜蘑油菜 酸奶	大米 140 鲜豌豆 80、牛肉 50 鲜蘑 30、猪肝 20、油菜 80、植物油 15 酸奶 200	615	959	36.7	25.5	145.7	1163	0.67	1.12	47	372	13.1	8.26	15	24	61

续表

食谱	原料 (g)	食量 (g)	能量 (kcal)	蛋白质 (g)	脂肪 (g)	碳水化合物 (g)	维生素 A (μgRE)	维生素 B₁ (mg)	维生素 B₂ (mg)	维生素 C (mg)	钙 (mg)	铁 (mg)	锌 (mg)	供能比 (%) 蛋白质	脂肪	碳水化合物
芝麻烧饼 涮羊肉 调料 水果	标准粉 170、芝麻酱 10、白芝麻 5 羊肉 80、鸭血 10、豆腐 10、鲜蘑 20、茼蒿 50、西兰花 50 芝麻酱 10、大葱 10、腐乳 5、香菜 10、腌韭菜花 5、香油 5 小叶橘 100	550	970	47.1	24.2	141	1169	0.92	0.59	41	503	25.6	6.71	19	22	59
海米圆白菜 韭菜炒鸡蛋 豆腐烧鸭血 豌豆苗蛋花汤 米饭	圆白菜 50、香菜 20、海米 10 韭菜 80、鸡蛋 40 豆腐 60、鸭血 40、青蒜 10 豌豆苗 30、鸡蛋 10 大米 175	542	973	38.7	26.2	145.4	519	0.35	0.42	70	300	24	5.82	16	24	60
清炒茼蒿 海带炖肉 鱼香肝尖 鲜蘑萝卜汤 二米饭	茼蒿 125 海带 60、猪后臀 50 猪肝 40、水发木耳 20、青椒 50 鲜蘑 15、白萝卜 50、香菜 3 植物油 10 大米 120、黑米 60	603	988	34.3	29.9	145.6	2380	0.64	130	79	300	20.7	8.45	14	27	59

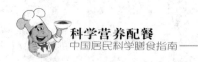

续表

食谱	原料 (g)	食量 (g)	能量 (kcal)	蛋白质 (g)	脂肪 (g)	碳水化合物 (g)	维生素A (μgRE)	维生素B₁ (mg)	维生素B₂ (mg)	维生素C (mg)	钙 (mg)	铁 (mg)	锌 (mg)	供能比 (%) 蛋白质	脂肪	碳水化合物
拌三丝	土豆80、胡萝卜20、青椒20															
鲜蘑烧油菜薹	鲜蘑80、油菜薹70															
豌豆鸡丁	鲜豌豆40、鸡胸肉40、胡萝卜20	640	989	37	27.2	149	728	0.64	0.7	128	428	16	6.05	15	25	60
荠菜汤	荠菜80															
红豆饭	红小豆40、大米125															
海米拌生菜	海米5、生菜50、辣椒10															
蒜茸荠菜	荠菜100、大蒜10															
木须肉	鸡蛋40、水发木耳15、黄花菜10、黄瓜30、猪肉35	655	989	35.7	28	147.4	1021	0.57	0.75	119	253	14.2	6.55	14	25	61
肝片冬瓜汤	猪肝10、冬瓜50、植物油15															
二米饭	大米110、小米40															
煮芋头	芋头125															
炒鳝丝	黄鳝90（净肉60）、芹菜茎40、红椒10															
番茄炒鸡蛋	鸡蛋40、番茄150															
腐竹拌海带	腐竹10、水发海带100	665	992	40.2	26.1	148.8	478	0.54	1.72	60	496	15.5	5.48	16	24	60
虾皮青菜汤	小白菜50、虾皮5、植物油15															
发糕	富强粉75、玉米面100、白糖10															

续表

食谱	原料(g)	食量 (g)	能量 (kcal)	蛋白质 (g)	脂肪 (g)	碳水化合物 (g)	维生素A (μgRE)	维生素B₁ (mg)	维生素B₂ (mg)	维生素C (mg)	钙 (mg)	铁 (mg)	锌 (mg)	供能比(%) 蛋白质	脂肪	碳水化合物
香菇拌豇豆 清炒空心菜 清炖羊肉 豆腐青菜汤 二米饭	水发香菇20、长豇豆70 空心菜120、红椒10 羊后腿75、土豆40 豆腐20、小白菜50、虾皮5、植物油20 大米130、小米45	605	994	38.7	26.7	149.5	510	0.48	0.54	83	333	14.1	7.13	16	24	60
拌菠菜 鲜蘑扒菜花 清炖牛肉 鸡丝莼菜汤 米饭 煮玉米	菠菜100、香干20 鲜蘑60、菜花100、青椒20 牛腩55、胡萝卜20、土豆50 鸡胸肉10、莼菜50、植物油15 大米135 鲜玉米150	785	996	40.1	24	155.2	678	0.62	0.78	149	361	18.1	8.89	16	22	62
凉拌苦瓜 清炖排骨藕 翡翠鸡片 三鲜汤 米饭 蒸红薯	苦瓜100、辣椒15 猪小排83、(净肉60)、莲藕60 鸡胸肉30、芥兰70 河虾10、香菇(干)3、鸡蛋10、豌豆苗10、植物油10 大米135 红薯125	638	999	35.4	28.5	145.8	692	0.51	0.46	197	234	4.4	6.83	15	26	60

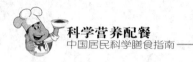
表 3-2-23　晚餐食谱与营养计算表

食谱	原料 (g)	食量 (g)	能量 (kcal)	蛋白质 (g)	脂肪 (g)	碳水化合物 (g)	维生素 A (μgRE)	维生素 B₁ (mg)	维生素 B₂ (mg)	维生素 C (mg)	钙 (mg)	铁 (mg)	锌 (mg)	供能比 (%) 蛋白质	供能比 (%) 脂肪	供能比 (%) 碳水化合物
青菜肉丝面	切面 190、菊花菜 150、鲜蘑 30、猪后臀肉 25、猪肝 20、香油 7	422	749	28.4	19	116	1251	0.87	0.9	72	309	14.7	4.74	15	23	62
酸辣海带丝	海带 50、胡萝卜 15、大杏仁 20	475	751	30.7	22.9	105.2	453	0.7	0.68	95	266	9.5	4.87	16	27	57
炝炒圆白菜	圆白菜 100															
鲜豌豆猪肉粒	猪瘦肉 35、鲜豌豆 50、鲜玉米粒 20、红椒 15															
菠菜汤 馒头	菠菜 50、植物油 10 富经粉 110															
凉拌四样	生菜 60、紫甘蓝 20、红椒 10、花生仁 10	524	753	33	22.5	104.1	668	0.61	0.41	118	290	11.1	5.59	18	27	55
脆炒三片	藕 60、胡萝卜 20、青椒 20															
咖喱鸡块	鸡块 60、土豆 20、葱头 20															
豆腐苋菜汤	豆腐 20、苋菜 80 植物油 9															
紫米发糕	紫米面 60、标准粉 55															

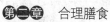

食谱	原料 (g)	食量 (g)	能量 (kcal)	蛋白质 (g)	脂肪 (g)	碳水化合物 (g)	维生素A (μgRE)	维生素B₁ (mg)	维生素B₂ (mg)	维生素C (mg)	钙 (mg)	铁 (mg)	锌 (mg)	供能比 (%) 蛋白质	供能比 (%) 脂肪	供能比 (%) 碳水化合物
五色菜花	西兰花60、胡萝卜20、水发木耳15、青红椒20															
宫保鸡丁	鸡胸肉40、花生米10、芹菜50															
海带烧牡蛎	水发海带80、海蛎肉40	531	755	31.6	21.2	109.2	1044	0.44	0.46	69	392	12.3	6.94	17	25	58
番茄鸡蛋汤	番茄50、鸡蛋10															
烙饼	植物油11 富强粉125															
焯拌菠菜	菠菜100															
甜椒炒丝瓜	甜椒30、丝瓜80															
烧泥鳅	泥鳅133（含净肉80）、芹菜30	536	757	33.2	19.9	111.7	582	0.4	0.57	60	525	12.4	5.17	18	24	58
榨菜海带汤	榨菜15、水发海带50、植物油16															
馒头	富强粉135															
炝拌土豆丝	土豆80、青红椒20															
蒜茸木耳菜	木耳菜100、大蒜10															
鱼香肉丝	猪瘦肉50、柿子椒、水发木耳15	585	762	29.7	20.1	115	455	0.63	0.54	94	484	10.4	4.46	16	24	60
	植物油10 富强粉100															
发面饼 晚加餐	酸奶200															

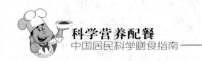
续表

食谱	原料 (g)	食量 (g)	能量 (kcal)	蛋白质 (g)	脂肪 (g)	碳水化合物 (g)	维生素A (µgRE)	维生素B₁ (mg)	维生素B₂ (mg)	维生素C (mg)	钙 (mg)	铁 (mg)	锌 (mg)	供能比(%) 蛋白质	供能比(%) 脂肪	供能比(%) 碳水化合物
香椿豆腐 红烧带鱼 香辣土豆丝 荠菜玉米羹 金银卷	豆腐60、香椿20 带鱼66（净肉50） 土豆55、柿子椒25、香菜10 荠菜50、鲜玉米30、植物油15 玉米面65、富强粉60	440	767	27.8	22.2	113.4	315	0.44	0.31	80	242	10	3.61	14	26	60
米饭 菠菜余丸子 拌海带丝	大米140 菠菜150、猪后臀肉50 水发海带75、豆腐干15、胡萝卜30 植物油5	465	782	25.5	23.6	116.9	977	0.36	0.39	53	464	14.2	4.99	13	27	60
芝麻火烧 涮羊肚	标准粉150、芝麻10 羊肚80、鲜蘑50、芝麻酱20、香菜20、大葱白10、茼蒿150	490	813	37.1	20.1	120.9	440	0.62	0.68	39	508	22.9	6.89	18	22	60
麻酱烙饼 红烧鸡块 白扒菜花 海米菠菜汤	标准粉150、芝麻酱15 鸡块40、土豆50 菜花100、水发木耳15 菠菜30、虾米5、猪肝15、植物油8	428	849	36.6	22.9	124.1	922	0.57	0.65	87	308	20.7	5.5	17	24	59
芝麻烧饼 煮鸡蛋 豆干拌芥兰 麦片牛奶	标准粉150、白芝麻10 鸡蛋40 豆腐干15、芥兰50、橄榄油5 麦片30、牛奶250	550	944	38.9	26.3	138	443	0.65	0.67	40	501	11.4	5.9	16	25	59

表 3-2-24　全天食谱与营养计算表 1

餐比 (%)	食谱	原料 (g)	食量 (g)	能量 (kcal)	蛋白质 (g)	脂肪 (g)	碳水化合物 (g)	维生素 A (μgRE)	维生素 B₁ (mg)	维生素 B₂ (mg)	维生素 C (mg)	钙 (mg)	铁 (mg)	锌 (mg)	供能比 (%) 蛋白质	供能比 (%) 脂肪	供能比 (%) 碳水化合物
早 30	面包 牛奶 煎鸡蛋 泡菜	面包 160 牛奶 250 鸡蛋 40、香菇 50、香油 2 圆白菜 70、胡萝卜 20	592	742	27.8	21.9	108.5	346	0.21	0.6	43	405	5.7	3	15	27	58
午 40	拌菠菜香干 鲜蘑扒菜花 清炖牛肉 鸡丝乌菜汤 米饭 煮玉米	菠菜 100、香干 20 鲜蘑 60、菜花 100、青椒 20 牛腩 60、胡萝卜 20、土豆 50 鸡胸肉 10、乌菜 50 植物油 15 大米 135 鲜玉米 150	790	996	40.1	24	155.2	678	0.62	0.78	149	361	18.1	8.89	16	22	62
晚 30	凉拌三鲜 肉片苦瓜 白虾炒韭菜 酸辣汤 发糕	西兰花 50、鲜藕 40、花生仁 10 苦瓜 70、猪瘦肉 20、红椒 10 白米虾 40、韭菜 100 豆腐 10、鸭血 10、鸡蛋 10、水发木耳 5、香菜 2、植物油 10 标准粉 45、玉米面 80	512	751	34.1	21.4	105.3	939	0.68	0.37	122	320	13.4	5.09	18	26	56
	供给量		1894	2489	102	67.3	369	1963	1.51	1.75	314	1086	37.2	16.98	16	25	59
	推荐量		1750	2500	100	69.4	368.8	833	1.46	1.46	104	833	15.6	15.62	16	25	59

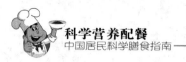
表 3-2-25 全天食谱与营养计算表 2

餐比 (%)	食谱	原料 (g)	食量 (g)	能量 (kcal)	蛋白质 (g)	脂肪 (g)	碳水化合物 (g)	维生素 A (µgRE)	维生素 B₁ (mg)	维生素 B₂ (mg)	维生素 C (mg)	钙 (mg)	铁 (mg)	锌 (mg)	供能比 (%) 蛋白质	供能比 (%) 脂肪	供能比 (%) 碳水化合物
早 30	花卷 煮鸡蛋 小米粥 炝拌芹菜	富强粉 105 鸡蛋 50 小米 40 芹菜 60、香干 40、青椒 40、香油 8	343	746	29.3	18.6	114.8	181	0.4	0.32	34	535	16.3	3.57	16	22	62
午 40	拌三丝 鲜蘑烧油菜薹 豌豆鸡丁 荠菜汤 红豆饭	土豆 80、胡萝卜 20、青椒 20 鲜蘑 80、油菜薹 70 鲜豌豆 40、鸡胸肉 40、胡萝卜 20 荠菜 80、植物油 23 红小豆 40、大米 125	638	989	37	27.2	149	728	0.64	0.7	128	428	16	6.05	15	25	60
晚 30	焯拌菠菜 甜椒炒丝瓜 烧泥鳅 榨菜海带汤 馒头	菠菜 100 甜椒 30、丝瓜 80 泥鳅 133（净肉 80）、芹菜 30 榨菜 15、水发海带 50、植物油 16 富强粉 135	536	757	33.2	19.9	111.7	582	0.4	0.57	60	525	12.4	5.17	18	24	58
供给量			1517	2492	99.5	65.7	375.5	1491	1.44	1.59	222	1488	44.7	14.79	16	24	60
推荐量			1750	2500	100	69.4	368.8	833	1.46	1.46	104	833	15.6	15.62	16	25	59

表 3-2-26　全天食谱与营养计算表 3

餐比(%)	食谱	原料(g)	食量(g)	能量(kcal)	蛋白质(g)	脂肪(g)	碳水化合物(g)	维生素A(μgRE)	维生素B₁(mg)	维生素B₂(mg)	维生素C(mg)	钙(mg)	铁(mg)	锌(mg)	供能比(%)		
															蛋白质	脂肪	碳水化合物
早 30	咸面包 牛奶 青豆芥兰	咸面包 190 牛奶 250、白糖 10 青豆 10、芥兰 50	510	743	29.9	17.2	117.1	361	0.17	0.43	40	514	7.9	3.57	16	21	63
午 40	炝拌西兰花 火腿烩鲜蘑 滑熘肉片 菠菜鸡蛋汤 紫米发糕	西兰花 80、豆干尖 20 火腿 10、鲜蘑 100 猪里脊 40、水发木耳 20、黄瓜 20 菠菜 50、鸡蛋 15、植物油 13 紫米面 100、标准粉 100	568	1010	43.1	27.4	147.8	1130	1.03	0.85	56	155	12.6	9.23	17	24	59
晚 30	红椒拌芹菜 毛豆烧海带 酸辣瓦块鱼 葱花饼 水果	红椒 10、芹菜茎 80 毛豆 30、胡萝卜 15、海带 80 鲤鱼 74（净肉 40）植物油 12 富强粉 125、芝麻 5、大葱 20 猕猴桃 100	551	751	28	19.5	115.3	255	0.39	0.31	96	425	11.1	4.26	15	23	62
供给量			1629	2504	101	64.1	380.2	1746	1.59	1.59	192	1094	31.6	17.06	16	23	61
推荐量			1750	2500	100	69.4	368.8	833	1.46	1.46	104	833	15.6	15.62	15	25	59

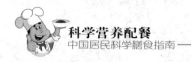

表 3-2-27　全天食谱与营养计算表 4

餐比 (%)	食谱	原料(g)	食量 (g)	能量 (kcal)	蛋白质 (g)	脂肪 (g)	碳水化合物 (g)	维生素A (μgRE)	维生素B₁ (mg)	维生素B₂ (mg)	维生素C (mg)	钙 (mg)	铁 (mg)	锌 (mg)	供能比(%) 蛋白质	供能比(%) 脂肪	供能比(%) 碳水化合物
早 30	麻酱花卷 牛奶 凉拌三丁	富强粉100、芝麻酱15 牛奶250、燕麦片20、白糖10 豆腐丝20、青椒40、胡萝卜30	485	751	28.9	20.6	112.6	293	0.36	0.52	31	558	14.8	3.72	15	25	60
午 40	杏仁拌菠菜 素烧豆腐 家常黄花鱼 罗宋汤 发糕	大杏仁15、菠菜75 豆腐100、大蒜15 黄花鱼79（净肉50） 牛肉15、番茄25、葱头10、胡萝卜10、土豆10、圆白菜15、植物油10 富强粉65、玉米面110、白糖8	533	1002	41.5	27.6	145.8	488	0.53	0.61	46	312	11.3	5.69	17	25	58
晚 30	金针菇烧油菜 肉丝炒芹菜 咖喱土豆 紫菜肝片汤 绿豆米饭	金针菇60、油菜40 猪瘦肉35、芹菜茎100 土豆100 紫菜（干）3、虾皮6、猪肝15、植物油16 大米90、绿豆30	495	755	31.1	20.5	111.2	882	0.61	0.71	54	239	14.3	5.34	14	26	60
供给量			1513	2508	101.5	68.7	369.6	1663	1.50	1.84	131	1109	40.4	14.75	15	25	59
推荐量			1750	2500	100	69.4	368.8	833	1.46	1.46	104	833	15.6	15.62	16	25	59

表 3-2-28 全天食谱与营养计算表 5

餐比(%)	食谱	原料(g)	食量(g)	能量(kcal)	蛋白质(g)	脂肪(g)	碳水化合物(g)	维生素A(μgRE)	维生素B₁(mg)	维生素B₂(mg)	维生素C(mg)	钙(mg)	铁(mg)	锌(mg)	供能比(%)		
															蛋白质	脂肪	碳水化合物
早 30	豆包 牛奶 拌海带丝	富强粉90、红豆馅30 牛奶250、燕麦片50 水发海带50、芝麻3	473	755	29.6	16.1	123.1	86	0.41	0.55	2	670	12.5	4.32	16	19	65
午 40	炝拌芹菜 清炒苋菜 酱爆腰花 枸杞冬瓜汤 绿豆米饭 蒸红薯	芹菜茎108、香菇5、香干10 绿苋菜150 猪腰70、黄瓜10、水发木耳10、胡萝卜10 冬瓜40、枸杞5、香菜3、植物油20 大米120、绿豆35 红薯100	696	1002	37.9	27.6	150.4	910	0.57	1.28	127	566	23.9	7.18	15	25	60
晚 30	香椿拌豆腐 红烧带鱼 香辣土豆丝 荠菜玉米羹 金银卷	豆腐50、香椿20 带鱼66（净肉50） 土豆55、青椒25、香菜10 荠菜50、鲜玉米30、植物油15 玉米面65、富强粉60	430	767	27.8	22.2	113.4	315	0.44	0.31	80	242	10	3.61	14	26	60
供给量			1599	2524	95.3	65.9	386.9	1311	1.42	2.14	209	1478	46.4	15.11	15	23	62
推荐量			1750	2500	100	69.4	368.8	833	1.46	1.46	104	833	15.6	15.62	16	25	59